Handlungsorientiertes Lernen für Zahnmedizinische Fachangestellte

2. Ausbildungsjahr

WWF

Impressum

Herausgeber & Autoren:
G. Becker, J. Brämer, S. Brendgen, C. Droese, ZA M. Ganz,
B. Häger, ZA P. Laakmann, K. Massenberg, Dr. R. Mehring,
ZMV S. Monka-Lammering, U. Neumann, Dr. B. Reilmann, Dr. G. Thor

Gesamtherstellung:
WWF Verlagsgesellschaft mbH
Am Eggenkamp 37-39, 48268 Greven
Fon (0 25 71) 93 76-30 · Fax (0 25 71) 93 76-55
E-mail uphoff@wwf-medien.de

Druck & Vertrieb:
WWF Druck + Medien GmbH

Copyright:
Titel, Form und Inhalt sind urheberrechtlich geschützt.
Abdruck nur mit Erlaubnis des Herausgebers.

Fotonachweis:
Zahnärztekammer Westfalen-Lippe
Archiv, Privat, Wessels

ISBN 3-931031-10-1, 1. Auflage 2003
Erscheinungstermin: Oktober 2003

Inhaltsverzeichnis

Kapitel		Seite
Lernsituationen	6.1	9
	6.2	11
	6.3	13
	6.4	15
	7.1	17
	7.2	19
	7.3	21
	7.4	23
	8.1	25
	8.2	27
	8.3	29
	8.4	31
	9.1	33
	9.2	35
	9.3	37
	9.4	39
	9.5	41
Methoden		43
Grundwissen	6.1	52
	6.2	53
	6.3	55
	6.4	57
	7.1	59
	7.2	61
	7.3	63
	7.4	65
	8.1	69
	8.2	71
	8.3	73
	8.4	77
	9.1	81
	9.2	83
	9.3	85
	9.4	87
	9.5	91

Kapitel		Seite
Aufgaben	6.1	95
	6.2	96
	6.3	97
	6.4	99
	7.1	101
	7.2	103
	7.3	111
	7.4	119
	8.1	129
	8.2	131
	8.3	133
	8.4	135
	9.1	139
	9.2	141
	9.3	143
	9.4	145
	9.5	147
Wissensspeicher		149
Kopiervorlagen		203
Scherenblatt		211

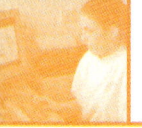

Praxis

Wir stellen vor

Gemeinschaftspraxis
Dr. med. dent. Elena Spranger/Dr. med. dent. Stephan Specht

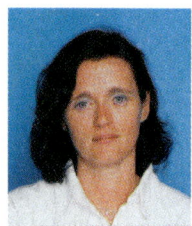

Zahnärztin
Dr. med. dent. Elena Spranger

* 19.11.1957, verheiratet mit Eduard Spranger, Kaufmann, 2 Kinder (Kathrin, * 10.05.1978, Studentin und Daniel, * 23.04.1984, Schüler)

1976	Allgemeine Hochschulreife	1986	Promotion
1976-1977	freiwilliges soziales Jahr (DRK) in Äthiopien	1986-1991	Mitarbeit in verschiedenen Zahnarztpraxen
1977-1985	Studium an der Westfälischen Wilhelms-Universität Münster	1991	Übernahme der Zahnarztpraxis vom Vater Dr. med. dent. Konstantin Meieraufberg.
1985	Approbation		

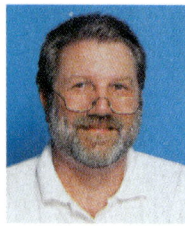

Zahnarzt
Dr. med. dent. Stephan Specht

* 23.12.1953; geschieden; 1 Kind (Larissa, * 01.03.1993)

1969-1972	Ausbildung zum Zahntechniker;	1983	Approbation und Promotion;
1972	Allgemeine Hochschulreife;	1983-1992	Mitarbeit in verschiedenen Zahnarztpraxen;
1972-1975	Ausbildung zum Zahnechniker	seit 1993	angestellter Zahnarzt bei Dr. Spranger
1975-1983	Studium an der FU Berlin;	seit 1997	Gemeinschaftspraxis mit Dr. Spranger

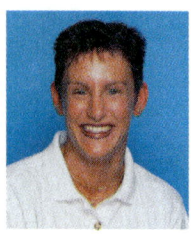

ZMP
Monika Engel

* 05.07.1965; verheiratet mit Karsten Engel, Bankkaufmann; keine Kinder;

1981	Fachoberschulreife
1981-1984	Ausbildung zur Zahnarzthelferin
1988	Fortbildung zur ZMP
seit 1991	Beschäftigung bei Dr. Spranger

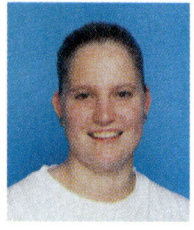

Zahnarzthelferin (1. Berufsjahr)
Nicole Kamp

* 30.12.1981; verheiratet mit Erol Hüseyin; keine Kinder;

1998	Fachoberschulreife
1998-2001	Ausbildung zur Zahnarzthelferin
seit 1998	Beschäftigung bei Dr. Spranger

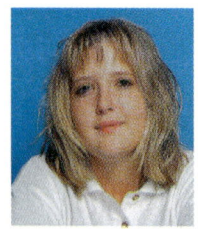

ZMV (Empfang)
Susanne Liebich

* 12.09.1969; ledig;

1987	Allgemeine Hochschulreife
1987-1990	Ausbildung zur Zahnarzthelferin
1995	Fortbildung zur ZMV
seit 1996	Beschäftigung bei Dr. Spranger

Praxis

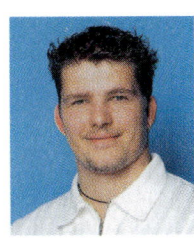

Zahntechnikermeister
Alexander Wilk

* 13.07.1974; ledig;

1995	Allgemeine Hochschulreife
1995	Wehrdienst
1996-1999	Ausbildung zum Zahntechniker
2000-2002	Fortbildung zum Zahntechnikermeister
seit 1999	Beschäftigung bei Dr. Spranger

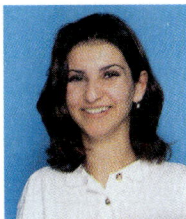

Auszubildende zur Zahnmedizinischen Fachangestellten (ZFA)
(2. Ausbildungsjahr)

Emel Yilmaz

* 07.08.1981; ledig;

1997	Hauptschulabschluss
1997-2000	Ausbildung zur Tierpflegerin
2000-2001	Arbeitsbeschaffungsmaßnahme des Arbeitsamtes

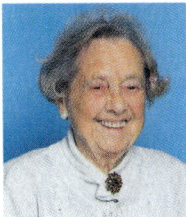

Reinigungskraft
(die 'Seele der Praxis')

Gertrud Schultebeck

* 17.11.1939; verwitwet;

1956	Volksschulabschluss
1956-1958	Ausbildung zur Näherin
1991	Beschäftigung als Haushälterin bei Dr. Hartmut Grolsberg, Zahnarzt
seit 1991	Beschäftigung bei Dr. Spranger

Foto

_____

_____

_____

_____

_____

_____

_____

_____

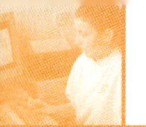

Praxis

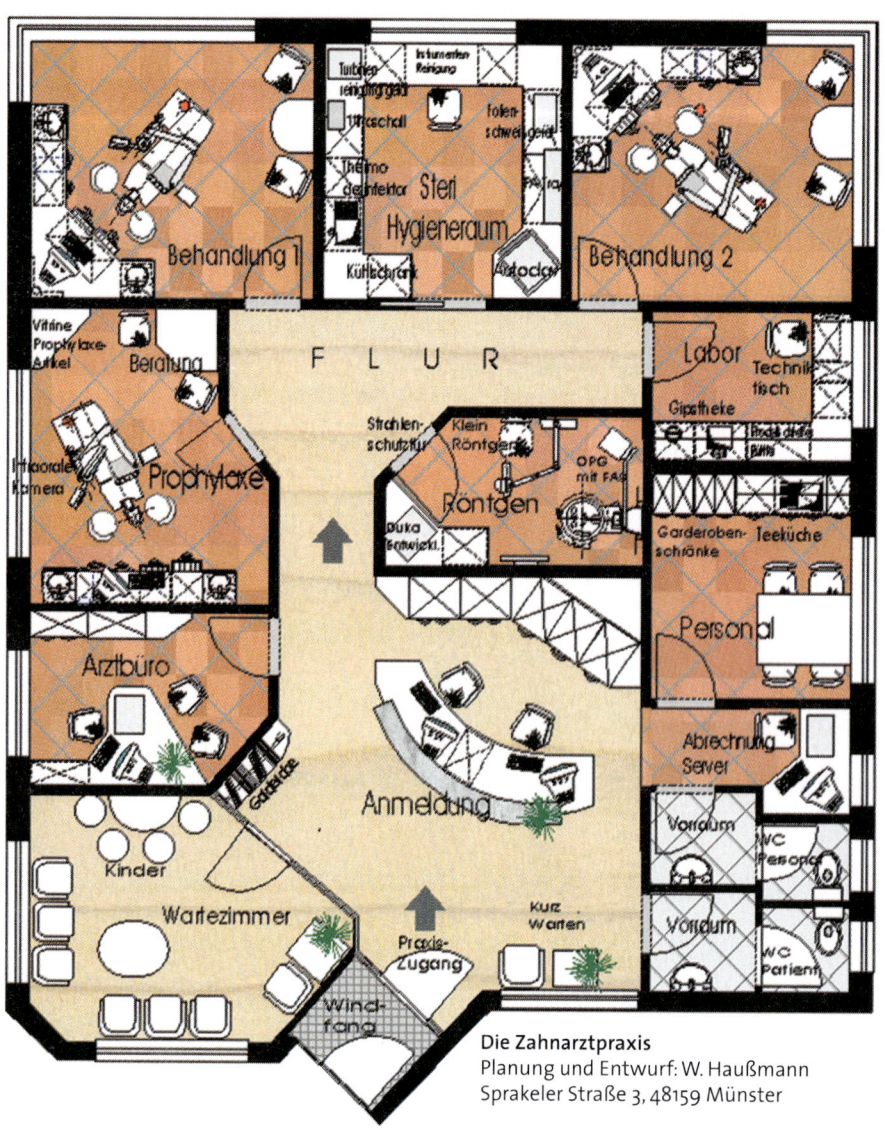

Die Zahnarztpraxis
Planung und Entwurf: W. Haußmann
Sprakeler Straße 3, 48159 Münster

Lernsituation 6.1

Lernfeld 6: Praxisabläufe organisieren

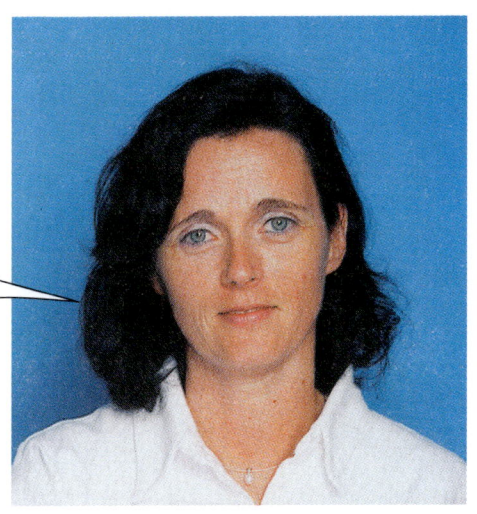

Ich habe die letzten Eintragungen in Ihrem Berichtsheft gelesen. Sie haben mir assistiert, als ich die Befunderhebung bei dem Patienten Tobias Stark durchgeführt habe. Die notwendigen Behandlungen habe ich aufgeschrieben.

Gemeinschaftspraxis Dr. Spranger/Dr. Specht		Oktober
🕐	Mittwoch, 10.10.	
9.00	Tobias Stark	Befunderhebung
10.00	Claus Feldmann	Füllung
10.15	Marion Klose	Krone
12.00	Vertreter Dental Versand	

Handlungsorientiertes Lernen / 2. Ausbildungsjahr

6.1 Lernsituation

Lernfeld 6: Praxisabläufe organisieren

Name: Stark		Vorname: Tobias	geb. 23.10.56	Kasse: DAK
Jahr	Datum	Bereich Zahn	Behandlung	
	10.10.		Eingehende Untersuchung	
			Befund: 18, 28, 38 fehlen, 14, 16 kariös,	
			15 zerstört	
			[Zahnschema]	
		15	Röntgenaufnahme, Befund: 15 tief zerstört	
			Patient aufgeklärt über prothetische	
			Versorgung, Brücke von 14-16	
			HKP aufgestellt und mitgegeben,	
			Mehrkostenvereinbarung für Verblendung an 16	
	15.10.	15	Infiltrationsanästhesie, Extraktion	
	20.10.		Präp-Sitzung	
		14, 16	Infiltrationsanästhesien, plastische Aufbauten,	
			Fäden gelegt, Präp-Abdrücke, Prov. angefertigt	

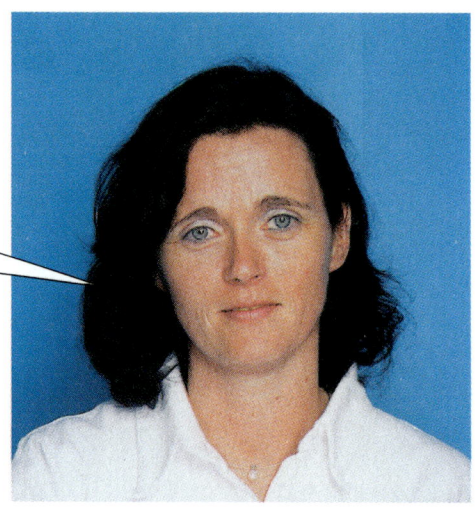

Ich möchte, dass Sie mir eine Beschreibung zur Organisation des Behandlungsablaufes anfertigen.

Lernsituation 6.2

Lernfeld 6: Praxisabläufe organisieren

Gemeinschaftspraxis Dr. Spranger/Dr. Specht	Oktober
🕐 Donnerstag, 10.11.	
Dr. Specht	
10.00 Tobias Stark	Kuststofffüllung im seitenzahn
11.00	
↓	↓
12.00 Teamsitzung	sozialraum

Auszug aus dem Brief des Patienten Tobias Stark vom 12. Dezember an die Praxis Dr. Spranger/Dr. Specht:

Tobias Stark
Hainholtweg 1
46242 Bottrop

Bottrop, 26.5.

„... Obwohl ich gesetzlich in der DAK Gelsenkirchen versichert bin, erhielt ich gestern eine Rechnung von Ihnen. Das kann doch nicht sein. Bei meiner letzten Behandlung Anfang November wurde ich ganz nebenbei während der Behandlung gefragt, ob ich eine weiße Füllung aus Kunststoff der Zähne weiter hinten haben möchte. Ich habe zugestimmt.
Es hat mich niemand aus Ihrer Praxis darauf hingewiesen, dass es etwas kosten würde.
Aus diesem Grund zahle ich nicht!!
Außerdem trage ich mich mit dem Gedanken, einen anderen Zahnarzt aufzusuchen. ..."

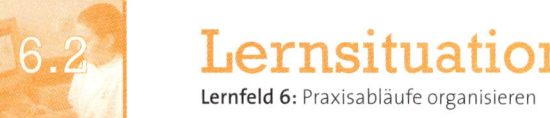

Lernsituation
Lernfeld 6: Praxisabläufe organisieren

Privatliquidation

Name: Tobias Stark

Datum	Gebiet/Zahn	GOZ/GOÄ	Leistungsbeschreibung	Anzahl
10.11	15, 16	209	Füllung m-o-d	2

Lernsituation

Lernfeld 6: Praxisabläufe organisieren

6.3

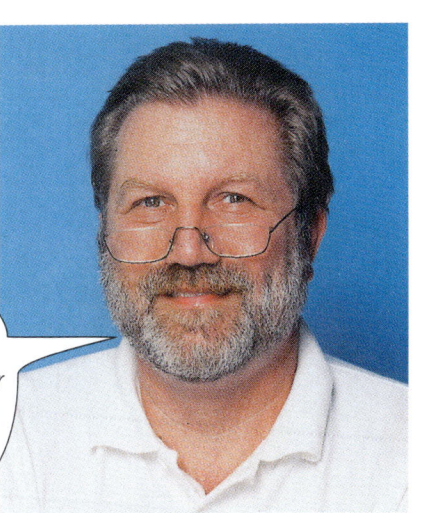

Wie Sie wissen haben wir im letzten Quartal eine Patientenumfrage durchgeführt. Insgesamt waren die Patienten mit unserer Betreuung zufrieden. Bemängelt wurden aber die Öffnungszeiten, vor allem von berufstätigen Patienten. Erarbeiten Sie einen Vorschlag zur Änderung und planen Sie alle weiteren Schritte.

Gemeinschaftspraxis

Dr. med. dent. Elena Spranger

Dr. med. dent. Stephan Specht

Sprechstunden:

Montag bis Freitag 9.00 Uhr bis 12.00 Uhr
Montag, Dienstag, Donnerstag & Freitag 15.00 Uhr bis 18.00 Uhr

6.3 Lernsituation
Lernfeld 6: Praxisabläufe organisieren

Schichtplan — Februar

Name	8.00	9.00	10.00	11.00	12.00 – 12.30	14.30	15.00	16.00	17.00	18.00
Engel		■	■	■	■		■	■	■	
Kamp		■	■	■	■					
Liebich		■	■	■				■	■	■
Yilmaz		■	■			■	■	■	■	
						■	■	■	■	■

Gemeinschaftspraxis
Dr. Spranger/Dr. Specht
Zahnärzte

Goldbergstr. 60
45894 Gelsenkirchen
Telefon (02 09) 1 69 43 20

Gemeinschaftspraxis Dr. Spranger/Dr. Specht — Februar

Dienstag, 12.02.

	Behandlungszimmer Fr. Dr. Spranger	Behandlungszimmer Hr. Dr. Specht
15.00	Hr. Hans Lange **Fr. Julia Sommer**	Hr. Karl Schumacher Hr. Martin Holz
16.00	Fr. Martina Tiede Kd. Andrea Stock	Hr. Dirk Renner Kd. Nina Hetzel
17.00	Fr. Annette Scholz Hr. Tom Schuck	Hr. Rudolf Berger Hr. Detlef Köhn
18.00	Hr. Jörg Böhm	Fr. Petra Hoppe

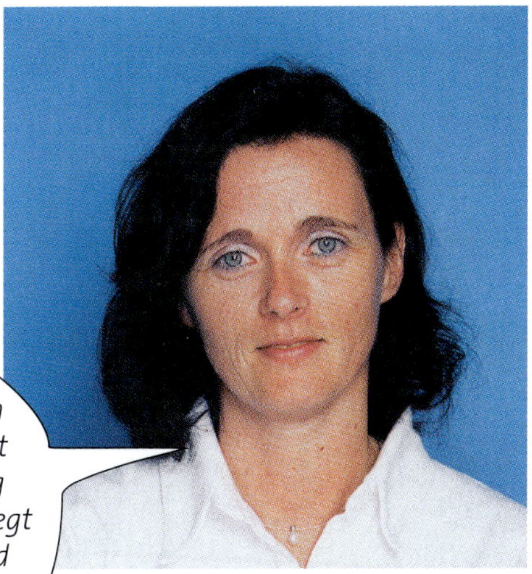

Lernsituation 6.4
Lernfeld 6: Praxisabläufe organisieren

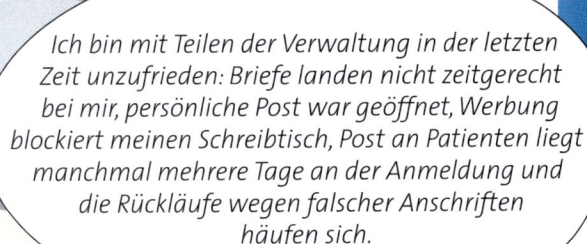

Ich bin mit Teilen der Verwaltung in der letzten Zeit unzufrieden: Briefe landen nicht zeitgerecht bei mir, persönliche Post war geöffnet, Werbung blockiert meinen Schreibtisch, Post an Patienten liegt manchmal mehrere Tage an der Anmeldung und die Rückläufe wegen falscher Anschriften häufen sich.

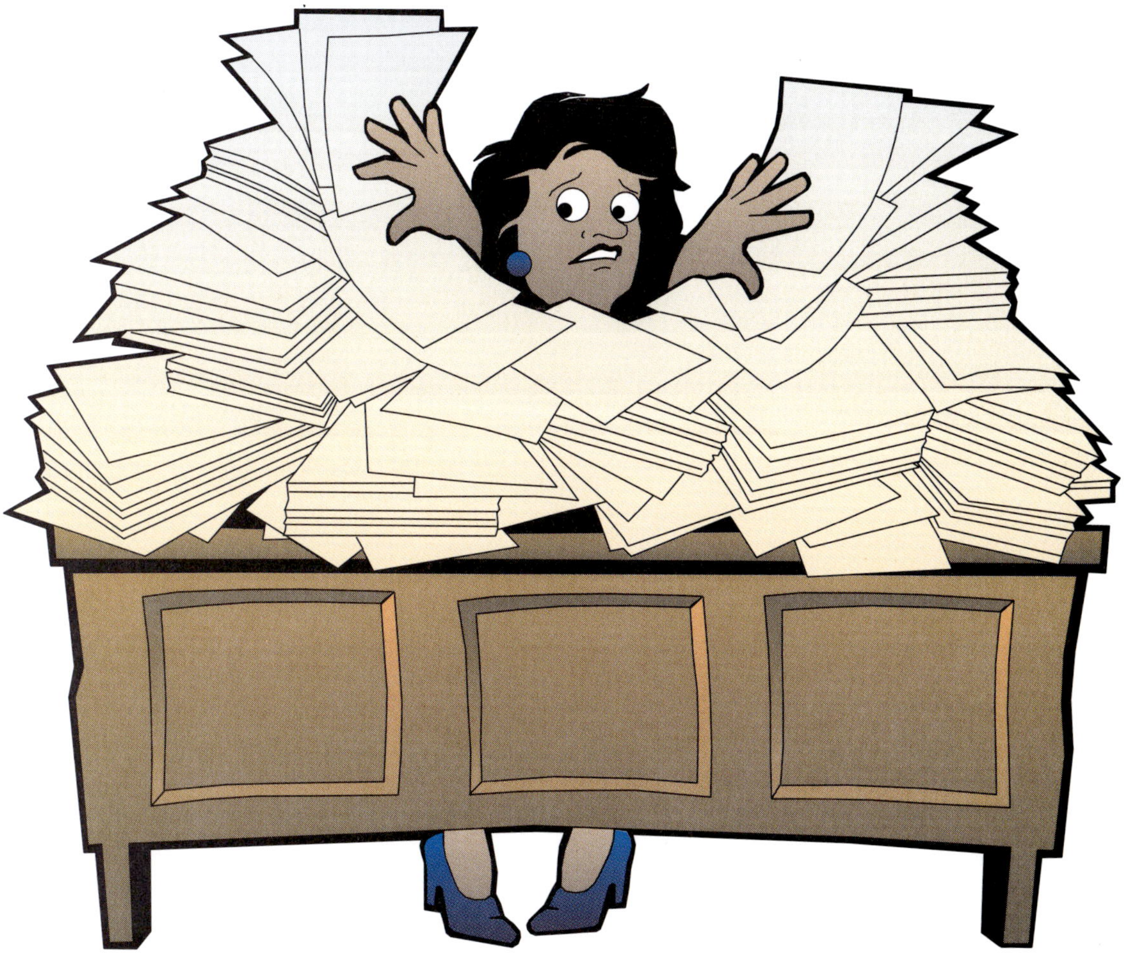

Handlungsorientiertes Lernen / 2. Ausbildungsjahr

Lernsituation

Lernfeld 6: Praxisabläufe organisieren

Produkte/Preise

Service-Information

Nationaler und internationaler Versand von Briefen, Paketen, Express-Sendungen, Philatelie und andere nützliche Services

National — Brief Kommunikation

Briefe/Postkarten

Briefe sollen verschlossen sein.

Standardbrief*/ — 0,55 EUR
Mindestmaße: L 140 mm, B 90 mm
Höchstmaße: L 235 mm, B 125 mm, H 5 mm
Gewicht bis 20 g

Kompaktbrief — 1,00 EUR
Mindestmaße: L 100 mm, B 70 mm
Höchstmaße: L 235 mm, B 125 mm, H 10 mm
Gewicht bis 50 g

Großbrief — 1,44 EUR
Mindestmaße: L 100 mm, B 70 mm
Höchstmaße (B 4): L 353 mm, B 250 mm, H 20 mm
Gewicht bis 500 g

Maxibrief — 2,20 EUR
Mindestmaße: L 100 mm, B 70 mm
Höchstmaße (B 4): L 353 mm, B 250 mm, H 50 mm
Gewicht bis 1.000 g

Postkarte*/ — 0,45 EUR
Einteilige Karte aus Papier oder Karton
Mindestmaße: L 140 mm, B 90 mm
Höchstmaße: L 235 mm, B 125 mm
Flächengewicht zwischen 150 g und 500 g/m²

* Muss so beschaffen sein, dass er/sie sich maschinell bearbeiten lässt/lassen. Nähere Informationen enthält die Broschüre „Automationsfähige Briefsendungen.", Bestellnummer 675-201-122.

** Diese Maße umfassen z. B. die Hüllenformate B 6, C 6 und DL. Die Länge muss mindestens das 1,41fache der Breite betragen.

Der Inhalt ist so zu verpacken, dass er vor Verlust und Beschädigung geschützt ist und auch der Deutschen Post AG keine Schäden entstehen. Gewöhnliche Briefumschläge sind zum Versand von festen Gegenständen wie Schlüssel nicht geeignet. Bitte verwenden Sie hierzu nur wattierte Umschläge.

Zur Freimachung (Frankatur) von Briefen und Postkarten dürfen nur gültige Postwertzeichen verwendet werden. Gültig sind alle Postwertzeichen mit dem Aufdruck „Deutschland", die in EUR oder sowohl in EUR als auch in Pfennig (Doppelnominale) ausgezeichnet sind. Darüber hinaus dürfen Sendungen auch nicht mit Postwertzeichen ohne Stempelabdruck freigemacht werden, die aufgedruckt oder bereits verklebt waren und dann aus Briefumschlägen oder Postkarten ausgeschnitten wurden. Die Deutsche Post AG tauscht aber für den Kunden unbrauchbar gewordene Postwertzeichen in ihren Filialen gegen postfrische, gleichwertige Wertzeichen um, wenn diese zusammen mit den dazugehörigen Briefumschlägen bzw. Postkarten zum Umtausch vorgelegt werden. Dies gilt auch für *PLUSBRIEF / PLUSKARTE*; ein unbrauchbar gewordener *PLUSBRIEF* / eine *PLUSKARTE* wird gegen ein Postwertzeichen in der Höhe der Freimachung des *PLUSBRIEFES* / der *PLUSKARTE* umgetauscht. Eine Vergütung des Umschlags- bzw. Kartenanteils kann in diesem Fall nicht erfolgen.

16 Handlungsorientiertes Lernen / 2. Ausbildungsjahr

Lernsituation 7.1

Lernfeld 7: Zwischenfällen vorbeugen und in Notfallsituationen Hilfe leisten

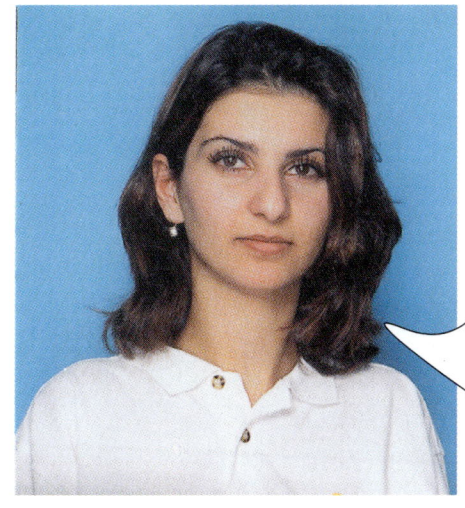

Also, gestern in der Berufsschule im Fach Sport/Gesundheitsförderung, da hat uns unsere Sportlehrerin richtig ran genommen. Wir mussten ein Intervalltraining absolvieren, d. h. drei Minuten laufen, 1 Minute Pause, 3 Minuten wieder laufen usw.

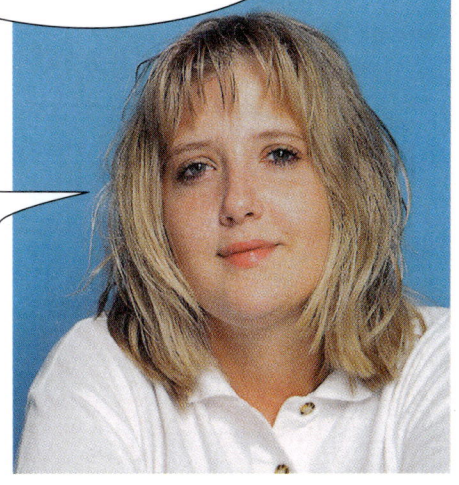

Ich glaube, dass würde ich überhaupt nicht schaffen!

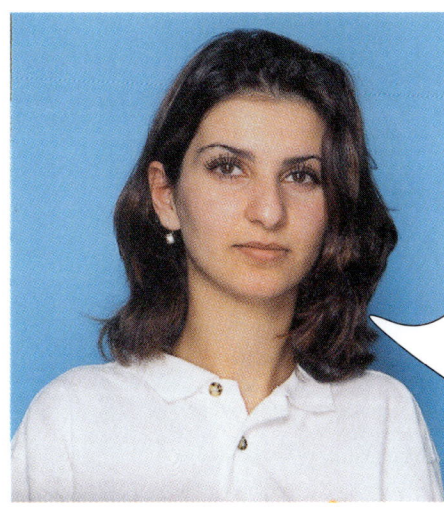

...und dann sagte die Sportlehrerin noch, wir sollen für die Fettverbrennung einen Puls von 110 bis 130 Schlägen pro Minute erreichen...

Das geht doch gar nicht, man hat doch in der Minute höchstens 80 Schläge, oder?!?

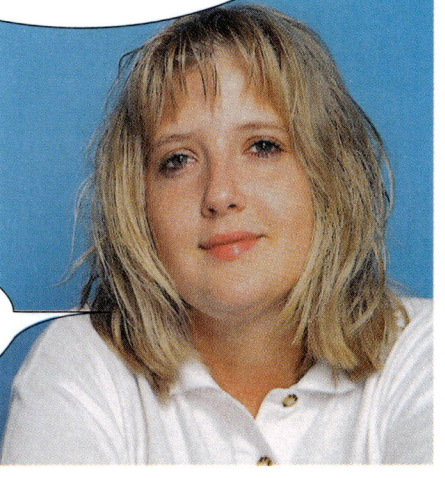

Handlungsorientiertes Lernen / 2. Ausbildungsjahr

Lernsituation

Lernfeld 7: Zwischenfällen vorbeugen und in Notfallsituationen Hilfe leisten

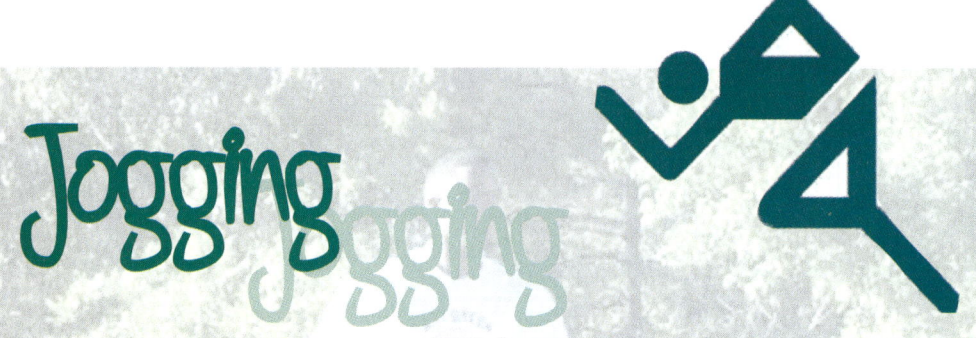

JOGGING ist die beste Bewegungsform, um Ihre Ausdauer zu verbessern. Es gibt zwar manch gute, aber keine gleichwertige Alternative dazu. Wenn Sie fünf Minuten joggen, so müssen Sie, um den gleichen Effekt zu erzielen etwa zehn Minuten schwimmen oder 15 Minuten Rad fahren. „Jog" kommt übrigens aus dem Englischen und bedeutet „sich langsam bewegen" oder „dahintrotten". Joggen ist also ein bewusst ruhiges und gleichmäßiges Laufen. Hier geht es gerade nicht um Schnelligkeit.

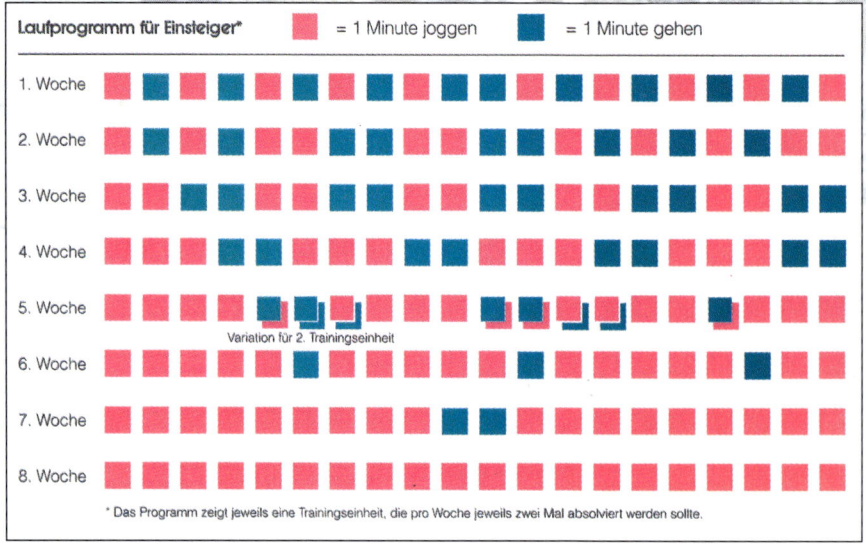

Sie sehen, das gesamte Programm dauert immer 20 Minuten. Zunächst wechseln Sie im Ein-Minuten-Rhythmus zwischen Joggen und Gehen ab. Die Laufstücke werden dann zunehmend länger, die Gehpausen nehmen ab. Nach ungefähr acht Wochen sind Sie in der Lage, 20 Minuten ununterbrochen zu joggen. Übrigens: es ist nicht gleichgültig, ob Sie sich zwei Mal pro Woche 20 Minuten oder ein Mal pro Woche 40 Minuten bewegen. Egal, was Sie sportlich machen: zwei Mal pro Woche sollte es schon sein.

Mit freundlicher Genehmigung der Techniker Krankenkasse entnommen aus:
Hrsg. Techniker Krankenkasse: Broschüre Bewegung, S. 14 und 16

Lernsituation 7.2

Lernfeld 7: Zwischenfällen vorbeugen und in Notfallsituationen Hilfe leisten

Gemeinschaftspraxis Dr. Spranger/Dr. Specht	Oktober
🕐 Mittwoch, 06.10.	
Dr. Specht	
8.00 Ulrike Hansen	Ost. 48
9.00 Nicki Hausmann	Ex. 13–23, Sofortprothese
10.00 Paul Lorenz	Neuaufnahme

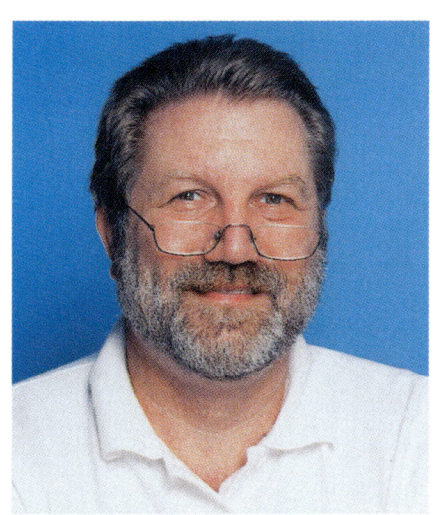

Trotz Anamnesebogen und eines persönlichen Gesprächs mit Herrn Lorenz sind einige Fragen zur Beurteilung seines Allgemeinbefindens unbeantwortet geblieben. Entwerfen Sie bitte ein Anschreiben an seinen behandelnden Arzt, in dem ich Auskunft erbitte, ob bei Herrn Lorenz eine ambulante, zahnärztlich-chirurgische Operation in Lokalanästhesie mit Adrenalin durchgeführt werden kann.

FÜR IHR KRANKENBLATT ERBITTEN WIR FOLGENDE ANGABEN:

Name: **LORENZ** Vorname: **PAUL** Geb.-Datum: **14.05.41**
Adresse: **45886 GELSENKIRCHEN, VIRCHOWSTR. 126** Tel. Privat: **722199**
Beruf: **KRANKENPFLEGER** Arbeitgeber: **MARIENHOSPITAL** Tel. Geschäftl.: **0209/172-0**
Krankenkasse (Ortsangabe): **BUNDESKNAPPSCHAFT**

Name, Geb.-Datum, Beruf und Arbeitgeber des Versicherten

Hausarzt bzw. behandelnder Arzt: **DR. KLAUS BERGMANN, FELDMARKSTR. 47, 45466 GELSENKIRCHEN**

ALLGEMEINE MEDIZINISCHE ANAMNESE
Alle Angaben unterliegen der ärztlichen Schweigepflicht. Sie dienen ausschließlich dazu, meine Behandlung Ihrem Gesundheitszustand anzupassen.

	Ja	Nein
Haben Sie in den letzten 2 Jahren in einem Krankenhaus gelegen?	☒	☐
Wurden Sie in den letzten 2 Jahren von einem Arzt behandelt?	☒	☐
Nehmen Sie ständig Medikamente?	☒	☐
Wenn ja, welche? **LANITOP, DOCITON ?**		
Neigen Sie zu allergischen Reaktionen (Heuschnupfen, Nesselfieber, Hautausschläge, Asthma, Ekzeme)?	☐	☒
Sind Sie überempfindlich gegen bestimmte Medikamente?	☐	☒
Wenn ja, welche?		
Hatten Sie ungewöhnliche Reaktionen auf zahnärztliche Medikamente oder Spritzen?	☐	☒
Besitzen Sie einen Allergiepaß?	☐	☒
Hatten Sie schon einmal stärkere Nachblutungen nach dem Zahnziehen, nach Schnittverletzungen oder andere Operationen?	☐	☒
Leiden Sie an einer der nachstehend aufgeführten Krankheiten, oder haben Sie eine durchgemacht? (Bitte Zutreffendes ankreuzen)		

- ☒ Herzerkrankung
- ☐ Rheuma
- ☐ Gelbsucht
- ☒ Zuckerkrankheit
- ☒ Nierenerkrankung
- ☐ Nervenerkrankung
- ☐ Atmungserkrankung
- ☒ hoher Blutdruck
- ☐ niedriger Blutdruck
- ☐ Blutarmut (Anämie)
- ☐ Asthma
- ☐ Tuberkulose
- ☐ Magen- u. Darmerkrankung
- ☐ Epilepsie
- ☐ Leberkrankung
- ☐ Schilddrüsenerkrankung

Welche sonstige Krankheit haben Sie durchgemacht, oder haben Sie noch?

FÜR WEIBLICHE PATIENTEN
Besteht eine Schwangerschaft?
Welcher Monat?
Sind Sie in den letzten 12 Monaten geröntgt worden?

Ich werde hiermit darauf aufmerksam gemacht, daß meine Verhaltenstüchtigkeit im Straßenverkehr unter dem Einfluß von Injektionen zur lokalen Anästhesie, Therapeutischen Injektionen, sowie Medikamente, die vor und während der Behandlung verabreicht werden, für 4–6 Stunden nach der Behandlung beeinträchtigt sein kann.

Datum: **06.10.** Unterschrift: *Paul Lorenz*

7.2 Lernsituation

Lernfeld 7: Zwischenfällen vorbeugen und in Notfallsituationen Hilfe leisten

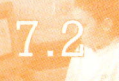

Zahnärztliche Gemeinschaftspraxis
Dr. Elena Spranger / Dr. Stephan Specht
Goldbergstr. 60 · 45894 Gelsenkirchen
Fon (02 09)1 694320 · Fax (02 09)169 48 14

Dr. Spranger/Dr. Specht · Zahnärzte · Goldbergstr.60 · 45894 Gelsenkirchen

Ihre Nachricht vom
Unsere Nachricht vom
Gelsenkirchen,

Lernsituation 7.3

Lernfeld 7: Zwischenfällen vorbeugen und in Notfallsituationen Hilfe leisten

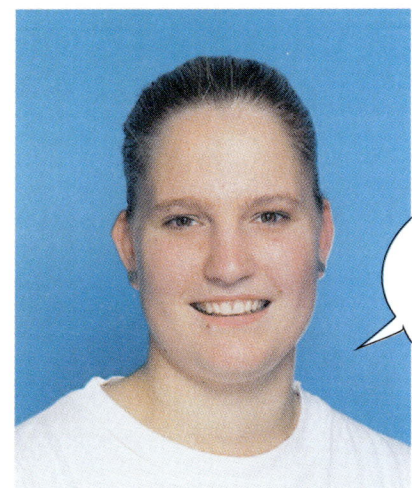

Du weißt ja, damit die Notfallausrüstung immer sofort einsatzbereit ist, muss der Inhalt regelmäßig überprüft werden.

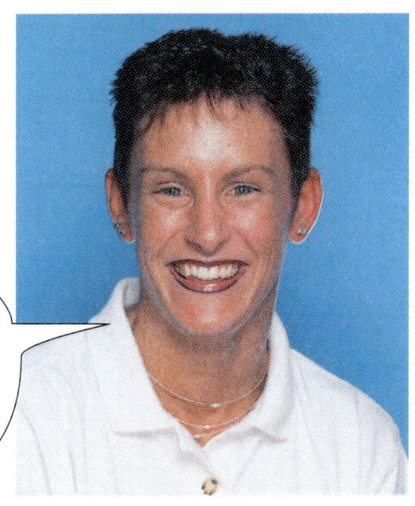

Hol mir bitte den Notfallkoffer und hilf mir beim Erstellen der „Checkliste Notfallkoffer"!

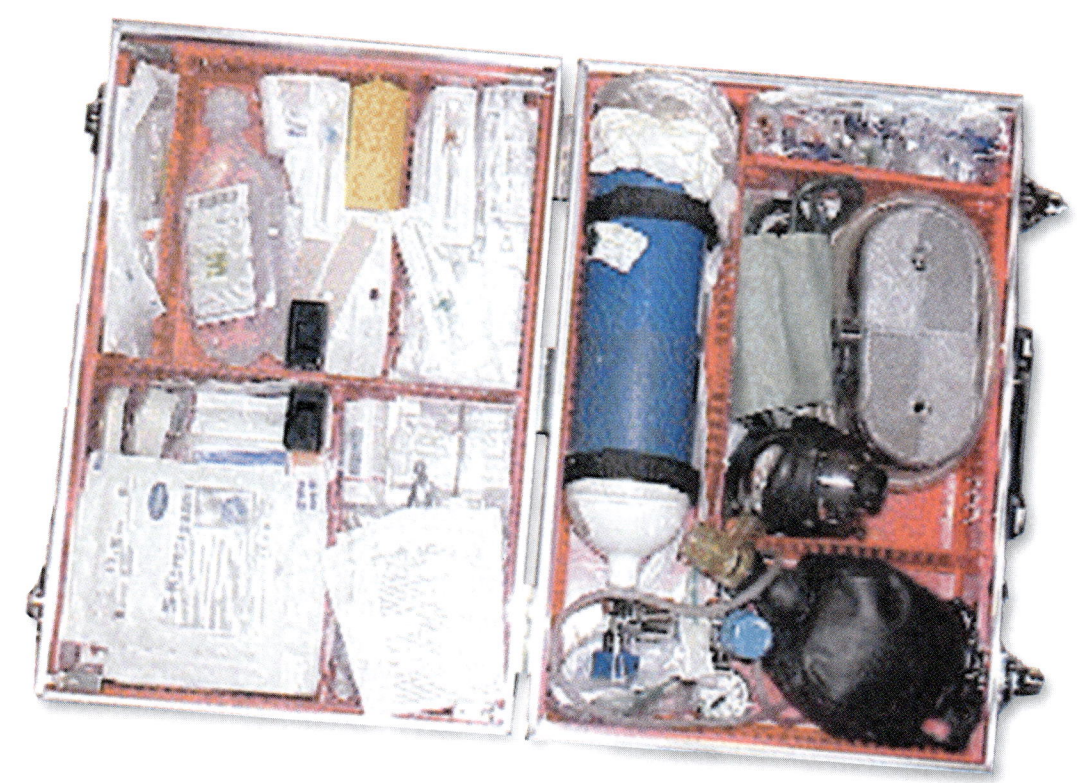

Handlungsorientiertes Lernen / 2. Ausbildungsjahr

Lernsituation

Lernfeld 7: Zwischenfällen vorbeugen und in Notfallsituationen Hilfe leisten

Lernsituation 7.4

Lernfeld 7: Zwischenfällen vorbeugen und in Notfallsituationen Hilfe leisten

Gemeinschaftspraxis Dr. Spranger/Dr. Specht	Juli
🕐 Donnerstag, 07.07.	
10.00 Erika Brand	Präp
11.00 Ulrich Küppers	OP 38
12.00 Rita Obing	Füllung

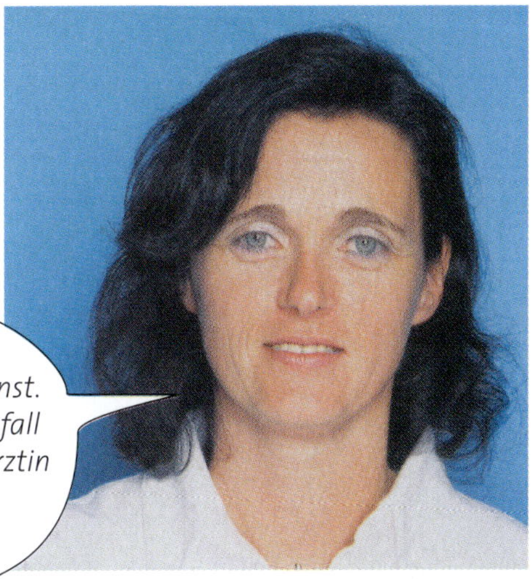

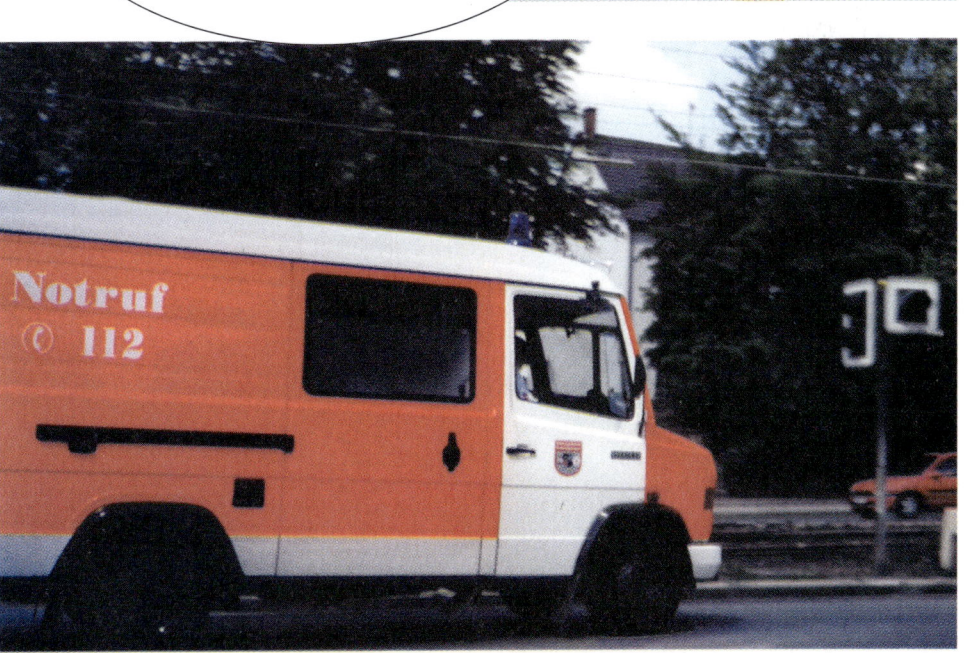

Alarmieren Sie bitte den Rettungsdienst. Dringend Notarzt für einen Zwischenfall nach Lokalanästhesie benötigt, Zahnärztin macht Wiederbelebung.

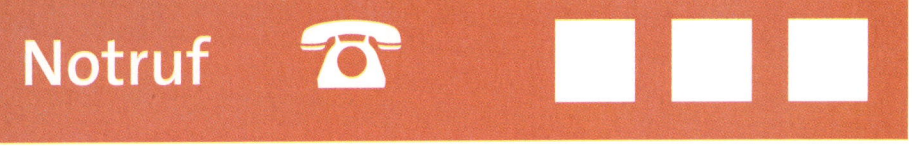

Notruf ☎ ☐ ☐ ☐

Handlungsorientiertes Lernen / 2. Ausbildungsjahr

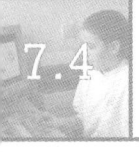

7.4 Lernsituation

Lernfeld 7: Zwischenfällen vorbeugen und in Notfallsituationen Hilfe leisten

Meldeschema	
W	
W	
W	
W	
W	

Lernsituation 8.1

Lernfeld 8: Chirurgische Behandlung begleiten

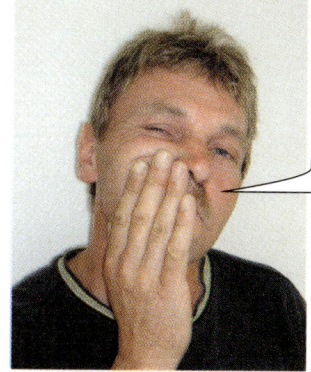

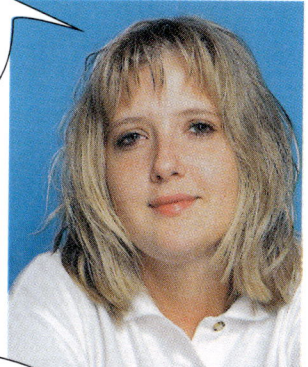

"Guten Morgen, Herr Bammel, ich sehe schon, Ihnen geht es nicht gut! Ihre Wange ist ganz schön geschwollen!"

"Ja, das stimmt, ich war gestern im Notdienst bei Herrn Dr. Jürgen Gruhner. Frau Dr. Spranger möchte ihn bitte anrufen."

"Ich werde Frau Dr. Spranger sofort eine Verbindung mit Herrn Dr. Gruhner herstellen, nehmen Sie bitte noch im Wartezimmer Platz."

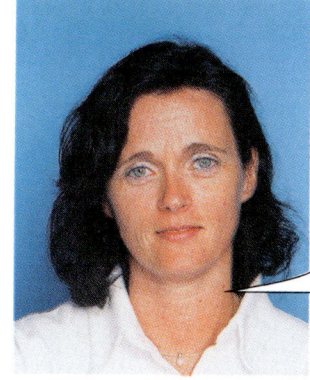

"Machen Sie sich bitte Notizen aus dem Gespräch. Ich habe das Telefon auf „mithören" gestellt. Herr Dr. Gruhner ist einverstanden."

-  - - - -

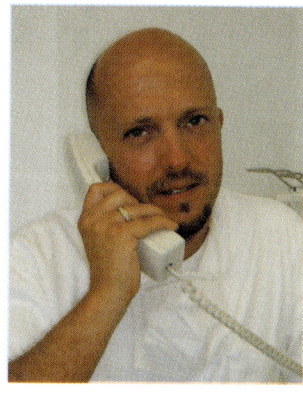

Guten Morgen, Frau Dr. Spranger. Gestern war Herr Gottfried Bammel bei mir im Notdienst. Er hatte Schmerzen und einen Tumor unter dem rechten Auge, neben der Nase. Das rechte Auge war kaum noch zu sehen. Er erzählte mir, dass er schon seit geraumer Zeit eine leichte Schwellung beobachte. Da er aber keine Schmerzen gehabt hätte, sei er nicht zum Arzt gegangen. Ich musste daher eine gutartige oder bösartige Neoplasie ausschließen und habe ein Orthopantomogramm angefertigt. Der Röntgenbefund und alle Symptome: Rötung, Wärme, Schwellung und Schmerzen, deuten auf eine Entzündung hin. Herr Bammel hat einen Abszess. Im Röntgenbild sind mehrere behandlungsbedürftige Prozesse erkennbar. Neben einem horizontal verlagerten Zahn 48, einem tiefzerstörten Zahn 16, einer verschatteten rechten Kieferhöhle, besteht an Zahn 12 mit vollständiger Wurzelfüllung eine Aufhellung an der Wurzelspitze. Herr Bammel hat entweder eine Sinusitis oder ein Empyem ausgehend von Zahn 16 und einen Abszess ausgehend von einer apikalen Ostitis an Zahn 12. Der Patient berichtete mir, er habe dort einen Unfall gehabt. Nach einer Luxation sei der Zahn reimplantiert und mit einer Wurzelfüllung versorgt worden.

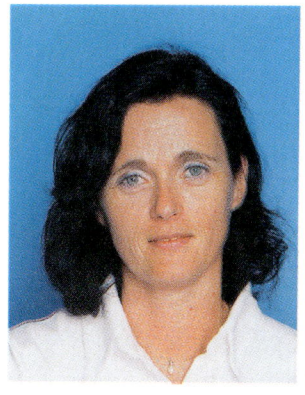

Frau Dr. Spranger: Das stimmt, nach meiner Kenntnis war das vor gut zwei Jahren. Ich denke, dass es zu einem chronischen oder subakuten Entzündungsverlauf gekommen ist, sodass der Patient bisher keine akuten Beschwerden hatte. Herr Dr. Gruhner, welche therapeutischen Maßnahmen haben Sie bereits eingeleitet?

Handlungsorientiertes Lernen / 2. Ausbildungsjahr

Lernsituation

Lernfeld 8: Chirurgische Behandlung begleiten

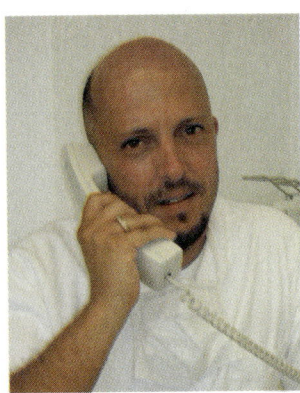

Dr. Gruhner: Zur Behandlung des Abszesses habe ich eine Inzision in Lokalanästhesie durchgeführt und eine Tamponade gelegt. Es trat reichlich Pus aus. Ich habe den Patienten angewiesen die Tamponade entfernen zu lassen. Ich empfehle, den Zahn 12 zu entfernen oder zu versuchen, diesen durch Wurzelspitzenresektion zu erhalten. Die Reste des Zahnes 16 müssen in jedem Fall entfernt werden. Hier besteht wohl das Risiko einer Mund-Antrum-Verbindung. Darüber hinaus sollte der verlagerte Zahn 38 entfernt werden. Der Patient hat bisher keine Medikamente erhalten.

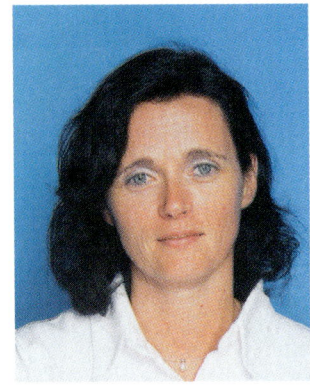

Frau Dr. Spranger: Ich werde die notwendige Nachbehandlung durchführen, den Patienten über die Befunde aufklären und nach Abklingen der akuten Entzündung die weitere chirurgische Therapie einleiten. Bitte schicken Sie mir das Orthopantomogramm zu, das Sie angefertigt haben. Ich danke Ihnen sehr für Ihre Hilfe. Auf Wiederhören, Herr Dr. Gruhner.

Dr. Gruhner: Ich habe gerne geholfen. Ich schicke ihnen die Röntgenaufnahme zu. Auf Wiederhören, Frau Dr. Spranger.

Krankenblatt

Name: Bammel **Vorname:** Gottfried **geb.** 04.08.1967 **Kasse:** BEK

Jahr	Datum	Bereich Zahn	Behandlung

Lernsituation

Lernfeld 8: Chirurgische Behandlung begleiten

8.2

Sie stehen mit Frau Liebich an der Anmeldung

> Post von Dr. Gruhner...
> ... das OPG von Herrn Bammel ist da. Der Patient hat heute einen Termin zur Entfernung der Zähne 12 und 16.

> Herr Bammel muss noch über die Extraktion und die Risiken bezüglich der Mund – Antrum – Verbindung informiert werden! Er hat bisher noch keine schriftliche Einverständniserklärung abgegeben! Bereite alles vor.

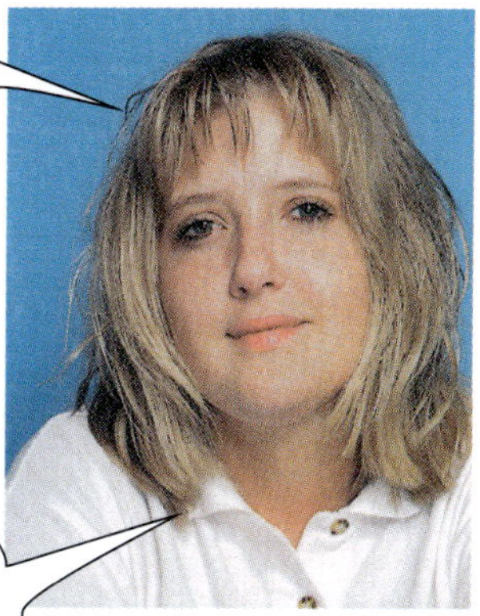

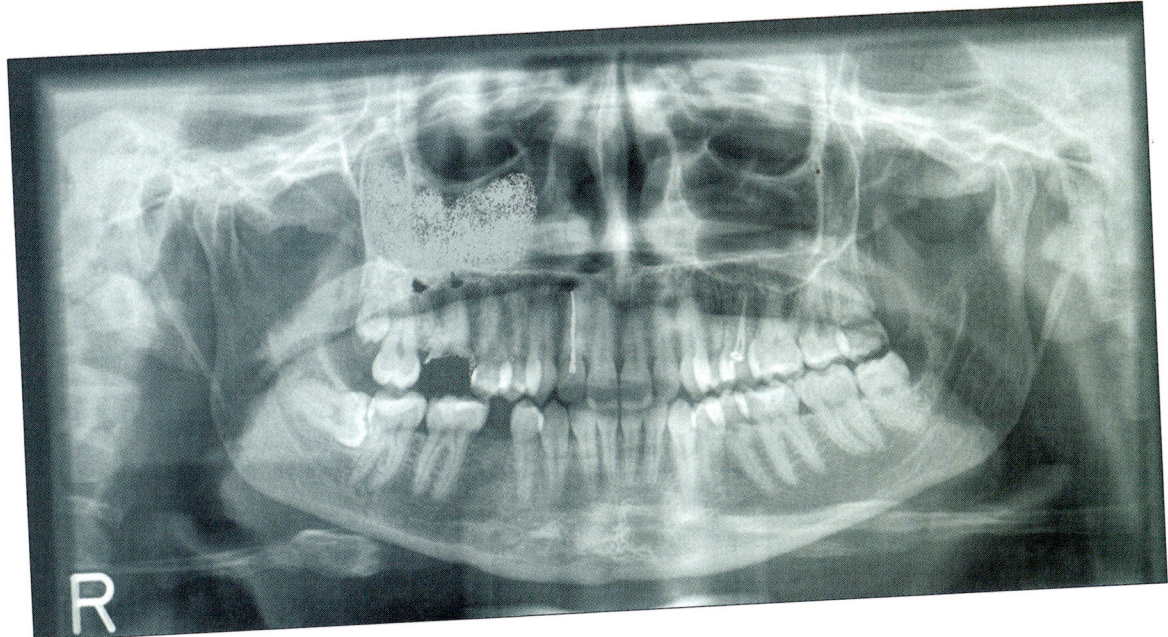

Handlungsorientiertes Lernen / 2. Ausbildungsjahr

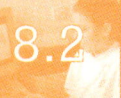

Lernsituation
Lernfeld 8: Chirurgische Behandlung begleiten

Tray für Instrumente und Materialien

Lernsituation 8.3

Lernfeld 8: Chirurgische Behandlung begleiten

Gemeinschaftspraxis Dr. Spranger/Dr. Specht	Juli
🕐 Montag, 07.07.	
Dr. Specht	
10.00 Gottfried Bammel	Ost 48

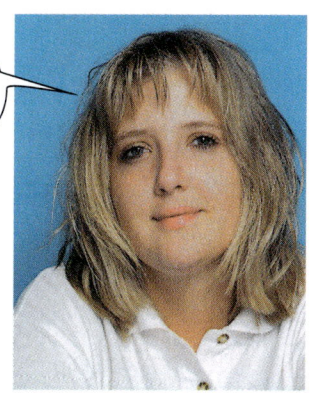

Guten Tag Herr Bammel!

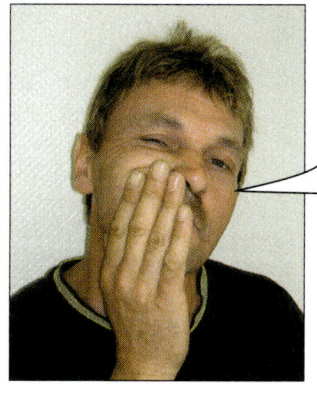

Guten Tag Frau Liebich! Ich bin schon ganz aufgeregt. Mein Weisheitszahn soll entfernt werden – man hört doch immer so schlimme Sachen darüber. Wird das sehr wehtun? Wann kann ich denn wieder etwas essen?

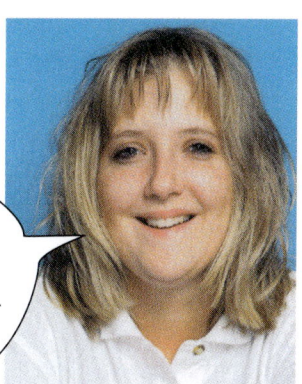

Keine Sorge Herr Bammel, meine Kollegin wird Ihnen gleich alles ganz genau erklären.
Nimm Herrn Bammel mit in Zimmer 3, informiere ihn und bereite alles vor.

Lernsituation

Lernfeld 8: Chirurgische Behandlung begleiten

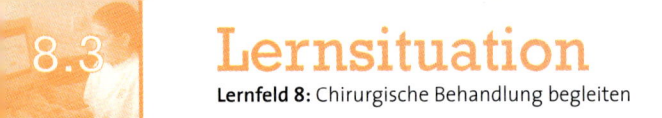

Tray für Instrumente und Materialien

Lernsituation 8.4

Lernfeld 8: Chirurgische Behandlung begleiten

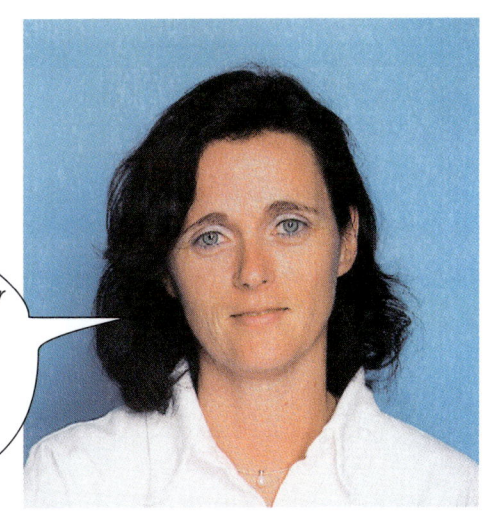

Ich habe zwei Patienten als Beispiele für chirurgische Behandlung herausgesucht. Beschreiben Sie bitte für Ihr Berichtsheft, in einem Fachbericht die häufigsten chirurgischen Behandlungen.

Gemeinschaftspraxis Dr. Spranger/Dr. Specht — Mai

🕐	Behandlungszimmer Fr. Dr. Spranger	Behandlungszimmer Hr. Dr. Specht
04.05 15.00	Schröder Heinz	May Frederike
05.05 9.00	Schröder Heinz	
11.05 16.00	Schröder Heinz	Weishaupt Erika
11.05 16.30	Schwarz Manfred	

Gemeinschaftspraxis Dr. Spranger/Dr. Specht — November

🕐	Behandlungszimmer Fr. Dr. Spranger	Behandlungszimmer Hr. Dr. Specht
06.11 9.00	May, Frederike	
16.11 11.15		Weishaupt Erika

Handlungsorientiertes Lernen / 2. Ausbildungsjahr

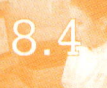

Lernsituation
Lernfeld 8: Chirurgische Behandlung begleiten

Ausbildungsnachweis

Ausbildungsbezogene Tätigkeiten (Zeitraum von:　　　　　bis:　　　　　)

_____
_____
_____
_____
_____
_____
_____
_____
_____
_____

Ergänzende Unterweisungsthemen, Lehrgespräche etc.

_____
_____
_____
_____
_____
_____
_____
_____
_____
_____
_____

Kurze Kennzeichnung der im Berufsschulunterricht abgehandelten Themen:
(Zeitraum von:　　　　　bis:　　　　　)

_____
_____
_____
_____
_____
_____
_____
_____
_____

Erstellung eines Fachberichtes zur Optimierung des Lernprozesses

(Beschreiben eines vom Ausbildenden / von der Ausbilderin formulierten praxisbezogenen Themas im konkreten Anwendungsbezug zum Ausbildungsgeschehen). Ausarbeitung des Themas ist diesem Ordner beizufügen.

_____
_____
_____
_____
_____
_____
_____
_____

Gegenzeichnung / Datum: _____　_____　_____
　　　　　　　　　　　　　Zahnärztin/Zahnarzt　Ausbilder/in　Auszubildende

Lernsituation 9.1

Lernfeld 9: Waren beschaffen und verwalten

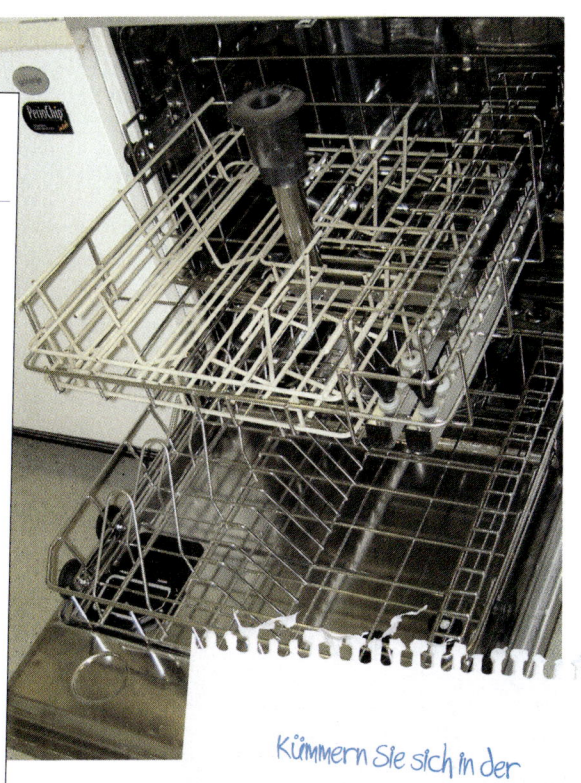

 GelsenRep - We Take Care

Prüfbericht

An dem geprüften Thermodesinfektor wurden folgende Mängel festgestellt: Gerät wird wegen Verkalkung der Heizspiralen in Kürze ausfallen, Reparatur nicht mehr wirtschaftlich, Gerät muss ersetzt werden, bis zum Totalausfall Funktion i.O.

Gez. Roterdoski

GelsenRep - Düsentriebstr. 5 - 45891 Gelsenkirchen
tel 0209/345876

Kümmern Sie sich in der Zwischenzeit darum. Wir haben maximal 2 Wochen Zeit. Ich erwarte Vorschläge! Unterlagen finden Sie in der Akte „Beschaffung".

Spranger

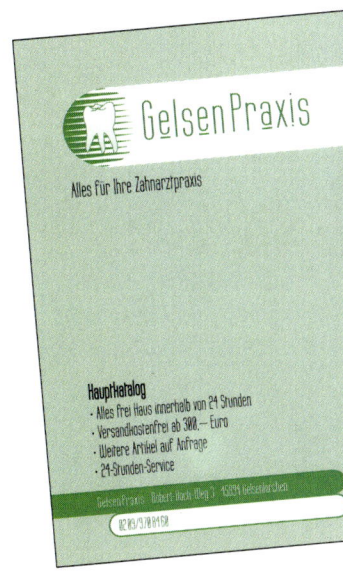

Thermodesinfektor

G 7781 Thermo-Desin Dental, Meile

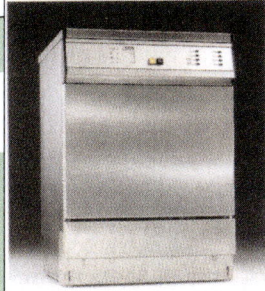

Der G 7... infektor... Ergebnis... Erfahrun... arztpra... Klinikur... für die Desinfektion und Reinigung von zahnärztlichen Instrumentarien und Zubehör entwickelt. Die Berufsgenossenschaft behandelt den Personalschutz bei der Instrumentenaufbereitung in der Unfallverhütungsvorschrift UVV VGB 103, § 11. Die Mittel und Verfahren der Liste nach § 10c BSeuchG, u.a. thermische Desinfektion in Reinigungsautomaten, werden insbesondere empfohlen. Neben der Personalinfektionsprophylaxe reduzieren maschinelle Verfahren die Kontamination der Umgebung und standardisieren die Aufbereitung – Desinfektion und Reinigung – im Sinne einer Qualitätssicherung.

Maße:
- Außenmaße (serienmäßig mit Deckel) H 850 (820) x B 600 x T 600 mm
- Spülraummaße H 500 x B 535 x T 500 mm
- Türausladung 565 mm
- Beschickungshöhe 275 mm

Vielerlei Ausstattungsvarianten. Nähere Informationen erhalten Sie von Ihrem Dental-Union-Depot.

Stck. 81804 Preis auf Anfrage

Handlungsorientiertes Lernen / 2. Ausbildungsjahr

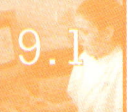

9.1 Lernsituation
Lernfeld 9: Waren beschaffen und verwalten

Angebotsvergleich					
Artikel-Nr.:		Artikelbezeichnung:			
Bestellmenge		GelsenPraxis	Meierdoll	Hager Dental	Dental Koslowski
Lieferer:					
Angebot vom:					
Listeneinkaufspreis					
- Rabatt.					
= Zieleinkaufspreis (netto)					
+ MwSt (16 %).					
= Zieleinkaufspreis (netto)					
- Skonto					
= Bareinkaufspreis					
+ Bezugskosten					
= Bezugspreis					
Gesamte Bestellkosten:					
Lieferzeit:					
Qualität:					
Besonderheit:					niedrigste Energieklasse
Entscheidung für Lieferer:					

Datum   Unterschrift

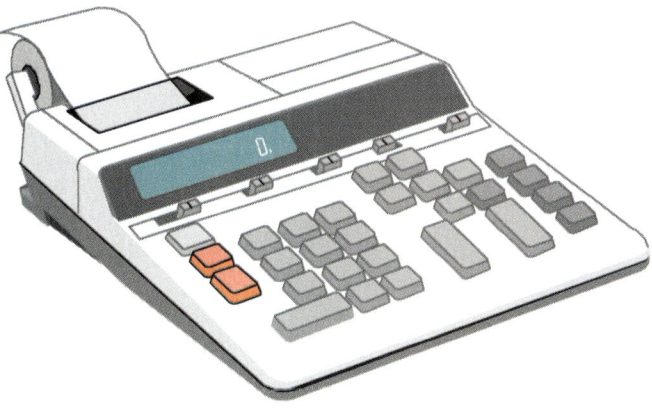

Lernsituation 9.2

Lernfeld 9: Waren beschaffen und verwalten

GelsenRep - We Take Care

Prüfbericht

An dem geprüften Thermodesinfektor wurden folgende Mängel festgestellt: Gerät wird wegen Verkalkung der Heizspiralen in Kürze ausfallen, Reparatur nicht mehr wirtschaftlich, Gerät muss ersetzt werden, bis zum Totalausfall Funktion i.O.

Gez. Roterdoski

GelsenRep - Düsentriebstr. 5 - 45891 Gelsenkirchen
tel 0209/345876

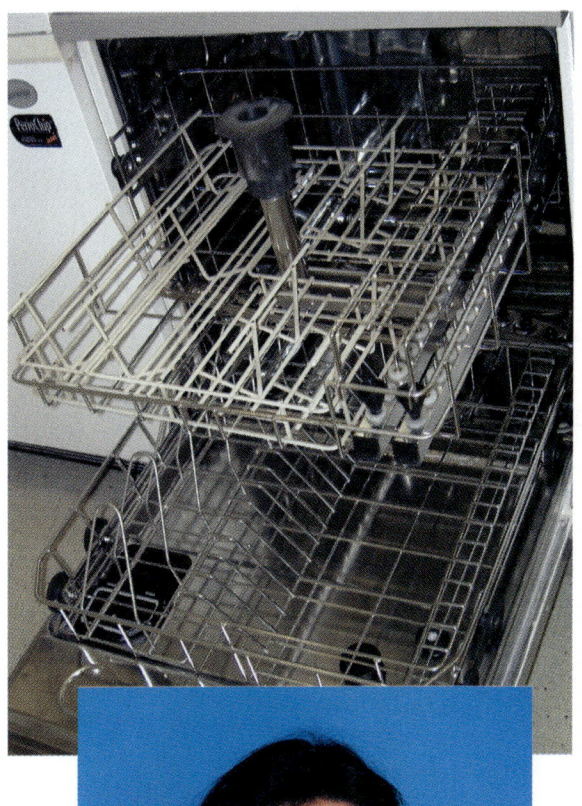

Thermodesinfektor

G 7781 Thermo-Desinfektor Dental, Meile

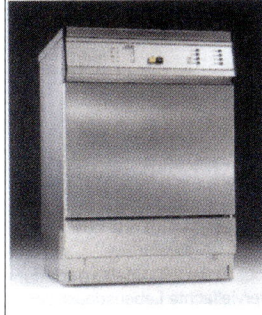

Der G 7781 Thermo-Desinfektor Dental ist das Ergebnis der langjährigen Erfahrung in der Zahnarztpraxis und im ZMK-Klinikum. Er wurde speziell für die Desinfektion und Reinigung von zahnärztlichen Instrumentarien und Zubehör entwickelt. Die Berufsgenossenschaft behandelt den Personalschutz bei der Instrumentenaufbereitung in der Unfallverhütungsvorschrift UVV VGB 103, § 11. Die Mittel und Verfahren der Liste nach § 10c BSeuchG, u.a. thermische Desinfektion in Reinigungsautomaten, werden insbesondere empfohlen. Neben der Personalinfektionsprophylaxe reduzieren maschinelle Verfahren die Kontamination der Umgebung und standardisieren die Aufbereitung – Desinfektion und Reinigung – im Sinne einer Qualitätssicherung.

Maße:
- Außenmaße (serienmäßig mit Deckel) H 850 (820) x B 600 x T 600 mm
- Spülraummaße H 500 x B 535 x T 500 mm
- Türausladung 565 mm
- Beschickungshöhe 275 mm

Vielerlei Ausstattungsvarianten. Nähere Informationen erhalten Sie von Ihrem Dental-Union-Depot.

Stck.   81804   Preis auf Anfrage

> *Nun wird es aber Zeit...*
> *Ich bin mit Ihrer Auswahl des Lieferanten einverstanden. Bereiten Sie jetzt alle weiteren Schritte vor und legen Sie mir die Unterlagen zur Unterschrift vor.*

Handlungsorientiertes Lernen / 2. Ausbildungsjahr

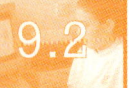

Lernsituation

Lernfeld 9: Waren beschaffen und verwalten

Zahnärztliche Gemeinschaftspraxis

Dr. Elena Spranger/Dr. Stephan Specht

Goldbergstr. 60 · 45894 Gelsenkirchen
Fon (02 09)1 694320 · Fax (02 09)169 48 14

Dr. Spranger/Dr. Specht · Zahnärzte · Goldbergstr. 60 · 45894 Gelsenkirchen

Ihre Nachricht vom
Unsere Nachricht vom
Gelsenkirchen,

Lernsituation 9.3

Lernfeld 9: Waren beschaffen und verwalten

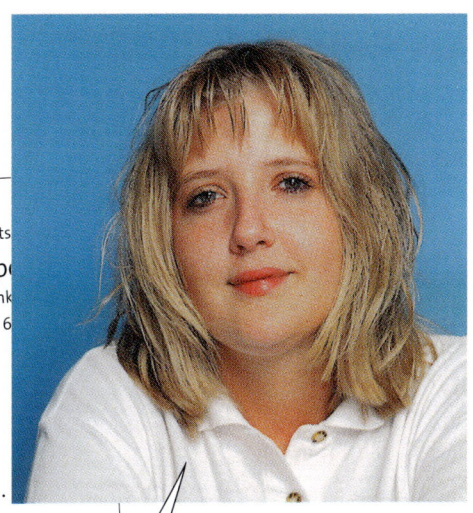

Schau mal, die Pakete wurden gerade abgeliefert. Kümmere dich darum, der Mitarbeiter des Paketdienstes wartet...

Zahnärztliche Gemeinschafts...
Dr. Elena Spranger/Dr. Stephan Sp...
Goldbergstraße 60 · 45894 Gelsenk...
Fon (02 09) 1 69 43 20 · Fax (02 09) 1 6...

Dr. Spranger/Dr. Specht · Zahnärzte · Goldbergstr. 60 · 45894 Gelsenkirchen

GelsenPraxis
Robert-Koch-Weg 3
45894 Gelsenkirchen

Ihre Nachricht vom
Unsere Nachricht vom
Gelsenkirchen, 21.01.

BESTELLUNG

Sehr geehrte Damen und ...

hiermit bestellen wir ...
zur sofortigen Lieferu...

- 1.000 Amp. Ultracalin ...
- 25.000 ml Tiotol den...
- 10.000 g Gratanat G...
- 75 ml Esticad S...
- 720 St. Kofferdam,...
- 10 Pckg. Tamponade ...
- 70 Amp. Dentin Pr...

Mit freundlichen Grüß...

Spranger

GelsenPraxis

LIEFERSCHEIN   Robert Tudor OHG

GelsenPraxis Robert Tudor OHG, Robert-Koch-Weg 3, 45894 Gelsenkirchen

Rechnungsnummer 1523/15287-452
Rechnungsdatum 09.10.
Kundennummer Spra1523

Rechnung an:
Dr. Spranger/Dr. Specht
Goldbergstraße 60

45894 Gelsenkirchen

Versand an:
Dr. Spranger/Dr. Specht
Goldbergstraße 60

45894 Gelsenkirchen

Datum	Ihre Auftragsnummer	Unsere Auftragsnummer	Verkäufer	Ausliefern über
09.10.		15287-452	Herr Kasim	cpd

Menge	Artikel	Einheiten	Beschreibung
10	Ultracalin D-S	100 Amp./Pck.	Anästhetika, 4% Articain, für Einzel und Reihenextraktion Kavitäten- und Kronenpräparation
5	Tiotol dent. Grün	5000m/Kanist	Desinfektionsmittelkonzentrat zur Sanitation von Absauganlagen
1	Gratanat Granulat	10000g/Eimer	Pulver zur bakteriziden und selbsttätigen Reinigung von Instrumenten Spritzen und Glas (20 g auf 1 l Wasser = 2%ig)
5	Esticad Schmelzreiniger, Kolzer	15ml/Pck.	345ige Phsphorsäure zur Vorbehandlung des Schmelzes in der Säureätztechnik, bei Raumtemp. 3 Jahre lagerfähig
20	Kofferdam	36St./Schacht.	Geschnitten 15 cm x 15 cm, dunkel, mittel
10	Tamponade 2001	1 cm x 5 cm/Pckg	hochprozentig getränkte Jodform- Tamponadebinden
10	Dentin Protector Vivodentin	7 Amp./Pckg	Ein- Komponenten-Adhesiv, verbindet sich mit Kunststofffüllungsmaterial, zur Dentinversiegelung mit Desensibilisierung

Bankverbindungen Bochum
Dresdner Bank AG ...
Commerzbank AG ...

für alle Lieferungen und Leistungen gelten unsere Lieferungs- und Zahlungsbedingungen

Handelsregister Bochum HRA 4563
USt-IdNr DE 78463 Steuer-Nr 255/7862/5263
Geschäftsführer Dr. phil. Sören Tudor

Handlungsorientiertes Lernen / 2. Ausbildungsjahr

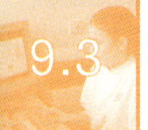

Lernsituation

Lernfeld 9: Waren beschaffen und verwalten

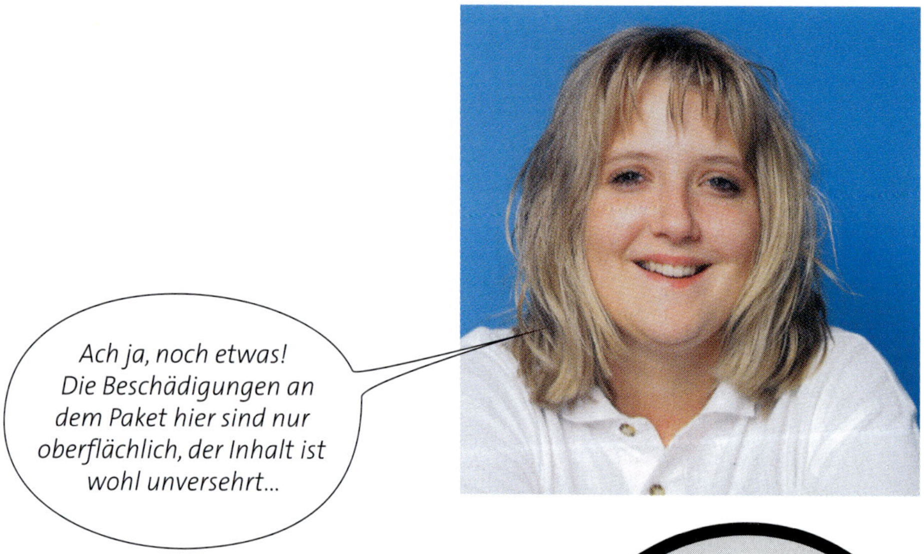

Ach ja, noch etwas! Die Beschädigungen an dem Paket hier sind nur oberflächlich, der Inhalt ist wohl unversehrt...

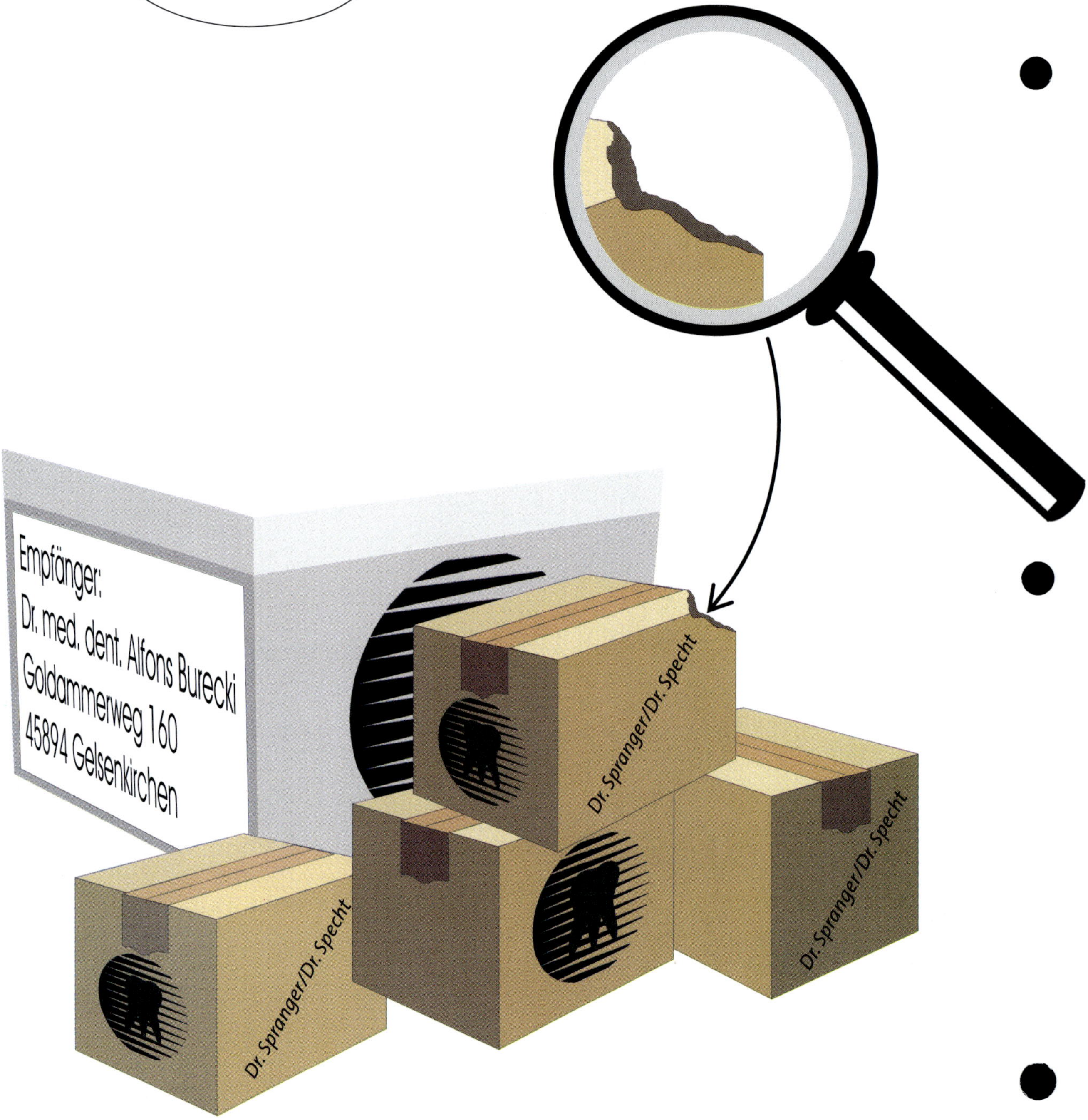

Lernsituation 9.4

Lernfeld 9: Waren beschaffen und verwalten

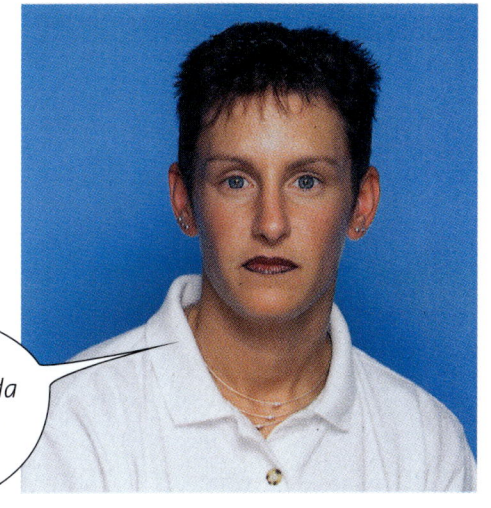

Gerade wolllte ich die ersten Teile der Lieferung verwenden, da musste ich feststellen, dass das Gratanat Granulat klumpig ist.

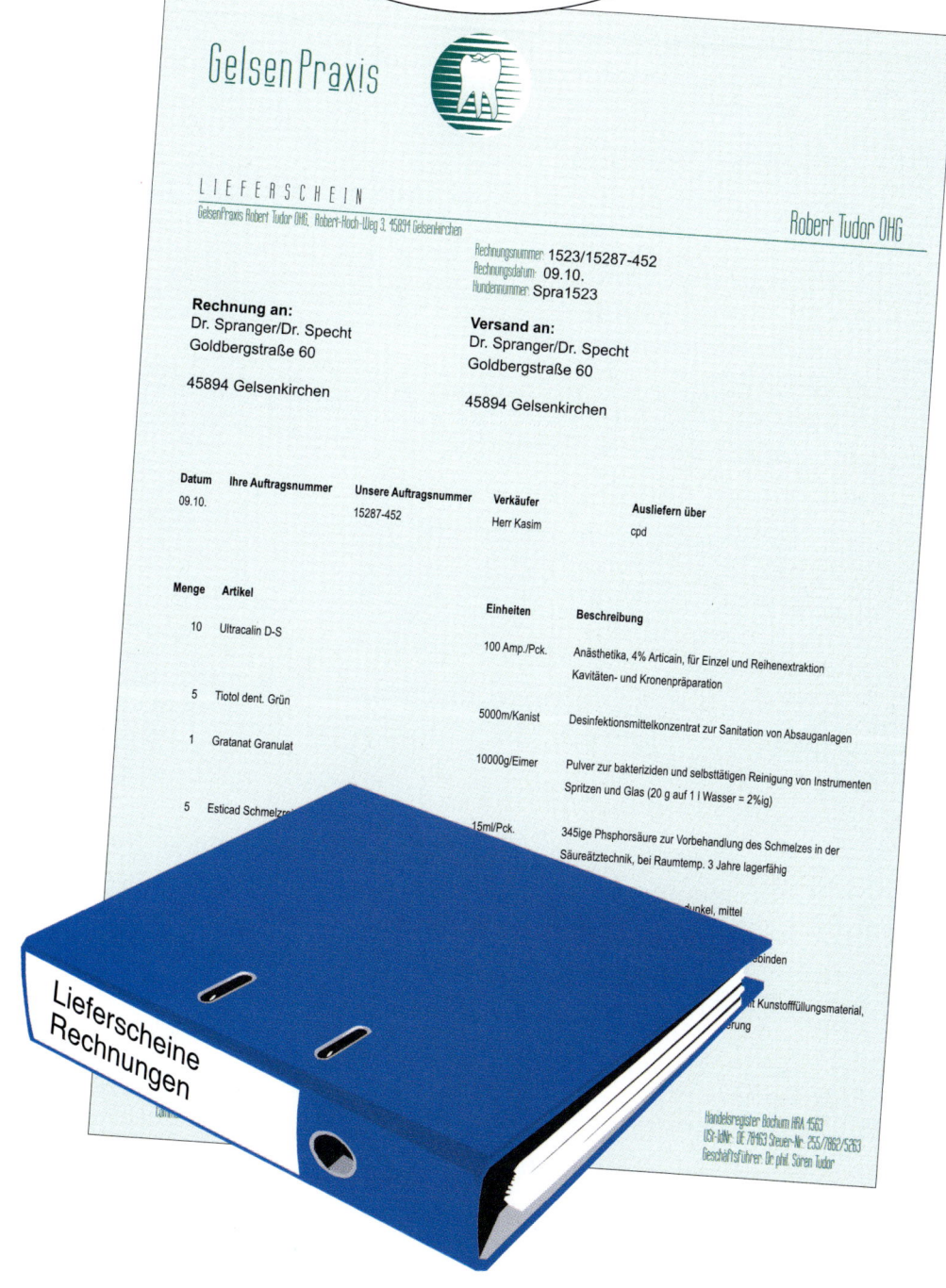

GelsenPraxis

LIEFERSCHEIN
GelsenPraxis Robert Tudor OHG, Robert-Koch-Weg 3, 45894 Gelsenkirchen

Robert Tudor OHG

Rechnungsnummer 1523/15287-452
Rechnungsdatum 09.10.
Kundennummer Spra1523

Rechnung an:
Dr. Spranger/Dr. Specht
Goldbergstraße 60

45894 Gelsenkirchen

Versand an:
Dr. Spranger/Dr. Specht
Goldbergstraße 60

45894 Gelsenkirchen

Datum	Ihre Auftragsnummer	Unsere Auftragsnummer	Verkäufer	Ausliefern über
09.10.		15287-452	Herr Kasim	cpd

Menge	Artikel	Einheiten	Beschreibung
10	Ultracalin D-S	100 Amp./Pck.	Anästhetika, 4% Articain, für Einzel und Reihenextraktion Kavitäten- und Kronenpräparation
5	Tiotol dent. Grün	5000m/Kanist	Desinfektionsmittelkonzentrat zur Sanitation von Absauganlagen
1	Gratanat Granulat	10000g/Eimer	Pulver zur bakteriziden und selbsttätigen Reinigung von Instrumenten Spritzen und Glas (20 g auf 1 l Wasser = 2%ig)
5	Esticad Schmelz...	15ml/Pck.	345ige Phsphorsäure zur Vorbehandlung des Schmelzes in der Säureätztechnik, bei Raumtemp. 3 Jahre lagerfähig
			dunkel, mittel
			...ebinden
			...t Kunststofffüllungsmaterial, ...rung

Handelsregister Bochum HRA 1563
USt-IdNr. DE 78463 Steuer-Nr. 255/7862/5263
Geschäftsführer: Dr. phil. Sören Tudor

Lieferscheine Rechnungen

Handlungsorientiertes Lernen / 2. Ausbildungsjahr

9.4 Lernsituation

Lernfeld 9: Waren beschaffen und verwalten

Zahnärztliche Gemeinschaftspraxis
Dr. Elena Spranger/Dr. Stephan Specht
Goldbergstr. 60 · 45894 Gelsenkirchen
Fon (02 09)1 694320 · Fax (02 09)169 48 14

Dr. Spranger/Dr. Specht · Zahnärzte · Goldbergstr. 60 · 45894 Gelsenkirchen

Ihre Nachricht vom
Unsere Nachricht vom
Gelsenkirchen,

Lernsituation 9.5

Lernfeld 9: Waren beschaffen und verwalten

Rechnung 1: dental koslowski – *always smiling*

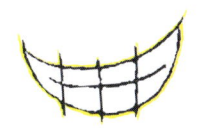

dental koslowski KG · Sutumerfeldstr. 3 · 45897 Gelsenkirchen

Datum: 02.10.xx
Rechnungs-Nr.: 14523
Kunden-Nr.: 84526
Seite: 1

Dr. Spranger/Dr. Specht
Goldbergstr. 60
45894 Gelsenkirchen

Anzahl	Artikel	Einheit	Menge	Art.-Nr.	Preis in EUR
1	Speichelsauger	Packung	1.000	627371	29,90
1	DL-Handschuhe, gepudert	Packung	100	481899	8,90
1	Mundspülbecher 180 ml, griffstabil	Packung	1.500	583522	39,37
1	Zahnzange, engl. Form, OK, für mittlere Schneidezähne	Stück	1	984321	35,20
1	Chirurgisches Nahtmaterial, geflochten	Packung	5 m	917808	8,39

Warenwert: 121,76
Warenwert Netto: 121,76
16 % USt: 19,48
Summe: 141,24

Wir bieten Ihnen ein Zahlungsziel von 30 Tagen an. Wenn Sie innerhalb von 10 Tagen bezahlen, reduziert sich der Rechnungsbetrag um 2 % Skonto.

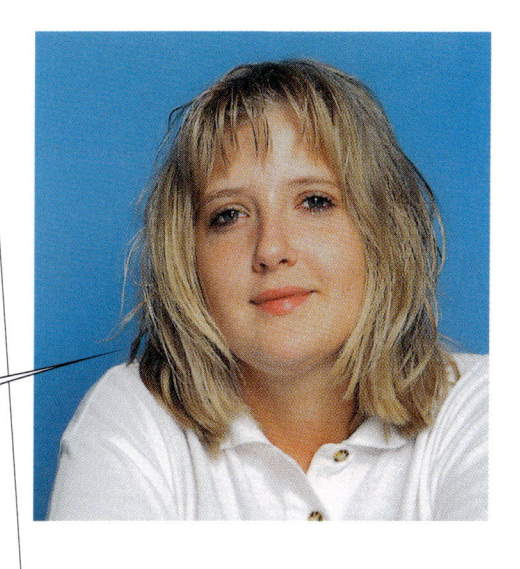

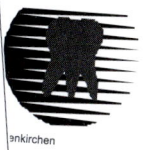

Für alle Lieferungen und Leistungen gelten unsere Lieferungs- und Zahlungsbedingungen.
Handelsregister Gelsenkirchen HRA 5623
USt-IdNr.: DE 451289 Steuer-Nr.: 203/8596/0047
Geschäftsführer: Gerald Brund, Dipl.-Kfm.

Bankverbindungen Gelsenkirchen
Dresdner Bank AG (BLZ 420 800 70) Kto. 503 604 500
Deutsche Bank AG (BLZ 420 700 30) Kto. 512 568
Commerzbank AG (BLZ 420 400 38) Kto. 442 4512 785

Sprechblase: **Sorgt endlich dafür, dass die Rechnungen bezahlt werden!**

Rechnung 2: Robert Tudor oHG

Datum: 02.12.xx
Rechnungs-Nr.: 45780
Kunden-Nr.: espra7894

Ihr persönlicher Berater: Ramon Rodriguez
Telefon: 0209/9708460

Artikel	Einheit	Menge	VK EUR	Gesamt EUR
Miele-Thermodesinfektor G 7781 TD AW	STK	1	5.532,00	5.532,00
Abzüglich 20 % Treuerabatt				1.106,40
Ihr Preis				4.425,60
Verpackung		1	20,00	20,00
				4.445,60

Summe: 4.445,60
Summe Netto: 4.445,60
16 % Mwst: 711,30
Summe Brutto: 5.156,90

Wir gewähren Ihnen ein Zahlungsziel von 14 Tagen und bedanken uns vielmals für den erteilten Auftrag!

Bankverbindungen Bochum
Dresdner Bank AG (BLZ 430 800 70) Kto. 845895
Commerzbank AG (BLZ 430 400 38) Kto. 784552

Für alle Lieferungen und Leistungen gelten unsere Lieferungs- und Zahlungsbedingungen.
Handelsregister Bochum HRA 4563
USt-IdNr.: DE 78463 Steuer-Nr.: 255/7862/5263
Geschäftsführer: Dr. phil. Sören Tudor

9.5 Lernsituation
Lernfeld 9: Waren beschaffen und verwalten

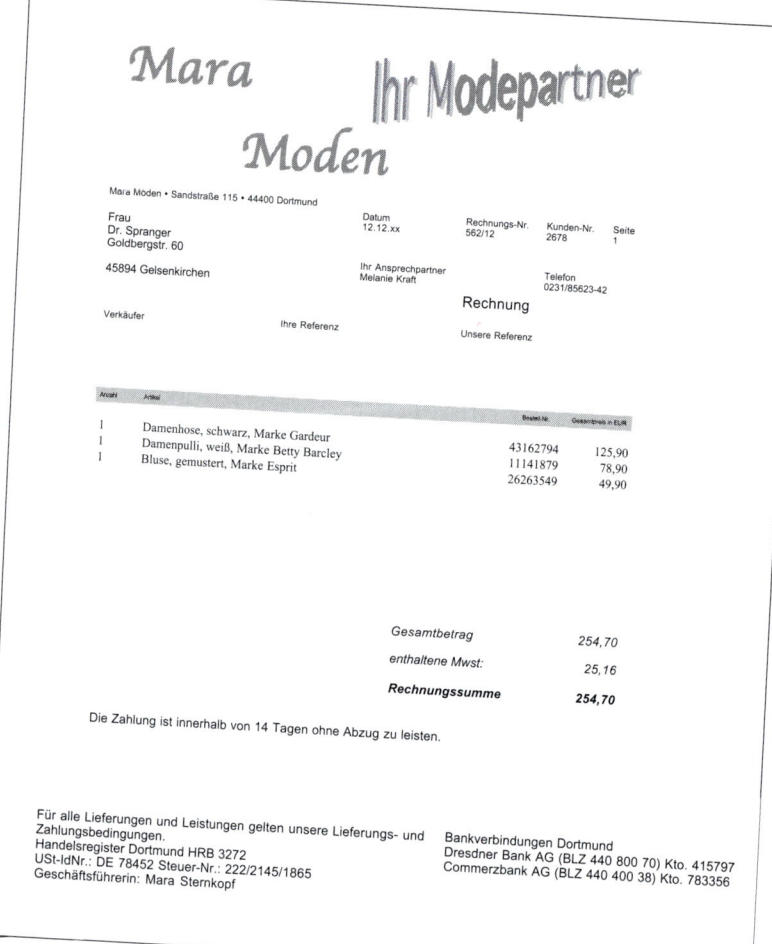

Mara Moden — Ihr Modepartner

Mara Moden • Sandstraße 115 • 44400 Dortmund

Frau
Dr. Spranger
Goldbergstr. 60
45894 Gelsenkirchen

Datum: 12.12.xx
Rechnungs-Nr. 562/12
Kunden-Nr. 2678
Seite 1

Ihr Ansprechpartner: Melanie Kraft
Telefon: 0231/85623-42

Rechnung

Verkäufer | Ihre Referenz | Unsere Referenz

Anzahl	Artikel	Bestell-Nr.	Gesamtpreis in EUR
1	Damenhose, schwarz, Marke Gardeur	43162794	125,90
1	Damenpulli, weiß, Marke Betty Barcley	11141879	78,90
1	Bluse, gemustert, Marke Esprit	26263549	49,90

Gesamtbetrag: 254,70
enthaltene Mwst: 25,16
Rechnungssumme: 254,70

Die Zahlung ist innerhalb von 14 Tagen ohne Abzug zu leisten.

Für alle Lieferungen und Leistungen gelten unsere Lieferungs- und Zahlungsbedingungen.
Handelsregister Dortmund HRB 3272
USt-IdNr.: DE 78452 Steuer-Nr.: 222/2145/1865
Geschäftsführerin: Mara Sternkopf

Bankverbindungen Dortmund
Dresdner Bank AG (BLZ 440 800 70) Kto. 415797
Commerzbank AG (BLZ 440 400 38) Kto. 783356

MEIERDALL

Meirdoll AG • Sperberweg 5 • 44400 Dortmund

Dr. Spranger/Dr. Specht
Goldbergstr. 60
45894 Gelsenkirchen

Datum: 12.12.xx
Rechnungs-Nr. 84562
Kunden-Nr. Spra12678
Seite 1

Ihr Ansprechpartner: Sarah Lauf
Telefon: 0231/85623-42

Rechnung

Verkäufer | Ihre Referenz | Unsere Referenz

Pos./Stoff	Artikel	V.-Einheit	Menge	Bestell-Nr.	Gesamtpreis in EUR
1	Röntgenfilme M 2 Dentus Comfort / Agfa	Packung	150	162794	25,90
2	Röntgenfilme Cronex Dental / Du Pont	Packung	100	141879	8,90
3	Chemikalienset X20/Girardelli	Packung	1	263549	43,49

Warenwert: 117,25
Warenwert Netto: 117,25
16 % Mwst: 18,76
Rechnungssumme: 136,01

Die Zahlung ist innerhalb von 60 Tagen zu leisten. Bei Zahlung innerhalb von 14 Tagen gewähren wir 3 % Skonto.

Bankverbindungen Dortmund
Dresdner Bank AG (BLZ 440 800 70) Kto. 845895
Commerzbank AG (BLZ 440 400 38) Kto. 784352

Für alle Lieferungen und Leistungen gelten unsere Lieferungs- und Zahlungsbedingungen.

Handelsregister Dortmund HRB 4512
USt-IdNr.: DE 78452 Steuer-Nr.: 452/7845/1245
Geschäftsführer: Dr. med. dent. Doris Softau

Methoden

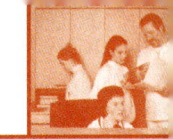

Zum Gebrauch der Methodensammlung

In dieser Sammlung finden Sie eine Auswahl von Methoden, die Sie bei Ihrem selbstorganisierten Lernen unterstützen. Sie können natürlich auch andere Ihnen bekannte Methoden nutzen oder sich zusätzliche aneignen.

Die Methoden sind alphabethisch geordnet.

Unter dem Stichpunkt „Wann" werden Sie darüber informiert, für welche Handlungsphase die jeweilige Methode besonders geeignet ist (rot eingefärbte Schrift = geeignet).

Die einzelnen Methoden im Überblick:

Nr.	Methode	Handlungsphasen					
		Analysieren	Planen	Entscheiden	Ausführen	Kontrollieren	Bewerten
1.	Brainstorming	✓	✓				
2.	Diskussion	✓	✓	✓	✓	✓	✓
3.	Expertenbefragung	✓	✓	✓	✓	✓	✓
4.	Gruppenarbeit	✓	✓	✓	✓	✓	✓
5.	Kartenabfrage	✓	✓	✓			
6.	Mind-Mapping	✓	✓	✓			
7.	Präsentation	✓	✓	✓	✓	✓	✓
8.	Rollenspiel	✓	✓	✓	✓	✓	✓
	Für eigene Eintragungen						

Methoden

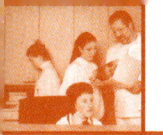

Brainstorming

Warum?
Im „Gedankensturm" werden alle Ideen aufgenommen, die Ihnen zum Thema einfallen. Entwickelt wurde diese Methode in den dreißiger Jahren von Alex F. Osborn, dem Mitinhaber einer großen amerikanischen Werbeagentur.

Wie?

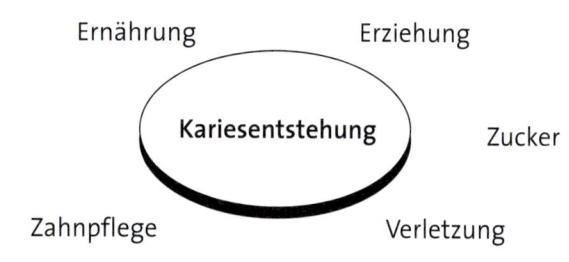

Ernährung — Erziehung
Kariesentstehung — Zucker
Zahnpflege — Verletzung

1. Schreiben Sie das Thema an die Tafel oder kleben Sie eine entsprechend vorbereitete Karte mit der Problemstellung auf ein Flipchart.

2. Sammeln Sie alle Ideen Ihrer Mitschülerinnen und Mitschüler und lassen Sie die Ideen in Stichwörtern anschreiben.

3. Verhaltensregeln:
   - Alle Ideen sind erwünscht.
   - Bewertung oder Kritik an den Ideen sind verboten.

4. Die Sammlung wird beendet, wenn nichts mehr „sprudelt" (erfahrungsgemäß genügen 5 bis 10 Minuten).

Mögliches weiteres Vorgehen:

5. Strukturieren Sie nun die Ideen beispielsweise mit der Methode Mind-Mapping.

6. Einzelne Aspekte können in Kleingruppen weiter bearbeitet werden.

Womit?
- Tafel
- Flipchart
- Papierbogen evtl. Karten
- Kreide oder Stifte

Wann?
Handlungsphase:

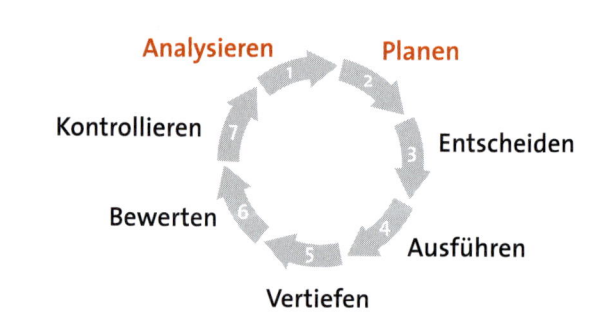

1. Analysieren
2. Planen
3. Entscheiden
4. Ausführen
5. Vertiefen
6. Bewerten
7. Kontrollieren

Vorteile dieser Methode:
- jede Idee ist willkommen
- alle Ideen werden festgehalten
- kreative Stimmung
- kein Rechtfertigungsstress, da keine Bewertung erfolgt
- freie Meinungsäußerung

Methoden

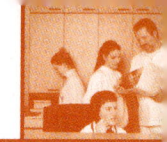

Diskussion

Warum?
In der Diskussion haben Sie die Möglichkeit, ein Thema oder ein Problem mit anderen eingehend zu erörtern und Meinungen auszutauschen, ohne dass am Ende einer Recht bekommen muss.

Wie?
1. Wählen Sie eine Diskussionsleiterin oder einen Diskussionsleiter.

2. Bilden Sie eine Diskussionsgruppe von fünf Teilnehmern und mehrere Beobachtungsgruppen.

3. Legen Sie allgemeine Regeln für die Diskussion fest und schreiben diese auf ein Plakat. Sollten Regeln bereits aushängen, schauen Sie sich die Regeln nochmals an.

4. Lassen Sie in der Diskussionsrunde einen Stuhl frei, der abwechselnd von jemandem aus der Beobachtungsgruppe besetzt werden kann, der gerne etwas zum Thema beitragen möchte.

5. Geben Sie jedem Diskussionsteilnehmer eine Nummer und konzentrieren Sie sich als Beobachter jeweils auf einen Diskussionsteilnehmer.

6. Tragen Sie Ihre Beobachtungen in die Tabelle ein. Beobachtungsbogen siehe Anlage

Womit?
- Beobachtungsbogen
- Stoppuhr oder Eieruhr

Wann?
Handlungsphase:

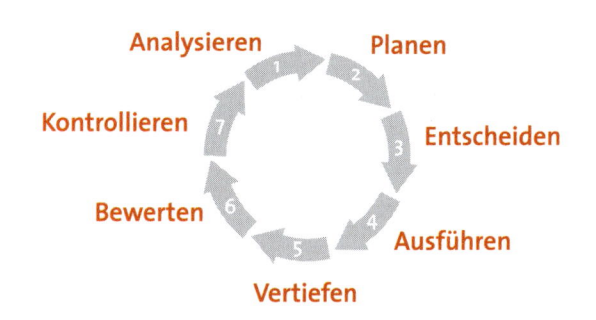

- Analysieren
- Planen
- Entscheiden
- Ausführen
- Vertiefen
- Bewerten
- Kontrollieren

Zeitbedarf:
- Vorbereitung
- ca. 15 Minuten Diskussion
- ca. 30 Minuten Auswertung

Vorteile dieser Methode:
- Informationsaustausch
- kein Überreden- oder Gewinnenwollen

Handlungsorientiertes Lernen / 2. Ausbildungsjahr

Methoden

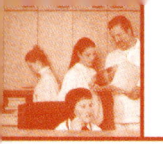

Expertenbefragung

Warum?
Zur Lösung eines Problems kann es sinnvoll sein, wenn Sie einen Experten um seine Meinung bitten. Er sollte zu dem Thema entsprechende Erfahrungen besitzen und Ihnen mit seiner Sichtweise Anregungen zur Problemlösung geben.

Wie?
Der Ablauf erfolgt in drei Phasen:

1. Die Vorbereitung
Soll der Experte in den Unterricht eingeladen werden, muss ein Termin mit ihm abgesprochen werden. Es sind zu klären:

- Das Thema
- Welcher Experte wird eingeladen
- Die Fragen
- Der Zeitpunkt

Wird ein Fragebogen erstellt, sollte er ihm zwei Wochen vorher zugeschickt werden. Für die Gesamtplanung sollte ein Aktionsplan festgelegt und in der Klasse ausgehängt werden.

Aktionsplan		
Was?	**Wer?**	**Wann?**
Fragebogen erstellen		
Kontaktaufnahme		
Einladung		
Fotos in der Veranstaltung		
usw.		

2. Die Durchführung
Die Durchführung bleibt Ihnen überlassen und sollte mit dem Experten abgesprochen sein. Sinnvoll kann es sein, wenn einige Schülerinnen stellvertretend für die Klasse die Fragen stellen. Der Fragebogen spart dabei Zeit. Das Gespräch kann aufgezeichnet werden. Ergebnisse werden von den Mitschülerinnen protokolliert.

3. Die Auswertung
Das Ergebnisprotokoll wird vorgelegt, diskutiert und für die Lösung des Ausgangsproblems genutzt. Dem Experten wird eine Kopie des Protokolls zugeschickt und er sollte über weitere Unterrichtsergebnisse informiert werden. Mit einem Dankschreiben könnte er ein Foto von der Veranstaltung erhalten.

Womit?
- Fragebogen
- Videokamera
- Fotokamera
- Karten

Wann?
Handlungsphase:

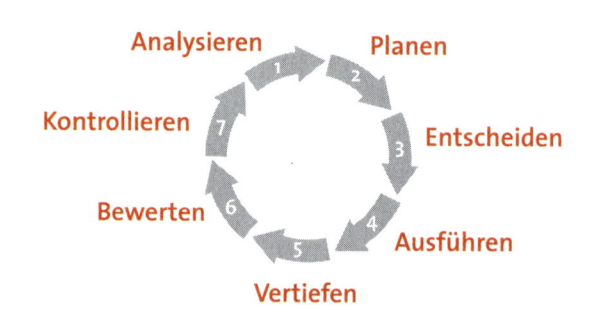

1. Analysieren
2. Planen
3. Entscheiden
4. Ausführen
5. Vertiefen
6. Bewerten
7. Kontrollieren

Zeitbedarf:
- ca. 90 Minuten Vorbereitung
- ca. 30 Minuten Befragung
- ca. 60 Minuten Auswertung

Vorteile dieser Methode:
Experten können:
- über bestimmte Detailkenntnisse informieren
- sogenannte „Tips und Tricks" weitergeben
- andere bisher nicht berücksichtigte Informationen einbringen

Fragebogen vorher erstellen
1. spart Zeit
2. schützt vor Wiederholungen
3. hilft bei der Erstellung des Protokolls und der Auswertung.

Methoden

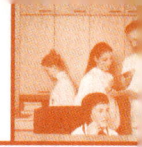

Gruppenarbeit

Warum?
Die Arbeit in Gruppen bietet sich an, wenn Sie an verschiedenen Themenaspekten arbeiten und eine intensive Kommunikation zur Lösung des Arbeitsauftrages erforderlich ist.

Wie?
Der Ablauf erfolgt in drei Phasen:

1. Die Vorbereitung

Gruppenbildung: dabei sind Gruppengrößen von 4-6 Personen erfahrungsgemäß besonders arbeitsfähig.
Die Zuordnung zu einer Gruppe kann erfolgen:
- Nach Zufall durch Abzählen, Auslosen usw., Vorteil ist der geringe Zeitaufwand und Sie sind gezwungen, sich immer wieder auf andere einzustellen.
- Nach Interessen, weil gleiche Vorkenntnisse bestehen, zu unterschiedlichen Themen der Gruppen. Vorteil ist die Steigerung der Eigenmotivation und eine sachbezogene Zuordnung.
- Nach Sympathie aufgrund persönlicher Neigungen. Vorteil ist in der Regel eine gute Arbeitsatmosphäre. Es kann aber auch zum Nachteil werden, wenn man sich zu gut kennt und Arbeit im Verhältnis zum persönlichen Gespräch in den Hintergrund tritt. Außerdem besteht die Gefahr der Ausgrenzung von Mitschülerinnen und inhaltlichen Alternativen. Damit die Arbeit in der Gruppe nicht ungleichmäßig verteilt wird, sollte jedes Gruppenmitglied eine der folgenden Funktionen übernehmen, wie sie in den Rollenfunktionskarten beschrieben sind.

Chairwoman
Sie fühlen sich für den Ablauf der Gruppenarbeit besonders verantwortlich. Sie versuchen den Arbeitsprozess zu strukturieren und ergreifen immer wieder die Initiative.

Protokollantin
Sie halten die Ergebnisse fest. Sie müssen zu Beginn der Arbeit klären, wie die Gruppe die Ergebnisse präsentieren will, weil hiervon die Art und Weise Ihrer Aufzeichnungen abhängt.

Zeitwächterin
Sie achten auf die Zeiten: Arbeitszeit, Pausen und verbleibende Arbeitszeit.

Prozessbeobachterin
Sie spiegeln der Gruppe zurück, wie sich die Gruppe gerade verhält. Sie können dabei den Spielplan benutzen.

Spielplan

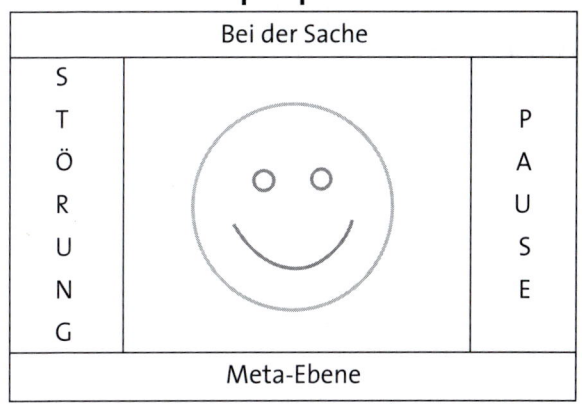

	Bei der Sache	
S T Ö R U N G	☺	P A U S E
	Meta-Ebene	

2. Die Durchführung
Die Gruppen lösen selbständig den Arbeitsauftrag und bereiten die Präsentation vor.

3. Die Auswertung
Die Präsentation erfolgt entsprechend der Festlegung in der Gruppe. Es können die Gruppen nacheinander ihre Ergebnisse vorstellen oder gleichzeitig in Form einer Ausstellung mit abwechselnden Erklärungen.

Womit?
- Rollenfunktionskarten
- Spielplan
- Papier, Karten und Stifte für die Arbeitsphase
- Folien, Stellwände für die Präsentation

Wann?
Handlungsphase:

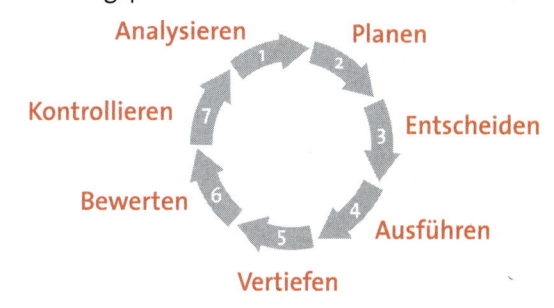

1. Analysieren
2. Planen
3. Entscheiden
4. Ausführen
5. Vertiefen
6. Bewerten
7. Kontrollieren

Vorteile dieser Methode:
- Die Gruppe kann selbst über die Durchführung des Arbeitsauftrages und die Präsentation entscheiden.
- Jeder kann sich in der kleinen Gruppe frei äußern und unterschiedliche Aufgaben übernehmen.

Handlungsorientiertes Lernen / 2. Ausbildungsjahr

Methoden

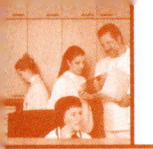

Kartenabfrage

Warum?
Es ist eine besonders gute Möglichkeit, eigene Ideen einzubringen und sich bei der Suche nach Problemlösungsansätzen zu beteiligen.

Wie?
1. Notieren Sie die Leitfrage auf der Tafel oder an einer Pinwand.

2. Jeder Teilnehmer erhält drei bis fünf Karten und einen Filzstift.

3. Sprechen Sie ab, wie die Karten zu beschriften sind:
   - ein Aspekt auf jeder Karte
   - maximal drei Worte
   - 2 cm große Schrift

4. Jeder Teilnehmer erhält 5-10 Minuten Zeit für das Ausfüllen der Karten.

Phase 1
5. Lesen Sie die Karten vor und heften Sie die Karten an die Wand oder legen Sie sie auf dem Boden aus.

Phase 2
6. Sortieren Sie die Karten nach Problemfeldern und legen Sie Oberbegriffe fest, die Sie auf eine neue Karte schreiben und aufhängen.

Phase 3
7. Legen Sie die Bedeutung der einzelnen Oberbegriffe fest, indem jeder Teilnehmer eine gleiche Anzahl von Klebepunkten erhält und sie den Oberbegriffen zuordnet.

Womit?
- Karten und Stifte
- Klebeband
- Klebepunkte

Wann?
Handlungsphase:

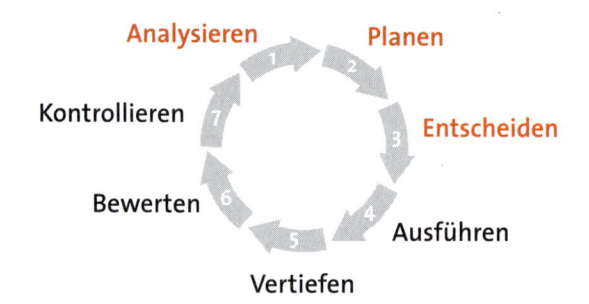

1. Analysieren
2. Planen
3. Entscheiden
4. Ausführen
5. Vertiefen
6. Bewerten
7. Kontrollieren

Vorteile dieser Methode:
- jede Schülerin ist aktiv beteiligt
- alle Ideen und Vorschläge sind für alle sichtbar
- es gehen keine Beiträge verloren
- die Ideen können in verschiedenen Unterrichtsphasen wieder aufgegriffen werden.

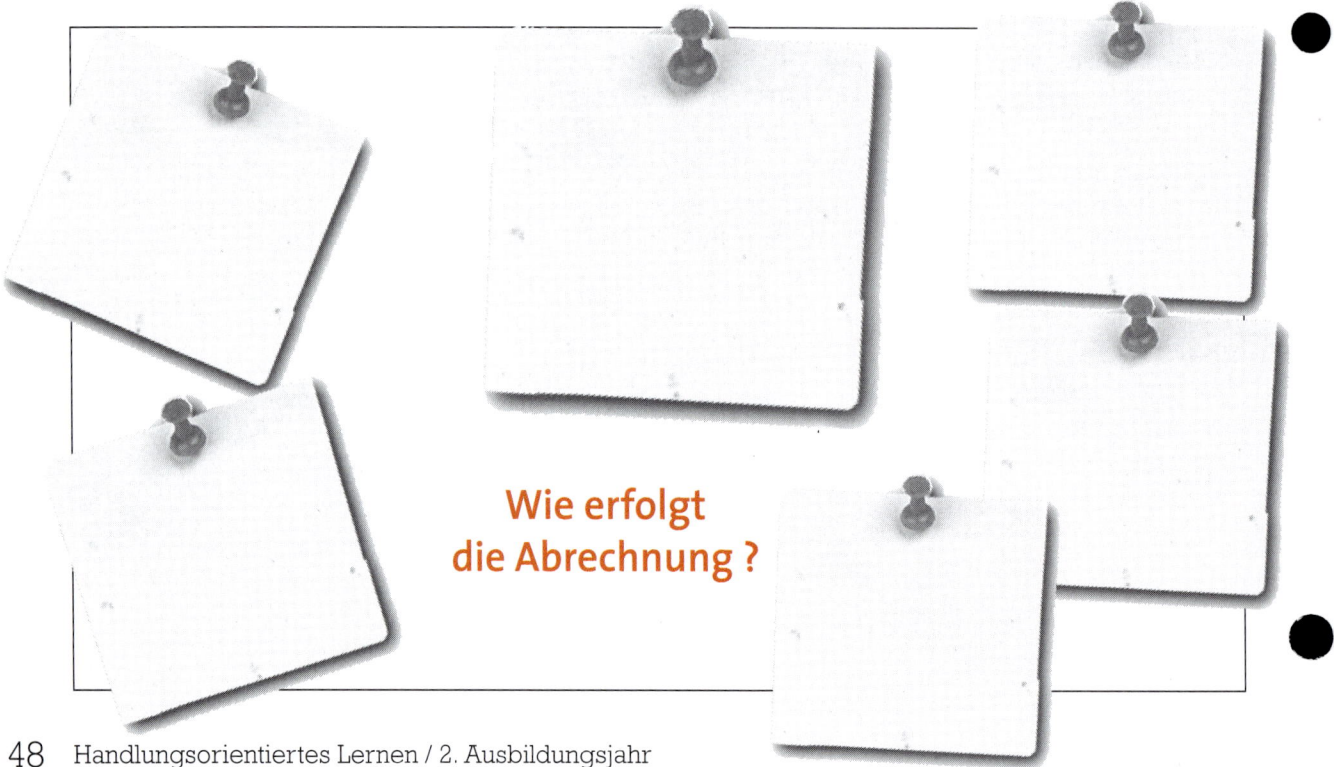

Wie erfolgt die Abrechnung?

Methoden

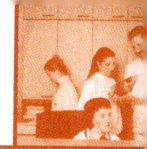

Mind-Mapping

Warum?
Ziel ist es, sprachliches und bildhaftes Denken zu verbinden und damit die gesamte Kapazität des Gehirns zu nutzen (siehe Darstellung unten rechts: „rechte und linke Gehirnhälfte").

Wie?
Mind-Maps (Gedankenbilder) bereiten sich immer von der Mitte her über die gesamte Blattfläche aus. Von oben aus gesehen erinnert ihre Struktur an einen Baum. Der Stamm (Thema oder Begriff) steht im Zentrum. Von hier aus zweigen die Hauptäste (Hauptgedanken) in alle Richtungen und treiben Zweige und Zweiglein (vom Allgemeinen zum Speziellen).

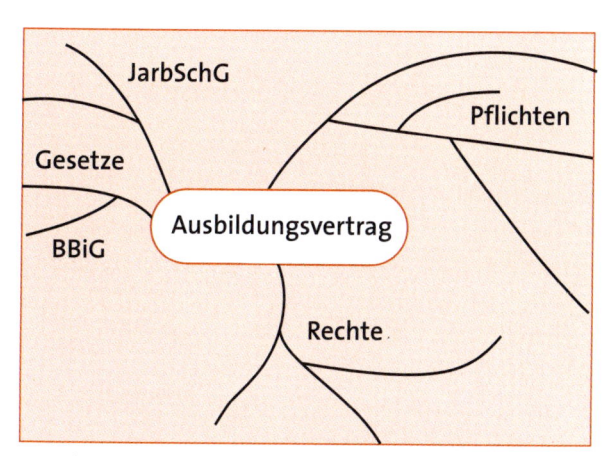

Mind-Map = „Geistige Landkarte"

1. Schreiben Sie das zentrale Thema in die Mitte.
2. Notieren Sie in Stichwörtern Ihre Hauptgedanken.
3. Zeichnen und beschriften Sie Verzweigungen.
4. Schreiben Sie Ihre Schlüsselworte in Druckbuchstaben.
5. Kümmern Sie sich nicht um eine logische Ordnung. Sie ergibt sich meist von selbst.
6. Vervollständigen Sie Ihren Strukturbaum mit Bildern und Symbolen, die man leicht behalten kann.

Womit?
- großer Papierbogen
- Bleistift, Radiergummi und Farbstifte
- evtl. Bilder aus Zeitschriften, Schere und Klebstoff

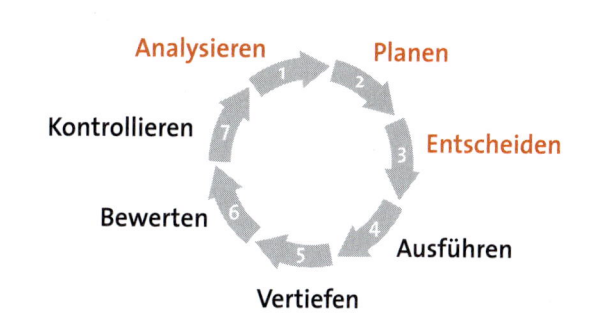

Wann?
1 Analysieren
2 Planen
3 Entscheiden
4 Ausführen
5 Vertiefen
6 Bewerten
7 Kontrollieren

Vorteile dieser Methode:
- visualisiert Gedanken, die dann aufgrund der Darstellung besser im Gedächtnis bleiben
- besonders geeignet für Vorträge und Textanalysen

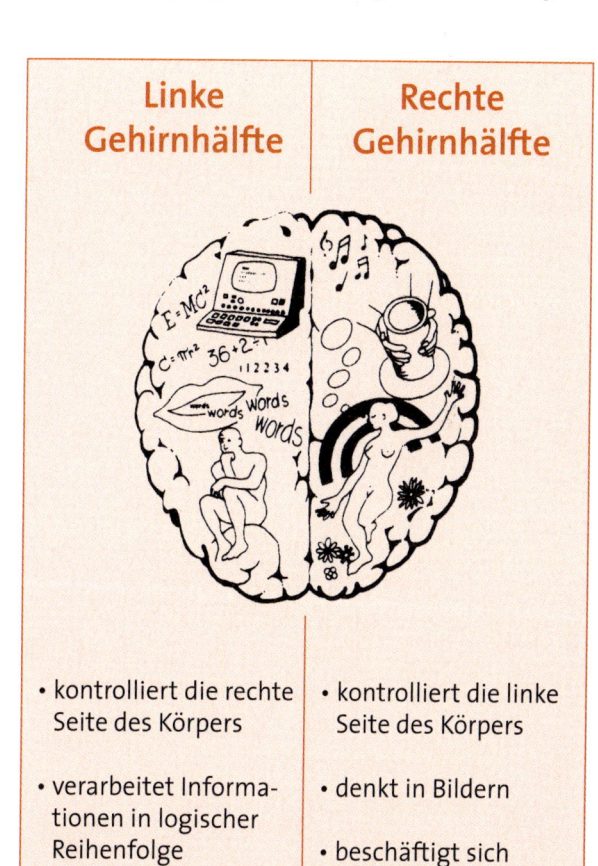

Linke Gehirnhälfte	Rechte Gehirnhälfte
• kontrolliert die rechte Seite des Körpers	• kontrolliert die linke Seite des Körpers
• verarbeitet Informationen in logischer Reihenfolge	• denkt in Bildern
• steuert verbale und mathematische Informationen	• beschäftigt sich mit Ganzheiten und nicht mit Details
• ist zuständig für das Kritische und Analysierende	• ist zuständig für das Intuitive und Kreative

Handlungsorientiertes Lernen / 2. Ausbildungsjahr

Methoden

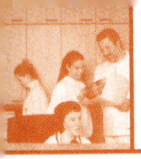

Präsentation

Warum?
Ideen, Arbeitsergebnisse und Produkte überzeugen selten von selbst, sondern müssen dargestellt werden. Es ist somit erforderlich die Mitschülerinnen, Kolleginnen oder Patienten möglichst eindrucksvoll zu informieren.

Wie?
Der Ablauf erfolgt in drei Phasen:

1. Die Vorbereitung
- Formulieren Sie möglichst konkret das Ziel der Präsentation, z. B. die bestmögliche Vermittlung der Gruppenergebnisse zum Arbeitsthema.
- Überlegen Sie, welchen Nutzen die Teilnehmer von der Präsentation haben, denn sie müssen überzeugt werden.
- Reduzieren Sie die ausgewählten Inhalte für die Präsentation auf das Wesentliche.
- Stellen Sie die Ergebnissen auf Plakaten, Flipcharts oder Folien als Unterstützung für Ihre Präsentation dar (Visualisierung).
- Erstellen Sie einen inhaltlichen Ablaufplan der Präsentation und legen Sie fest, wer welchen Teil der Präsentation übernimmt.

Was?	Wer?	Womit?	Dauer?
Eröffnung: Begrüßung Thema	Claudia	Folie	5 Min.
Hauptteil: Problemdarstellung	Miriam	Tafel	5 Min.
Lösung 1	Mehtap	Flipchart	10 Min.
Lösung 2	Katharina	Folie	8 Min.
usw.			
Abschluss: Diskussion Dank	Christina		15 Min.

2. Die Durchführung
- Fassen Sie am Schluss die wesentlichen Punkte nochmals zusammen und eröffnen Sie anschließend die Fragerunde.
- Bedanken Sie sich bei den Zuhörern für deren Interesse.

3. Die Auswertung
- Besprechen Sie in der Arbeitsgruppe oder gemeinsam mit allen Teilnehmern, was in den einzelnen Phasen gut gelaufen ist und was für die nächste Präsentation noch verändert werden sollte.

Womit?
- Plakate, Flipchart, Folien
- Kopien und Informationsblätter für die Zuhörer

Wann?
Handlungsphase:

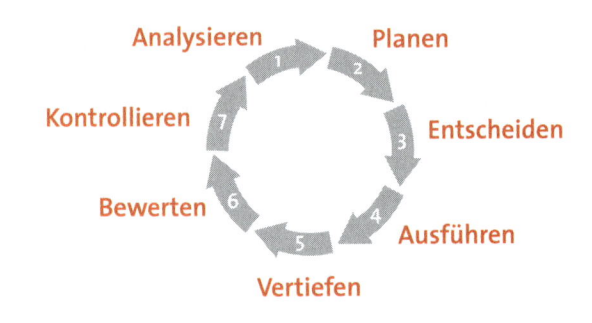

Analysieren – Planen – Entscheiden – Ausführen – Vertiefen – Bewerten – Kontrollieren

Vorteile dieser Methode:
- Die Arbeitsergebnisse werden entsprechend vermittelt.
- Die Chance, einen positiven Eindruck zu vermitteln.

Vorbereitung	Thema der Präsentation:
Ziel?	Was wollen wir konkret erreichen?
Zielgruppe?	Welchen Nutzen haben die Teilnehmer von der Präsentation?
Inhalte?	Welche Inhalte sind besonders wichtig?
Medien?	Wie können wir die Inhalte visualisieren?
Zeit?	Wie lange soll/darf die Präsentation dauern?

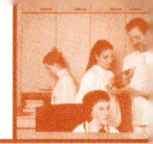

Rollenspiel

Warum?
Das Rollenspiel ist eine effektive Methode, um Situationen aus der Zahnarztpraxis zu simulieren und den Umgang mit den Patienten und anderen Besuchern zu trainieren. Sie erfahren sich dabei bewusster in ihrer Rolle als Zahnmedizinische Fachangestellte, können andere besser begreifen, z. B. Patienten und eigenes Verhalten ändern.

Wie?
Der Ablauf erfolgt in drei Schritten:

1. Die Vorbereitung
Entwerfen Sie für jede Phase des Rollenspiels für die Zahnmedizinische Fachangestellte und z. B. den Patienten leicht spielbare Rollenanweisungen.

> **Z** Rollenspielkarte
> **Zahnmedizinische Fachangestellte**
>
> **Situation:** Ein Patient erscheint verspätet zu einem Termin.
> **Anweisung:** Verhalten Sie sich situationsgerecht.

> **P** Rollenspielkarte
> **Patient**
>
> **Situation:** Sie erscheinen verspätet zu einem Behandlungstermin.
> **Anweisung:** Sie möchten sofort in die Behandlung.

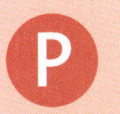

- Verteilen Sie die Rollen der Spielerinnen und geben Sie den Zuschauern eine aktive Rolle, indem Sie bestimmte Aspekte beobachten lassen.

2. Die Durchführung
- Sie können das Spiel mit der Videokamera aufnehmen.
- Beenden Sie das Spiel, wenn genügend Informationen zum Verhalten der Zahnmedizinischen Fachangestellten und zum Patienten gegeben wurden.

3. Die Auswertung
- Zuerst dürfen sich die Spieler zu ihrem Verhalten äußern.
- Geben Sie den Spielern Rückmeldungen. Wenn es Verhaltensalternativen gibt, entscheiden Sie, ob das Rollenspiel mit anderen Spielern wiederholt werden soll.

Womit?
- Rollenspielkarten für Spieler und Beobachter
- Videokamera
- Requisiten

Wann?
Handlungsphase:

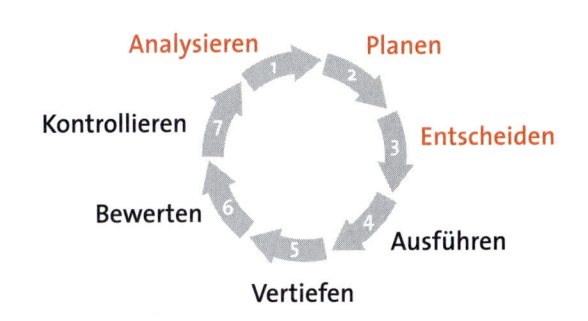

Analysieren 1 – Planen 2 – Entscheiden 3 – Ausführen 4 – Vertiefen 5 – Bewerten 6 – Kontrollieren 7

Zeitbedarf:
- ca. 30 Minuten Vorbereitung
- ca. 3 Minuten Durchführung
- ca. 12 Minuten Auswertung

Vorteile dieser Methode:
- Vorbereitung auf den beruflichen Ernstfall
- Möglichkeit, Lösungswege auszuprobieren
- Beseitigung von Hemmungen
- Erkennen von Stärken und Schwächen
- Schärfung der Beobachtungsgabe

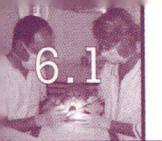

Grundwissen

6.1 Lernfeld 6: Praxisabläufe organisieren

Auftrag

Legen Sie Regeln fest, die bei der Terminvergabe beachtet werden sollten!

1.

2.

3.

4.

5.

6.

Grundwissen

Lernfeld 6: Praxisabläufe organisieren

6.2

Auftrag 1

Erklären Sie ihrem Patienten die Mehrkostenregelung bei Füllungen. Entwerfen Sie eine Übersicht

Auftrag 2

Was versteht man unter der Aufklärungspflicht?
Erklären Sie
a) Voraussetzungen
b) Umfang
c) Folgen bei der Unterlassung der Aufklärung.

Handlungsorientiertes Lernen / 2. Ausbildungsjahr

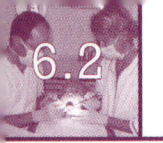

Grundwissen
Lernfeld 6: Praxisabläufe organisieren

Auftrag 3
Erklären Sie die Einwilligungspflicht, insbesondere bei Patienten unter 18 Jahren!

Auftrag 4
Warum ist die Dokumentation während des Aufklärungsgespräches wichtig?

Grundwissen

Lernfeld 6: Praxisabläufe organisieren

6.3

Auftrag 1

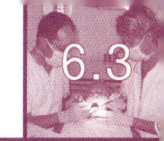

Entwerfen Sie ein Formular für eine Telefonnotiz!

Auftrag 1

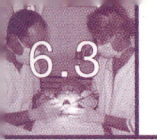

Grundwissen

Lernfeld 6: Praxisabläufe organisieren

Auftrag 2

Erstellen Sie eine neue Praxisinformation mit einem ansprechenden Design!

Grundwissen

Lernfeld 6: Praxisabläufe organisieren

6.4

Auftrag 1

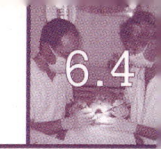

Erstellen Sie eine Checkliste für den Handlungsablauf beim Posteingang!

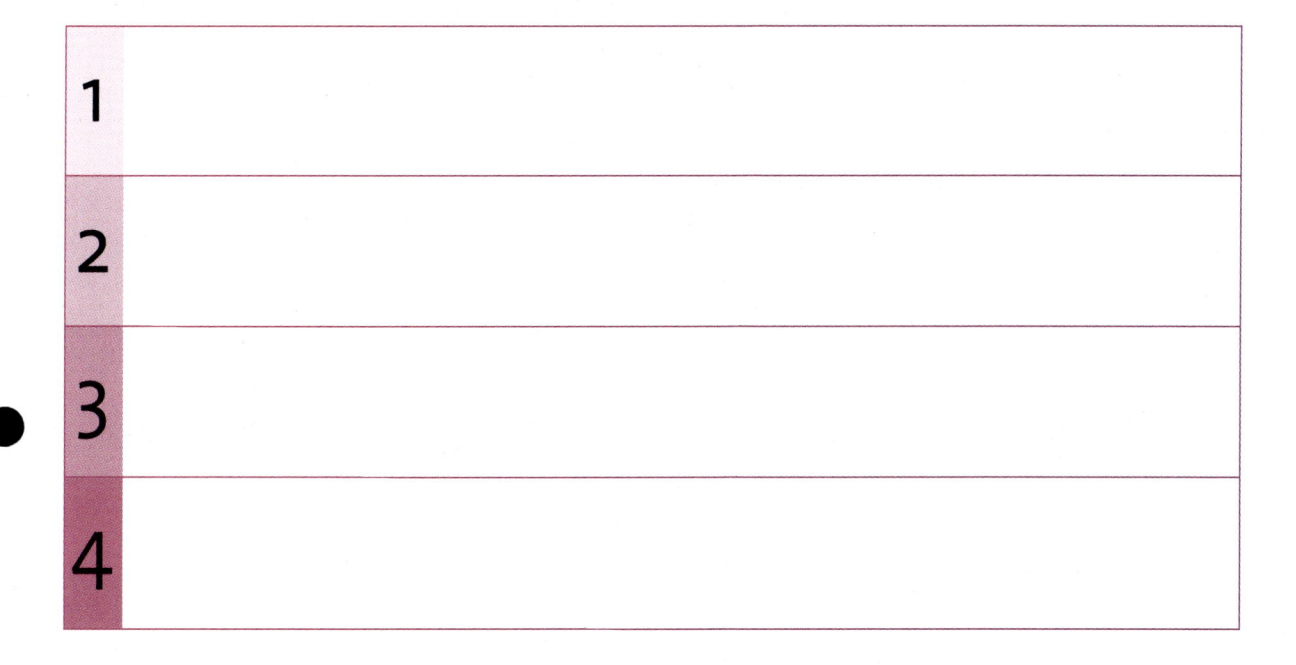

1	
2	
3	
4	

Auftrag 2

Erstellen Sie eine Checkliste für den Handlungsablauf beim Postausgang!

1	
2	
3	
4	
5	

Handlungsorientiertes Lernen / 2. Ausbildungsjahr

Grundwissen

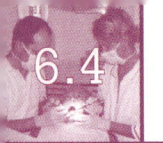

Lernfeld 6: Praxisabläufe organisieren

Auftrag 3

Beschreiben Sie die folgenden Ablagearten und nennen Sie Vor- und Nachteile!

Hängeregister	Pendelregister	Stehende Ablage	Liegende Ablage	Ablageart
				Beschreibung
				Vorteile
				Nachteile

Handlungsorientiertes Lernen / 2. Ausbildungsjahr

Grundwissen

Lernfeld 7: Zwischenfällen vorbeugen und in Notfallsituationen Hilfe leisten

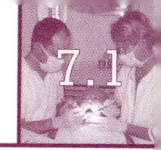

Auftrag 1
Erklären Sie Frau Liebich, was Emel im Fach Sport/Gesundheitsförderung über die Belastung des Herz-Kreislauf-Systems bei körperlicher Arbeit gelernt hat.

Auftrag 2
Ergänzen Sie das nachfolgende Schema.

Schema des Blutkreislaufs

_____

- Aufnahme _____
- Abgabe _____

↑   ↓

Herz

rechte Herzkammer   _____

↑   ↓

_____   linke Herzkammer

↑   ↓

Körper und Organe

- Abgabe des Sauerstoffs (O_2)
- _____

Erläuterung: ➡ = Fließrichtung des Blutes

Grundwissen

LeLernfeld 7: Zwischenfällen vorbeugen und in Notfallsituationen Hilfe leisten

Auftrag 3

Vervollständigen Sie die unten stehende Tabelle.

Blutzellen	Aufgabe der Blutzellen
die roten Blutkörperchen	
	Sie sorgen dafür, dass die Blutgerinnung zu Beginn der Verletzung beschleunigt wird.

Auftrag 4

Ermitteln Sie Ihre persönliche Herzfrequenz bei unterschiedlicher körperlicher Belastung.

Unterschiedliche Belastungen	Allgemeine Angabe/Formel	Individuelle Herzfrequenz
Ruhefrequenz	60-80 Schläge/Min.	
Herzfrequenz bei Fettverbrennung		
Herzfrequenz bei Kreislauftraining		
Maximale Herzfrequenz		

Auftrag 5

Nennen Sie die oberen und unteren Atemwege.

Obere Atemwege	Untere Atemwege
die beiden Nasenhöhlen	
	die Lungenbläschen

Grundwissen

Lernfeld 7: Zwischenfällen vorbeugen und in Notfallsituationen Hilfe leisten

7.2

Auftrag 1

Vervollständigen Sie die folgende Übersicht!

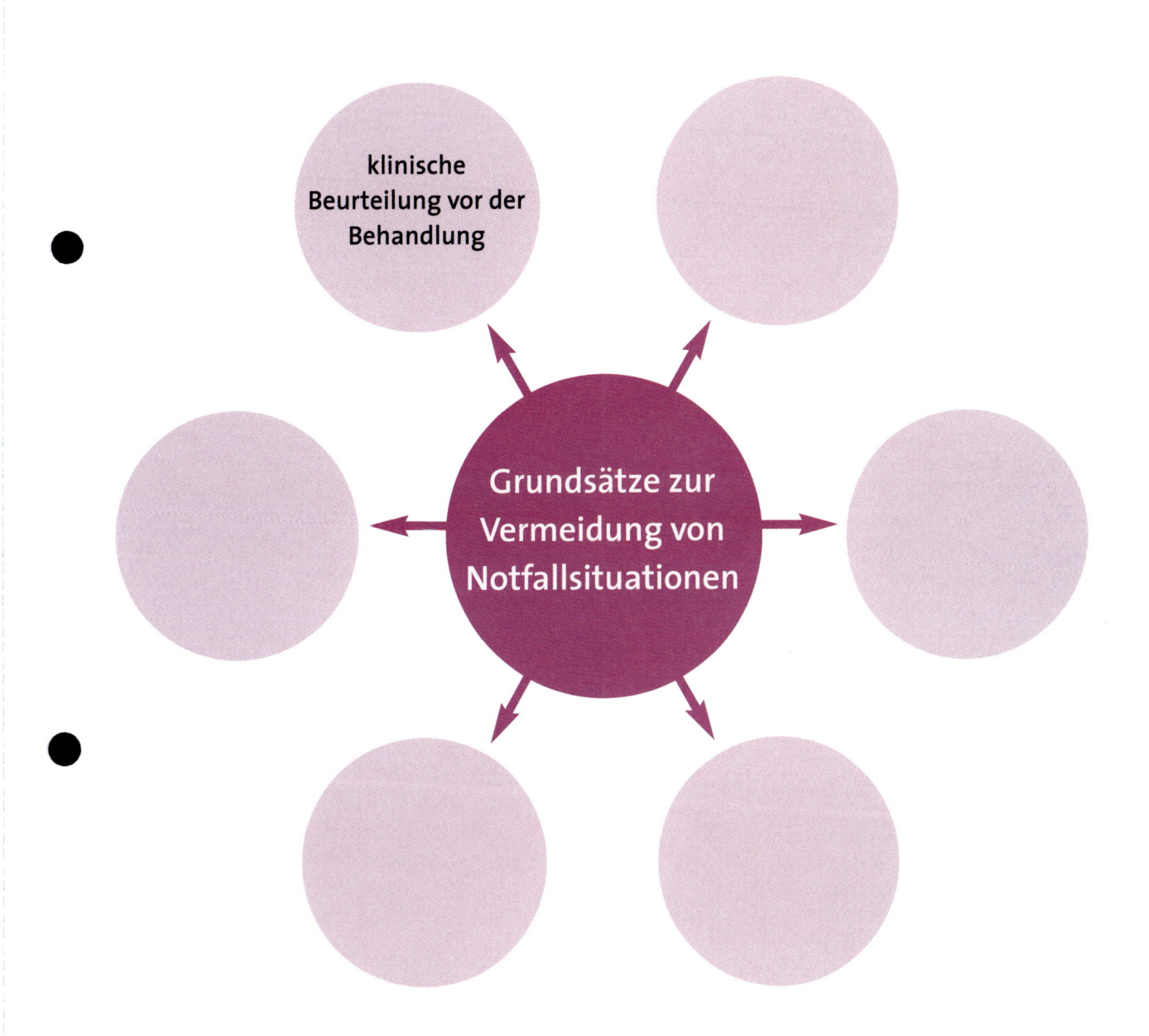

- klinische Beurteilung vor der Behandlung

Grundsätze zur Vermeidung von Notfallsituationen

Handlungsorientiertes Lernen / 2. Ausbildungsjahr 61

Grundwissen

Lernfeld 7: Zwischenfällen vorbeugen und in Notfallsituationen Hilfe leisten

Auftrag 2

Lesen Sie sorgfältig die folgenden Texte. Bringen Sie diese in eine chronologische Reichenfolge. Ergänzen Sie „die Texte" durch zusätzliche Informationen, die Sie sich aus dem Wissensspeicher, Fachbüchern, dem Internet u.a. besorgen. Fertigen Sie dann einen zusammenhängenden Bericht über Vorbeugen und Vermeiden von Notfallsituationen in der Zahnarztpraxis an. Tragen Sie ihn vor der Klasse vor.

> Durch Beobachtung des Patienten beim Betreten der Praxis kann man zusätzliche Informationen über den Allgemeinzustand des Patienten erhalten.

> Neben der menschlichen Betreuung und dem Gespräch mit dem Patienten kann z. B. die entspannende Atmosphäre des Wartezimmers viel zur Angstbeseitigung beitragen.

> Sorgfältiges und geplantes Vorgehen am Tage des Eingriffs, verbunden mit klaren Verhaltensregeln für die Patienten, vermindern weiter das Risiko einer Notfallsituation.

> Erkennen von Risikofaktoren durch Aufnahme der medizinischen Krankengeschichte.

> Während der Behandlung können Störungen des Allgemeinbefindens durch intensive Beobachtung des Patienten frühzeitig erkannt werden. Dabei ist die direkte Beobachtung des Patienten wichtig. Besonders vegetative Zeichen wie Schwitzen, Blässe, Übelkeit und Schwindel weisen auf beginnende Zwischenfälle hin.

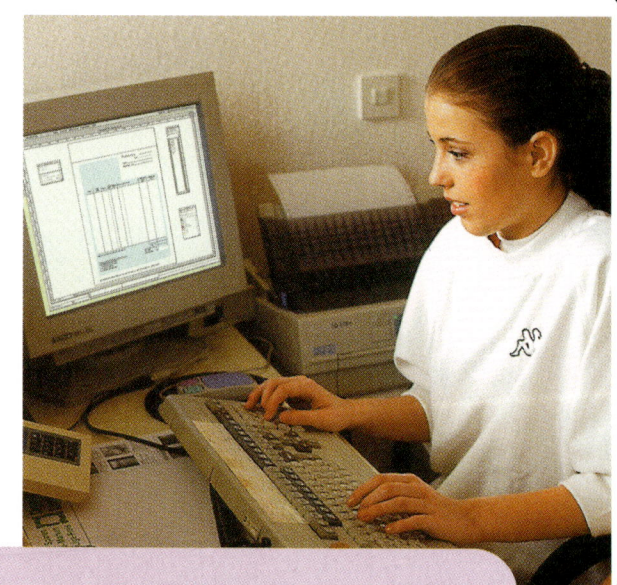

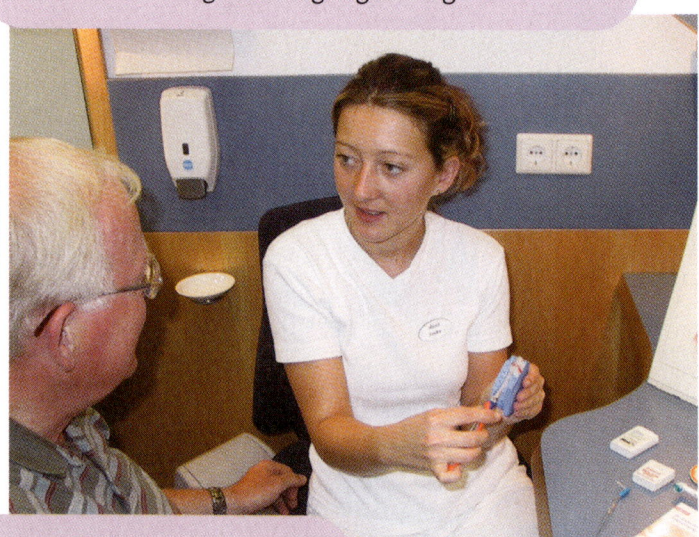

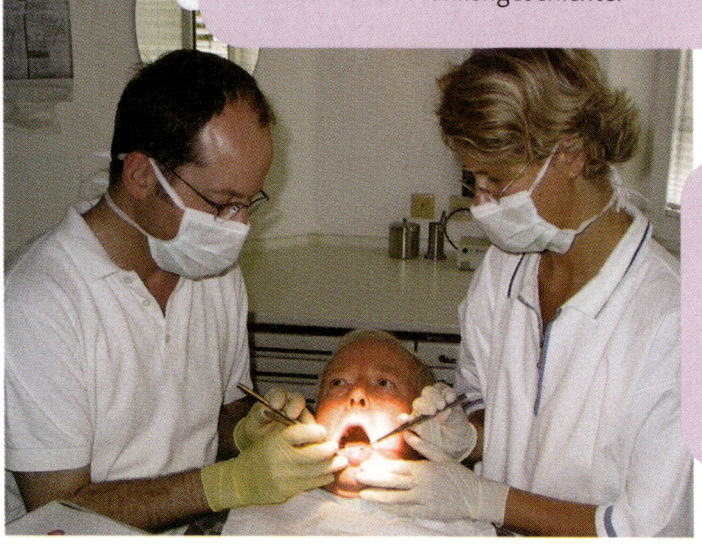

Grundwissen

Lernfeld 7: Zwischenfällen vorbeugen und in Notfallsituationen Hilfe leisten

Auftrag 1

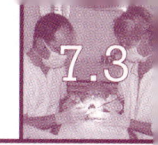

Erste Anzeichen (Alarmsymptome) für eine drohende Notfallsituation sind ohne Hilfsmittel äußerlich sichtbar durch sorgfältiges Beobachten des Patienten zu erkennen.
Vervollständigen Sie die Übersicht.

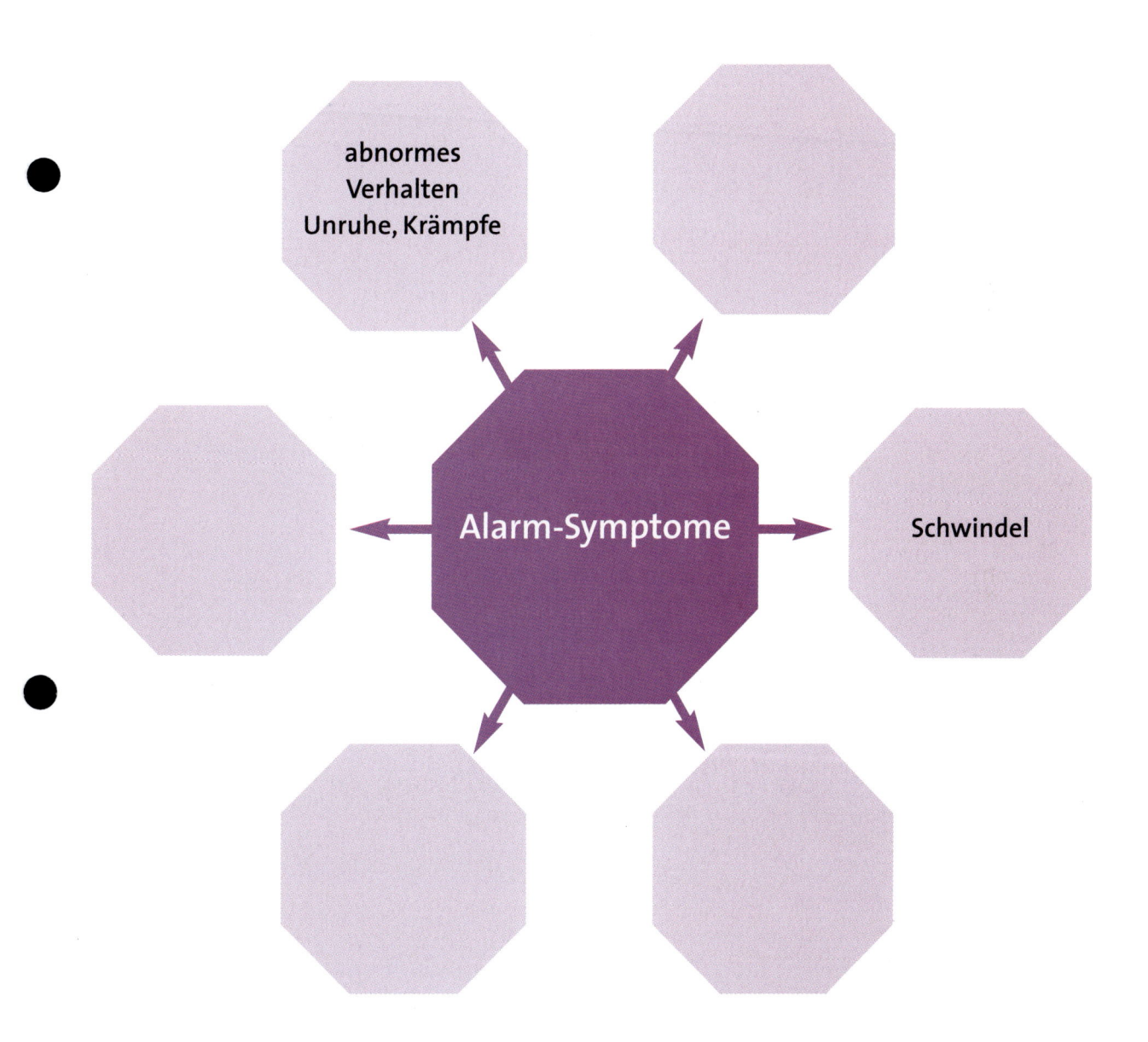

- abnormes Verhalten, Unruhe, Krämpfe
-
- Schwindel
-
-
-

Alarm-Symptome

Handlungsorientiertes Lernen / 2. Ausbildungsjahr

Grundwissen

Lernfeld 7: Zwischenfällen vorbeugen und in Notfallsituationen Hilfe leisten

Auftrag 2

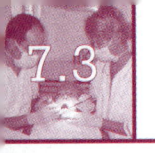

Vervollständigen Sie die Notfall-Checking-Tabelle!

Was?	Wie?	Feststellung	Folgerung
			bewusstlos
Atmung			
		beidseitig kein Puls feststellbar	

Auftrag 3

In der Abbildung sehen Sie Instrumente der Notfalldiagnostik. Beschriften Sie die einzelnen Instrumente!

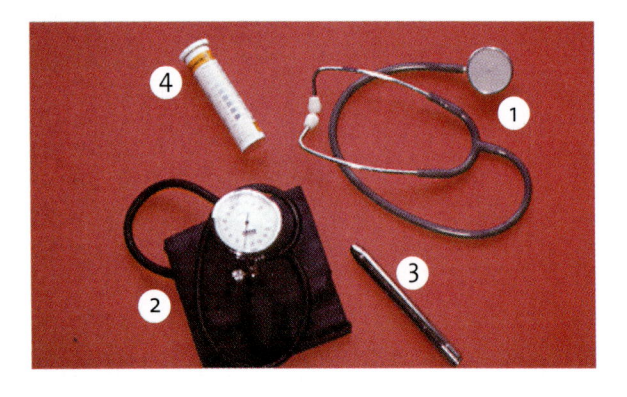

1. _____
2. _____
3. _____
4. _____

Grundwissen

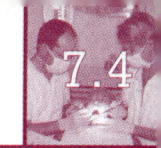

Lernfeld 7: Zwischenfällen vorbeugen und in Notfallsituationen Hilfe leisten

7.4

Auftrag 1

Lernkurs Notfallpatient

Der Lernkurs „Notfallpatient" vermittelt Ihnen einen Handlungsplan lebensrettender Sofortmaßnahmen. Ziel dieser Behandlung ist es, die Versorgung der Organe mit Sauerstoff aufrechtzuerhalten oder wiederherzustellen.

Sie können diesen Kurs erfolgreich allein durchlaufen, wenn Sie mit Hilfe des Wissensspeichers und eines Fachbuches nacheinander den Text mit den Fotos bearbeiten. Die zugehörigen Fotos zur Notfallbehandlung finden Sie auf dem Scherenblatt Seite 197. Schneiden Sie die Fotos aus und kleben Sie diese zu den richtigen Textabschnitten.

Anschließend können Sie in kleinen Gruppen die Notfalltechniken einüben.

1.	Ist das Bewusstsein erhalten?
2.	_____
3.	_____
4.	_____

Dieses Notfall-Checking kann ohne Hilfsmittel innerhalb kürzester Zeit allein durch Sehen, Hören und Fühlen vorgenommen werden.

Notfallbehandlung

In der Zahnarztpraxis treten häufig Zwischenfälle auf, die ursächlich nicht eindeutig abzuklären sind. Die momentane Gefährdung dieser Patienten ist somit schwer einzuschätzen. Erste Anzeichen (Alarmsymptome) für eine drohende Notfallsituation sind ohne Hilfsmittel durch sorgfältiges Beobachten des Patienten zu erkennen. Folgende Alarmsymptome weisen auf einen Notfall hin.

Alarmsymptome

- abnormes Verhalten
- _____
- _____
- _____
- _____
- _____

☑ Bewusstsein erhalten?
☑ Atmung erhalten?
☑ Puls tastbar?
☑ Pupillen normal?

Bewusstsein erhalten

Werden sämtliche Punkte mit „Ja" beantwortet, besteht ausreichend Zeit zur Organisation von Hilfsmaßnahmen. Ist das Bewusstsein erhalten werden Patienten in der Regel kreislaufschonend flach gelagert. Das Notfall-Checking wird laufend wiederholt. Notfallkoffer bereitstellen!

Ein sofort anzuschließendes Notfall-Checking entscheidet darüber, ob es sich bei den beobachteten Anzeichen um einen lebensbedrohlichen Notfall oder eine harmlose Komplikation handelt.

In derartigen Situationen können sie in der Beantwortung von nur vier Fragen die lebensbedrohenden Zustände, die ein unverzügliches Eingreifen erfordern, von momentan nicht lebensbedrohenden abgrenzen.

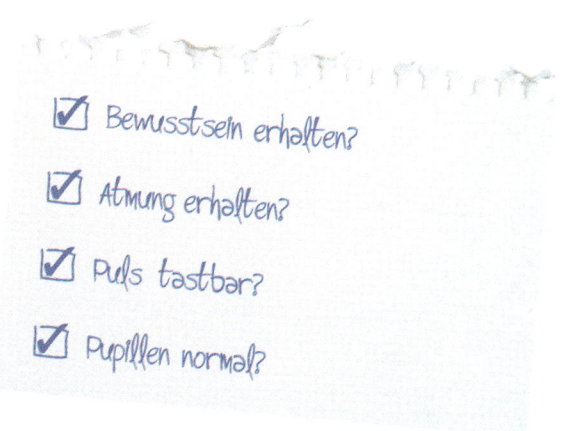

Karotispuls

Handlungsorientiertes Lernen / 2. Ausbildungsjahr

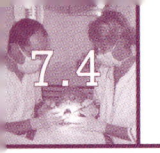

Grundwissen

Lernfeld 7: Zwischenfällen vorbeugen und in Notfallsituationen Hilfe leisten

Bewusstlosigkeit

Wird nur eine Frage mit „Nein" beantwortet, befindet sich der Patient in Lebensgefahr. Ohne Zeitverlust ist eine Notfallmeldung erforderlich und die lebensrettenden Sofortmaßnahmen werden eingeleitet. Mit Hilfe des Rautek-Rettungsgriffes wird der Patient aus dem zahnärztlichen Behandlungsstuhl herausgehoben und auf den Boden gelegt. Anschließend muss der bewusstlose Patient in die stabile Seitenlage gebracht werden.

Bewusstlosigkeit mit Atemstörung

Die Sofortbehandlung jeder akuten Atemstörung beginnt mit dem Freimachen der Atemwege und anschließendem Freihalten der Atemwege. Kontrolle der Atemwege: Atembewegungen sehen, Ausatmungsluft spüren, Atemgeräusche hören.

Rautek-Griff

Überstrecken des Kopfes

Stabile Seitenlage

Öffnen des Mundes

Grundwissen

Lernfeld 7: Zwischenfällen vorbeugen und in Notfallsituationen Hilfe leisten

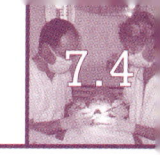

7.4

☐ Bewusstsein erhalten?
☐ Atmung erhalten?
☐ Puls tastbar?
☐ Pupillen normal?

Kontrolle der Atmung

Danach setzt in vielen Fällen bereits eine Spontanatmung ein. Ist dies nicht der Fall wird unverzüglich beatmet. Der geringste Zeitverlust entsteht bei direkter Atemspende.

Kreislauf-Atemstillstand (Herzstillstand)

Wenn kein Puls mehr zu fühlen ist, muss sofort mit der äußeren Herzdruckmassage begonnen werden.

Mund-zu-Nase-Beatmung

Herzdruckmassage

Herz-Lungen-Wiederbelebung
bei Erwachsenen

Ein-Helfer-Methode	Zwei-Helfer-Methode
Beatmung und Herzdruckmassage durch _____ Helfer	Beatmung und Herzdruckmassage durch _zwei_ Helfer
anfangs _zwei_ Beatmungen	anfangs _____ Beatmungen
_15_ Herzdruckmassagen	_____ Herzdruckmassagen
_____ Beatmung(en)	_1_ Beatmung(en)
_15_ Herzdruckmassagen usw.	_____ Herzdruckmassagen usw.
alle _1-2_ Minuten _Pulskontrolle_	alle _____ Minuten _____
Anzahl der Atemspenden _____ /Min.	Anzahl der Atemspenden _15_ /Min.
Anzahl der Herzmassagen _100_ /Min.	Anzahl der Herzmassagen _____ /Min.

Handlungsorientiertes Lernen / 1. Ausbildungsjahr

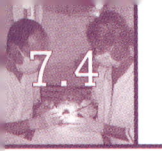

Grundwissen

Lernfeld 7: Zwischenfällen vorbeugen und in Notfallsituationen Hilfe leisten

Auftrag 1

Vervollständigen Sie den Handlungsplan lebensrettender Sofortmaßnahmen!

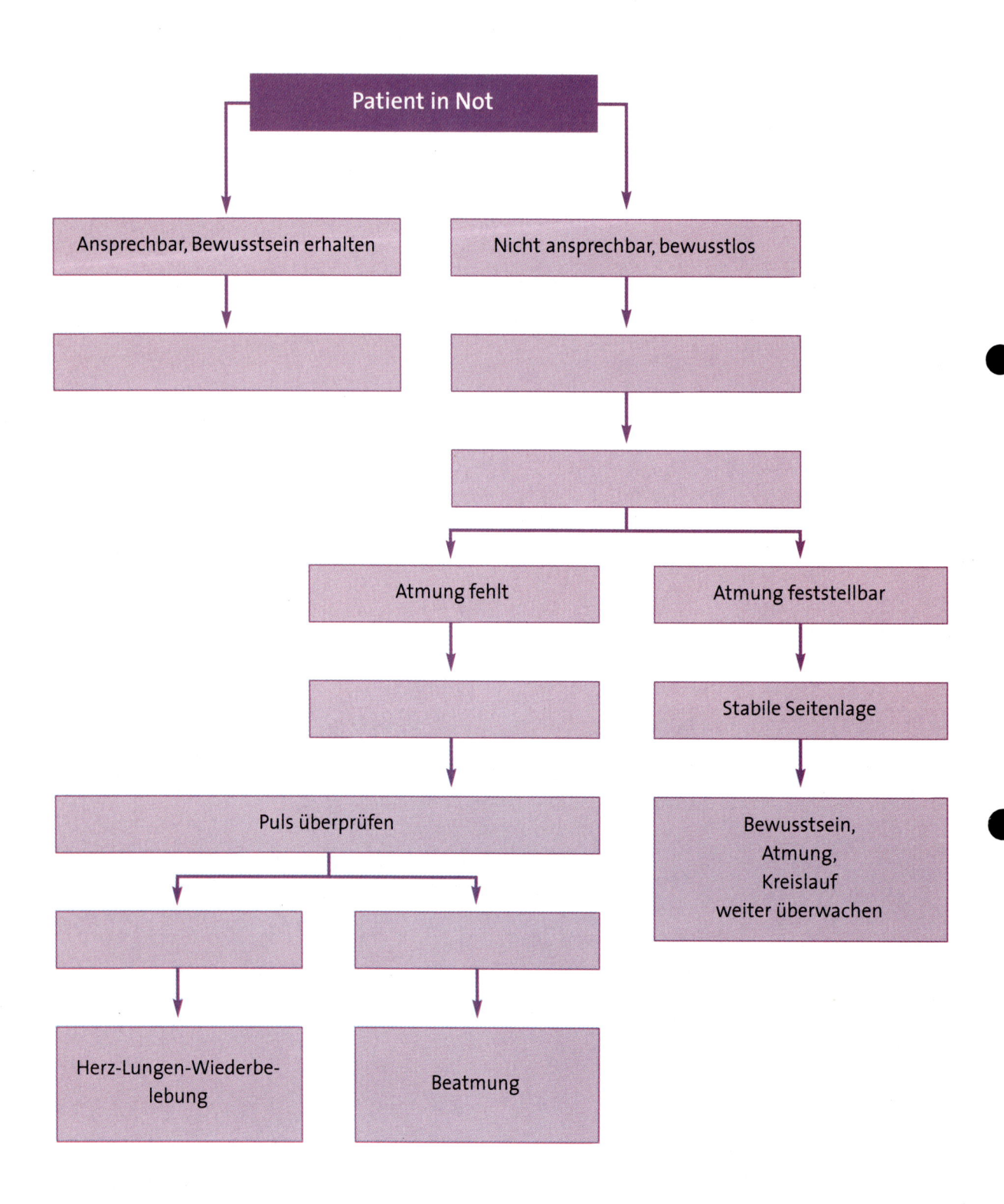

```
                        Patient in Not
                        /            \
        Ansprechbar,                  Nicht ansprechbar,
        Bewusstsein erhalten          bewusstlos
              |                              |
         [          ]                   [          ]
                                             |
                                        [          ]
                                        /         \
                               Atmung fehlt      Atmung feststellbar
                                    |                   |
                               [          ]        Stabile Seitenlage
                                    |                   |
                               Puls überprüfen    Bewusstsein,
                                /      \          Atmung,
                           [      ]   [      ]    Kreislauf
                              |          |        weiter überwachen
                      Herz-Lungen-    Beatmung
                      Wiederbelebung
```

Grundwissen

Lernfeld 8: Chirurgische Behandlung begleiten

8.1

Auftrag 1

Stellen Sie für die geplante Nachbehandlung alle notwendigen Instrumente und Materialien zusammen. Verwenden sie die Scherenblätter mit den Instrumentenabbildungen im Anhang um das Tray zu bestücken.

Auftrag 2

Erstellen Sie für jedes ausgewählte Instrument aus Auftrag 1 einen Instrumentensteckbrief. Verwenden Sie hierzu die Kopiervorlage im Anhang.

Handlungsorientiertes Lernen / 2. Ausbildungsjahr

Grundwissen

Lernfeld 8: Chirurgische Behandlung begleiten

Auftrag 3

Die medizinisch korrekte Bezeichnung für Schwellung lautet Tumor. In unserem Sprachgebrauch verstehen wir unter dem Begriff Tumor eine Gewebsneubildung.
Tragen Sie die unterschiedlichen Eigenschaften der gutartigen und bösartigen Tumoren in die Tabelle ein!

Tumor

	benigne		maligne

Auftrag 4

Krankheit ist eine Störung der normalen Körperfunktion und des geistigen, seelischen und sozialen Wohlbefindens. Man unterscheidet je nach Schwere der Reaktion unterschiedliche Krankheitsverläufe.

chronisch	subakut	akut	perakut

Auftrag 5

Bei einer eitrigen Entzündung unterscheidet man vier verschiedene Entzündungsformen nach der anatomischen Lage oder der Ausbreitung!

Abszess	Empyem	Phlegmone	Furunkel
			akute, pyogene
			Entzündung eines
			Haarbalgs

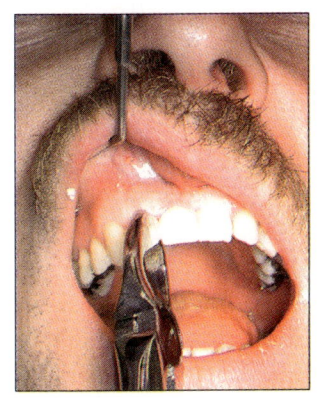

Grundwissen

Lernfeld 8: Chirurgische Behandlung begleiten

Auftrag 1

Die folgende Bilderserie zeigt den Behandlungsablauf und den Instrumenteneinsatz bei einer Extraktion. Beschreiben sie den jeweiligen Arbeitsgang, die notwendige Vorbereitung und Assistenz.

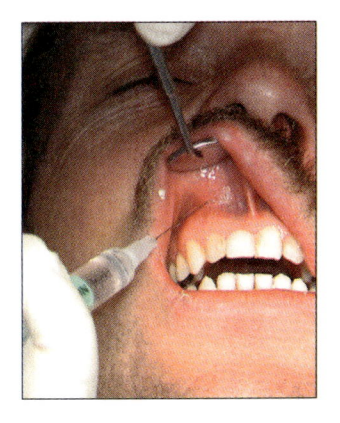

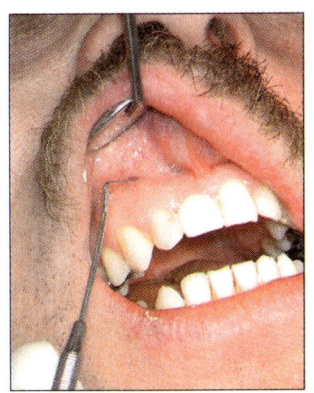

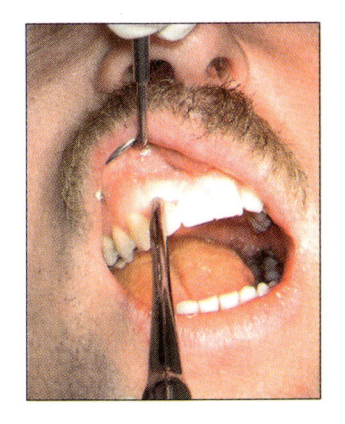

(Bild 1)	Tätigkeit des Zahnarztes: Instrumente: Assistenz:
(Bild 2)	Tätigkeit des Zahnarztes: Instrumente: Assistenz:
(Bild 3)	Tätigkeit des Zahnarztes: Instrumente: Assistenz:
(Bild 4)	Tätigkeit des Zahnarztes: Instrumente: Assistenz:

Handlungsorientiertes Lernen / 2. Ausbildungsjahr

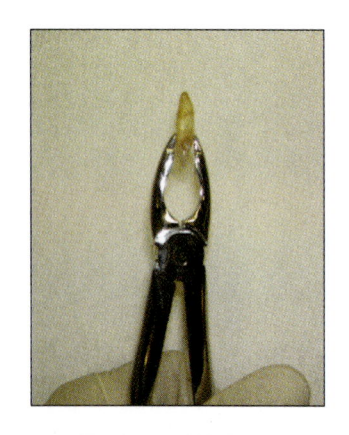

Grundwissen

Lernfeld 8: Chirurgische Behandlung begleiten

Tätigkeit des Zahnarztes:
Instrumente:
Assistenz:
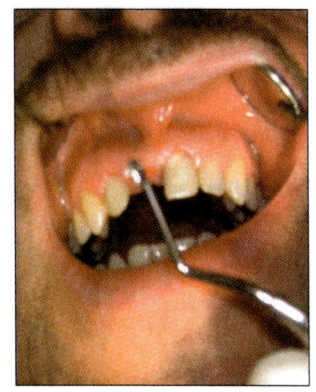

Tätigkeit des Zahnarztes:
Instrumente:
Assistenz:
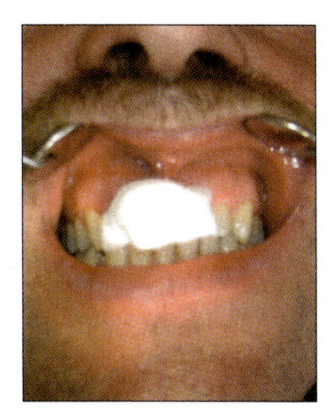

Tätigkeit des Zahnarztes:
Instrumente:
Assistenz:

Auftrag 2

Erstellen Sie ein Merkblatt für den Patienten über Verhalten nach Zahnextraktionen.

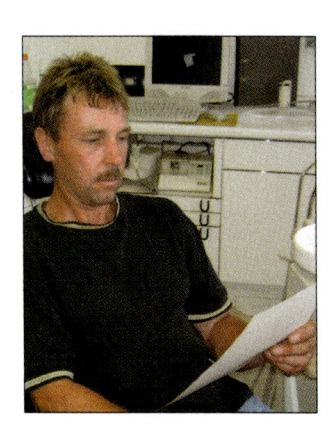

Notizen

Grundwissen

Lernfeld 8: Chirurgische Behandlung begleiten

Lernkurs Chirurgie

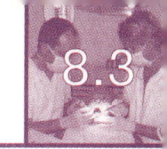

Der Lernkurs Chirurgie vermittelt Ihnen die Arbeitsabläufe bei verschiedenen chirurgischen Eingriffen. Bearbeiten Sie den Kurs mit Hilfe des Wissensspeichers und des Fachbuches!

Tätigkeit ZFA						
Instrumente / Materialien						
Arbeitsablauf OST 48	Schnittführung	Ablösung des Muko-Periost-Lappens	Freilegung des Weisheitszahnes mit einem chirurgischen Fräser	Lockerung des Weisheitszahnes	Entfernung des Weisheitszahnes	Wundverschluss

Handlungsorientiertes Lernen / 2. Ausbildungsjahr

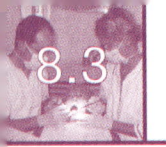

Grundwissen

Lernfeld 8: Chirurgische Behandlung begleiten

Arbeitsablauf WSR 12	Instrumente Materialien	Tätigkeit ZFA
Schnittführung		
Ablösung des Muko-Periost-Lappens		
Freilegung der Wurzelspitze und des Entzündungsgewebes		
Resektion der Wurzelspitze		
Entfernung des Entzündungsgewebes		
Wurzelfüllung retrograd		
Wundverschluss		

Grundwissen

LLernfeld 8: Chirurgische Behandlung begleiten

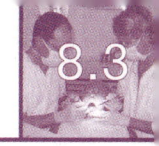

Auftrag 1

Bei der Behandlung von Zysten kommen im Wesentlichen zwei Operationsverfahren zur Anwendung. Stellen Sie mit Hilfe des Fachbuchs den Ablauf der Zystektomie (Zy 1 bzw. Partsch II) und der Zystostomie (Zy 2 bzw. Partsch I) gegenüber!

Zystektomie	Zystostomie

Handlungsorientiertes Lernen / 2. Ausbildungsjahr

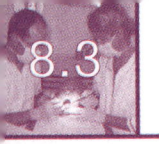

Grundwissen

Lernfeld 8: Chirurgische Behandlung begleiten

Auftrag 2

Um eine optimale Wundheilung zu gewährleisten sind nach einem chirurgischen Eingriff verschiedene Verhaltensempfehlungen einzuhalten.

Erstellen Sie mit Hilfe Ihres Praxisteams ein Patientenmerkblatt, das in leicht verständlicher Weise die Verhaltensregeln erklärt.

Notizen

Grundwissen

Lernfeld 8: Chirurgische Behandlung begleiten

8.4

Auftrag 1

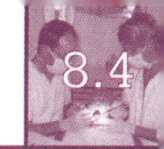

Legen Sie an Hand der Notizen für jeden Patienten eine neue Karteikarte an. Verwenden Sie möglichst Originalkarteikarten aus Ihrer Praxis oder verwenden Sie die Kopiervorlage.

Notiz 1:
Herrmann, Vanessa
Reinerweg 23
45897 Gelsenkirchen
Tel. 0209/201345
Geb.-Datum: 26.10.76
Knappschaft Bochum
Mitgliedsnummer 123400561

Notiz 2:
Schröder, Heinz
Brüggemannstr. 15
45894 Gelsenkirchen
Tel. 0209/123124
Geb.-Datum: 12.03.1946
Barmer Gelsenkirchen
Mitgliedsnummer 44006683

Notiz 3:
Claasen, Christel
Westring 51
45981 Gelsenkirchen
Tel. 0209/591246
Geb.-Datum: 04.05.1958
Privat
Mitgliedsnummer 123567813

Notiz 4:
Schoppmann, Klaus
Bergbauweg 8
45891 Gelsenkirchen
Tel. 0209/5723597
Geb.-Datum: 23.10.65
Privat
Mitgliedsnummer 23545678

Auftrag 2

Dokumentieren Sie die Ergebnisse der eingehenden Untersuchung in den 01-Befundschemata.
Heinz Schröder, Christel Claasen, Vanessa Herrmann, Klaus Schoppmann.

Entnehmen Sie das Befundschema aus den Kopiervorlagen im Anhang.

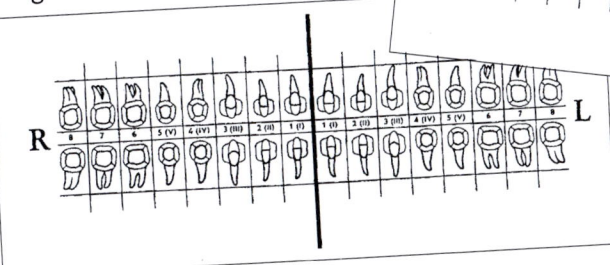

Auftrag 3

Die Abrechnungsbestimmungen für Untersuchungen und Beratungen bei Kassen- und Privatpatienten stimmen nicht überein. Erarbeiten Sie die Unterschiede BEMA/GOZ für die Untersuchungen und Beratungen. Tragen Sie die Ergebnisse in einer vergleichenden Übersicht (Kopiervorlage) ein.

Auftrag 4

Rechnen Sie die Behandlungsabläufe der 4 verschiedenen Patienten über Erfassungsschein, bzw. Privatliquidation ab (siehe Folgeseiten!).

Auftrag 5

Stellen Sie auf je einem Arbeitsblatt (Kopiervorlage) die Leistungsinhalte und die Abrechnungsregeln für Entfernung von Zähnen, Osteotomie, plastischer Verschluss einer eröffneten Kieferhöhle, Wurzelspitzenresektion, Operation einer Zyste, Nachbehandlung nach chirurgischem Eingriff, chirurgische Wundrevision und Stillung einer übermäßigen Blutung zusammen.

Handlungsorientiertes Lernen / 2. Ausbildungsjahr

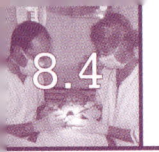

Grundwissen

Lernfeld 8: Chirurgische Behandlung begleiten

zu Auftrag 4!

Name: Schröder,		Vorname: Heinz geb. 12.03.1946 Kasse: Barmer Gelsenkirchen
Jahr	Datum	Behandlung
	04.05.	Patient hat auf einen Kirschkern gebissen (Zahn 46), Zahn abgebrochen
		Eingehende Untersuchung, Befund: 18,28-fehlende Zähne, 46-tieffrakturiert,
		16,15-zerstört, Zahnstein vorhanden
		OPG angefertigt, Befund: 18,28 nicht angelegt, 46-tieffrakturiert,
		16,15-tief zerstört, 14,11,21,26-Karies, sonst apikal o.B., leichter Knochenabbau
		46 Leitungsanästhesie, Entfernung des tieffrakturierten Zahnes,
		Wundversorgung, 1 Naht gelegt
	05.05.	46 Nachbehandlung
	11.05.	46 Naht entfernt
		11,21 Infiltrationsanästhesien, je mesialer Eckenaufbau
		11,21 je 1 parapulpärer Stift gesetzt
	20.05.	16,15 Infiltrationsanästhesie, Entfernung der zerstörten Zähne,
		15 Nasen-Blas-Versuch positiv, Kieferhöhle eröffnet, plastischer Verschluss der eröffneten Kieferhöhle durch Zahnfleischplastik, 5 Nähte gelegt
	21.05.	regio 16,15 eine Naht gelöst, neue Naht gelegt Wunde sonst o.B.
	28.05.	regio 16,15 Nähte entfernt, alles o.B.
		regio 46 Wundkontrolle, alles o.B.
		26 Infiltrationsanästhesie, Amalgamfüllung m-o-d
	10.06.	Zahnstein im gesamten Gebiss entfernt, medikamentöse Behandlung der Mundschleimhaut

Grundwissen

Lernfeld 8: Chirurgische Behandlung begleiten

8.4

Name: Claasen	Vorname: Christel	geb. 04.05.1958	Kasse: Privat

Jahr	Datum	Behandlung
	06.11., 9.00 Uhr	Patientin hat Schluckbeschwerden und starke Schmerzen im Gebiet von Zahn 38, symptombezogene Untersuchung und Beratung
		OPG angefertigt, Befund: verlagerter Zahn Patientin aufgeklärt über operative Entfernung von 38
		Einverständniserklärung unterschrieben 38 Leitungsanästhesie, Entfernung des Zahnes durch Ost, 3 Nähte gelegt
	06.11. 14.00 Uhr	Anruf der Pat. hat Nachblutung, Pat. soll sofort in die Praxis kommen
	06.11., 15.00 Uhr	38 Stillung einer übermäßigen Blutung durch Thrombontupfer Verhaltensmaßregeln mitgegeben
	07.11.	38 Nachbehandlung, Wunde o.B.
	10.11.	38 Nähte entfernt
	17.11.	Eingehende Untersuchung, Befund: 17,28,38- fehlen, 24- kariös, 14,15- tief zerstört, Zahnstein vorhanden 24 Oberflächen- und Infiltrationsanästhesie,
		SDA-Füllung m-o-d unter Cofferdam, Zahnstein im gesamten Gebiss entfernt
	25.11.	14, 15 Oberflächen- und Infiltrationsanästhesien, Entfernung der tief zerstörten Zähne, Wundversorgung
	26.11.	38,14,15 Nachbehandlung der Wunden
	01.12.	24 Politur der Füllung 38,14,15 Kontrolle der Wunde, alles o.B. Beratung über weitere Therapievorschläge

Name: Herrmann	Vorname: Vanessa	geb. 26.10.76	Kasse: Knappschaft Bochum

Jahr	Datum	Behandlung
	10.02.	Neuaufnahme, eingehende Untersuchung und Beratung
		Befund: 18,28- fehlen, 47- Wurzelrest, 15,16-kariös Zahnstein vorhanden, Parodontitis marginalis
		Zahnstein im gesamten Gebiss entfernt, Mundschleimhaut-Behandlung mit H2O2
		18,16,15,28,47 Röntgenaufnahmen, Befund: 18,28 nicht angelegt, 15,16-Karies, 47-tief zerstört, Knochenabbau
	15.02	Mundhygieneaufklärung, PAR-Vorbehandlung 15,16 Infiltrationsanästhesie, 15 Füllung m-o, 16 Füllung o
	22.02.	PAR-Vorbehandlung 47 Leitungsanästhesie, Entfernung des Zahnes, Zahn während
		Extraktion noch weiter abgebrochen, Zahn durch Ost entfernt, Leitungsanästhesie wiederholt, 2 Nähte Röntgenaufnahme nach O.P., Befund: kein Wurzelrest mehr vorhanden
	23.02.	47 Nachbehandlung
	02.03.	47 Nähte entfernt Termine für PAR-Behandlung vereinbart

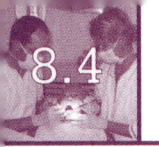

Grundwissen

Lernfeld 8: Chirurgische Behandlung begleiten

Name: Schoppmann	Vorname: Klaus	geb. 23.10.65	Kasse: Privat

Jahr	Datum	Behandlung
	01.07.	Patient klagt über Schmerzen im Gebiet der Zähne 34 und 36
		Eingehende Untersuchung und Beratung
		Befund: 18,28- fehlen, 44- kariös, 34,36- kariös
		13,23,34,36 Röntgenaufnahmen, Befund: 34,36- tiefe Karies,
		13,23- apikale Aufhellungen, 13-Zyste
		34,36,13,23 Vitalitätsprüfungen, 34,36-negativ, 13,23- positiv
		34,36 Oberflächen- und Leitungsanästhesie, Trepanation der Zähne, Wurzelkanalaufbereitungen, med. Einlage, prov. Verschluss
	06.07.	34,36 Röntgenmessaufnahme, Befund: WK bis Apex aufbereitet,
		Wurzelfüllungen, Röntgenkontrollaufnahme, Befund: WF bis Apex
		34 Füllung m-o 36 Füllung m-o-li
	16.07.	13,23 Oberflächen- und Infiltrationsanästhesien, Trepanation der Zähne, Vitalexstirpationen, Wurzelkanalaufbereitungen, med. Einlage, prov. Verschluss
	24.07.	13,23 Röntgenmessaufnahmen, Befund: bis Apex aufbereitet, Wurzelfüllungen, Röntgenkontrollaufnahmen, Befund: WF bis Apex,
		13,23 mesiale Eckenaufbauten unter Einbeziehung der Schneidekanten
		Pat. über operativen Eingriff (WR und Zy) aufgeklärt Einverständniserklärung unterschrieben
	27.08.	13,23 Oberflächen- und Infiltrationsanästhesien 13 Wurzelspitzenresektion und Zystektomie, Wundversorgung, 2 Nähte
		23 Wurzelspitzenresektion, Wundversorgung, 2 Nähte
		13,23 Röntgenaufnahmen, Befund: WR-Kontroll-Aufnahme
	28.08.	13,23 Nachbehandlung
	05.09.	13,23 Nähte entfernt, 44 intraligementäre Anästhesie, Füllung m-o-d
	07.09.	44 Politur der Füllung, 13,23 Kontrolle der Wunden, alles o.B.

Grundwissen

Lernfeld 9: Waren beschaffen und verwalten

9.1

Auftrag 1

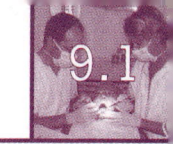

Ergänzen Sie das nachstehende Formular für einen quantitativen und qualitativen Angebotsvergleich.

Angebotsvergleich

PREISVERGLEICH

Artikel:	Lieferant A:	Lieferant B:
Listenpreis	% €	% €
	% €	% €
	% €	% €
	% €	% €
	% €	% €
	% €	% €
	% €	% €

Lieferantenbeurteilung

G = Gewichtung (max. 10), P = Punkte (1 oder 2), GP = gewichtete Punkte (= G x P)

Kriterium						
Preis	10					
Gesamtpunktzahl						

Reihenfolge der Lieferanten		

Anmerkungen: Weisen Sie den Kriterien zunächst entsprechend ihrer Wichtigkeit Gewichtungspunkte (maximal 10) zu. Jeder Lieferant erhält dann Punkte für jedes Kriterium (2 für den besseren Anbieter, 1 für den schlechteren Anbieter). Addieren Sie die Punkte und ermitteln Sie zum Abschluss den besten Anbieter!

9.1 Grundwissen

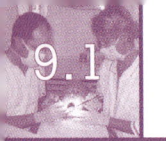

Lernfeld 9: Waren beschaffen und verwalten

Auftrag 2

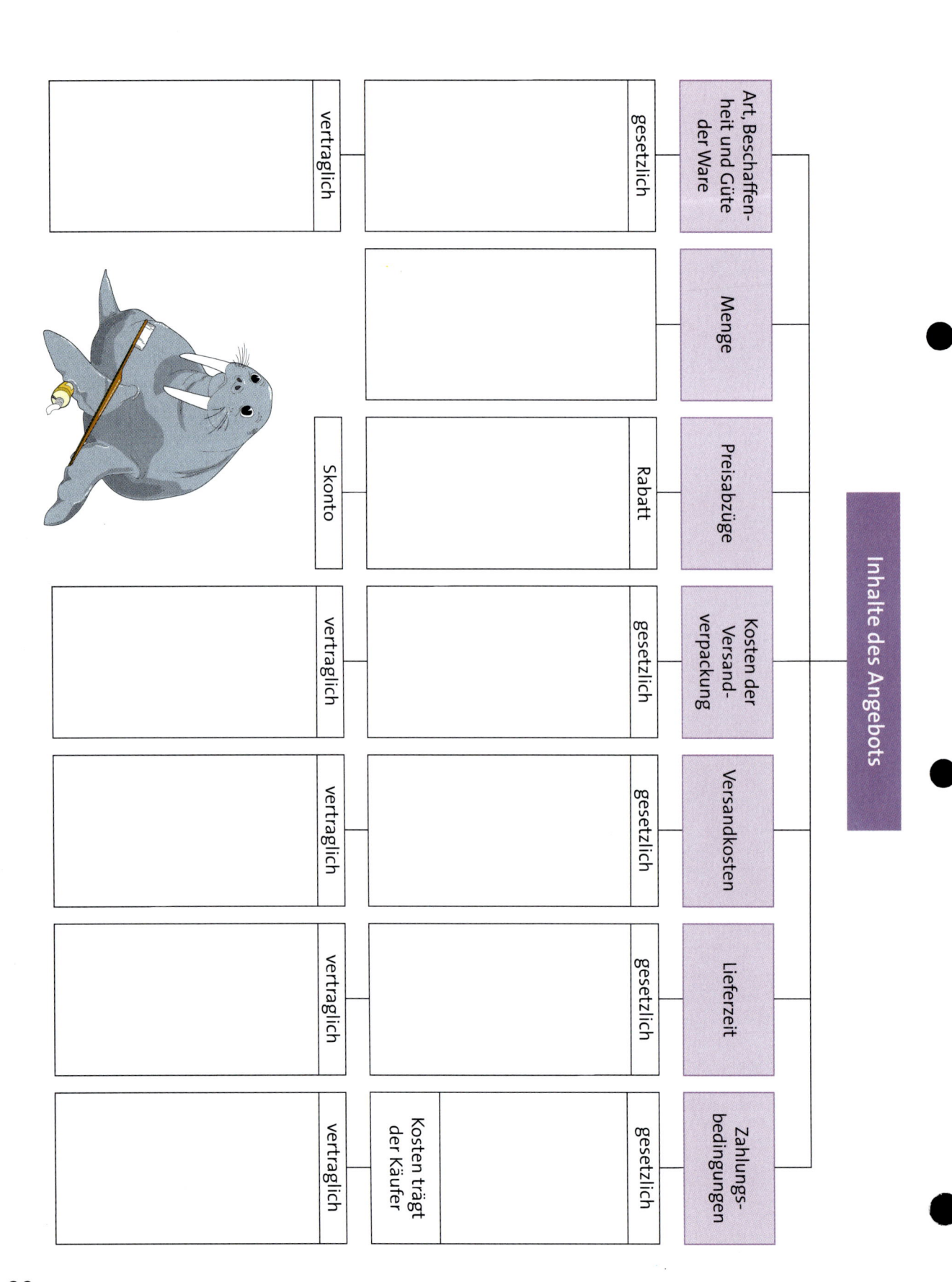

Vervollständigen Sie die Übersicht.

Inhalte des Angebots

Bestandteil	gesetzlich/vertraglich	Detail
Art, Beschaffenheit und Güte der Ware	gesetzlich	vertraglich
Menge		
Preisabzüge	Rabatt	Skonto
Kosten der Versandverpackung	gesetzlich	vertraglich
Versandkosten	gesetzlich	vertraglich
Lieferzeit	gesetzlich	vertraglich
Zahlungsbedingungen	gesetzlich — Kosten trägt der Käufer	vertraglich

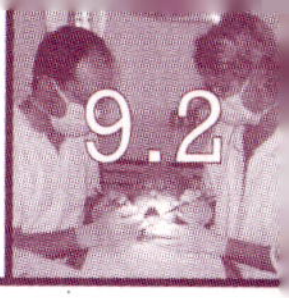

Grundwissen
Lernfeld 9: Waren beschaffen und verwalten

Auftrag 1
Vervollständigen Sie das Schaubild zur Struktur der Kaufverträge.

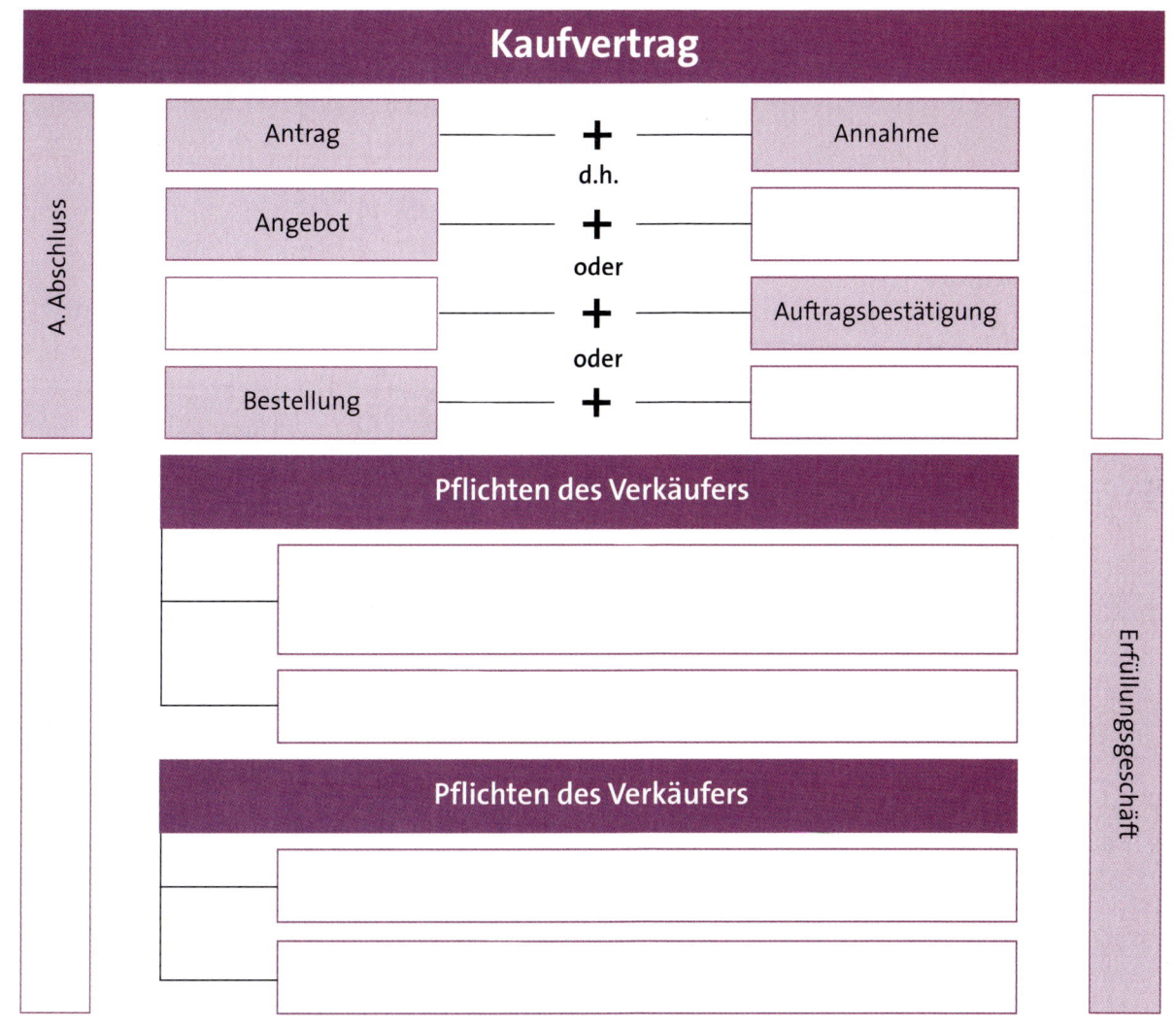

Kaufvertrag

A. Abschluss

- Antrag + Annahme, d.h.
- Angebot + _____ oder
- _____ + Auftragsbestätigung oder
- Bestellung + _____

Pflichten des Verkäufers

Pflichten des Verkäufers

Erfüllungsgeschäft

Auftrag 2
Vervollständigen Sie das Schaubild zu den Willenserklärungen.

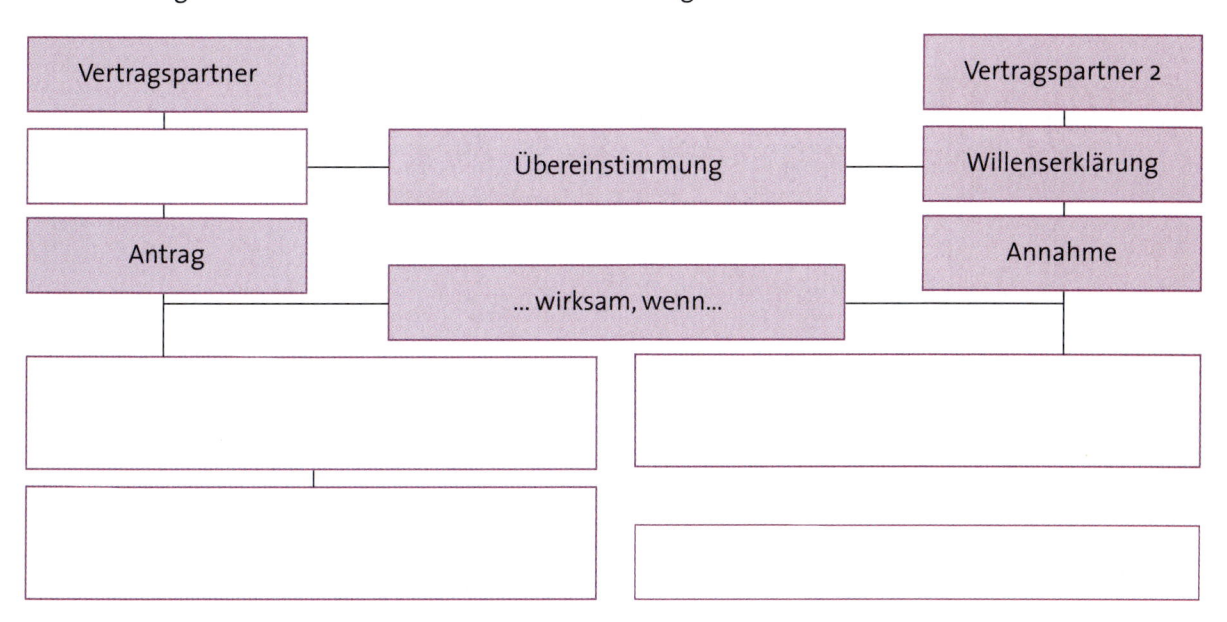

- Vertragspartner — Übereinstimmung — Vertragspartner 2 / Willenserklärung
- Antrag — ... wirksam, wenn... — Annahme

Auftrag 3

Vervollständigen Sie das Schaubild zur Form der Rechtsgeschäfte.

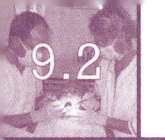

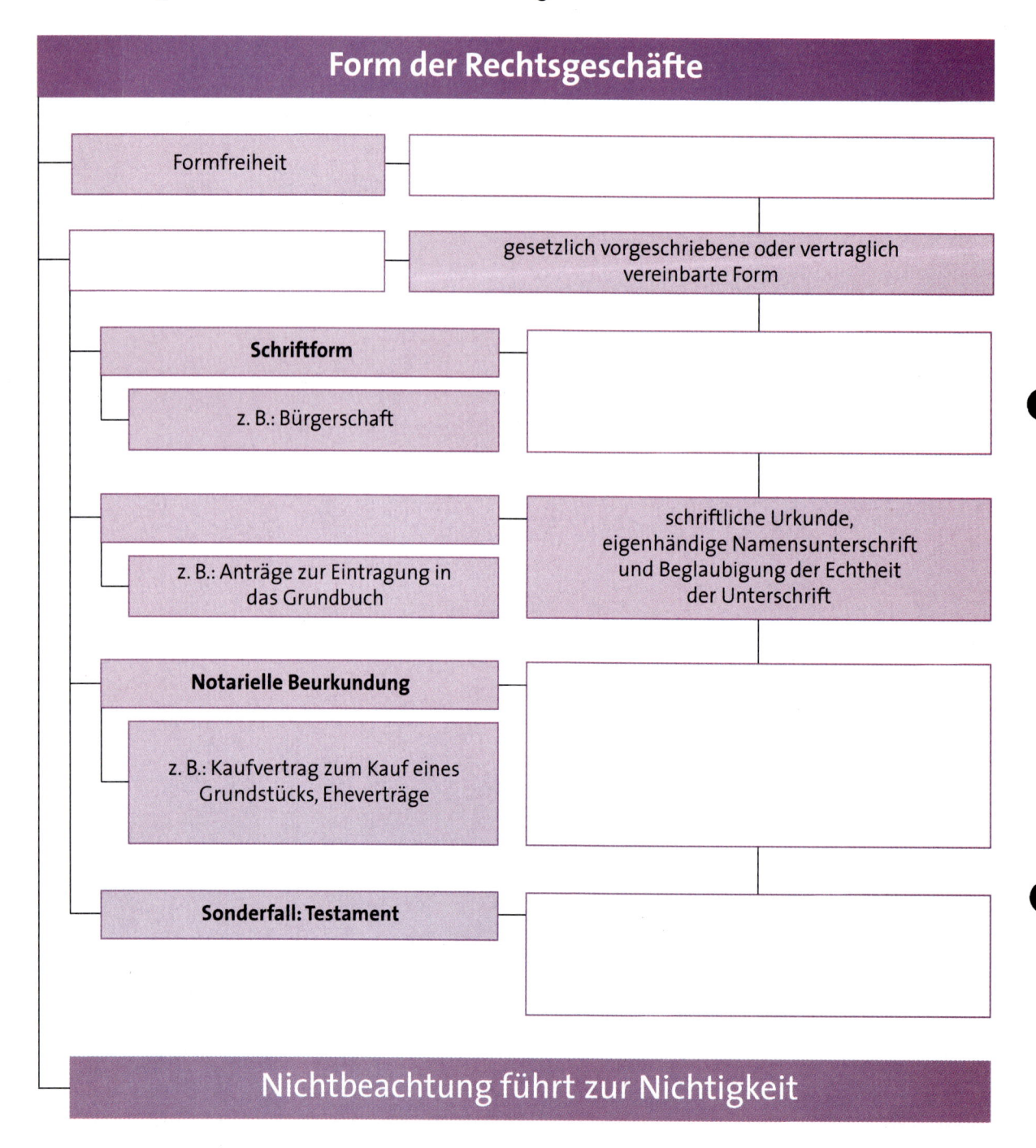

Form der Rechtsgeschäfte

- Formfreiheit → _____
- _____ → gesetzlich vorgeschriebene oder vertraglich vereinbarte Form
  - **Schriftform** → _____
    - z. B.: Bürgschaft
  - _____ → schriftliche Urkunde, eigenhändige Namensunterschrift und Beglaubigung der Echtheit der Unterschrift
    - z. B.: Anträge zur Eintragung in das Grundbuch
  - **Notarielle Beurkundung** → _____
    - z. B.: Kaufvertrag zum Kauf eines Grundstücks, Eheverträge
  - **Sonderfall: Testament** → _____

Nichtbeachtung führt zur Nichtigkeit

Grundwissen

Lernfeld 9: Waren beschaffen und verwalten

9.3

Auftrag 1

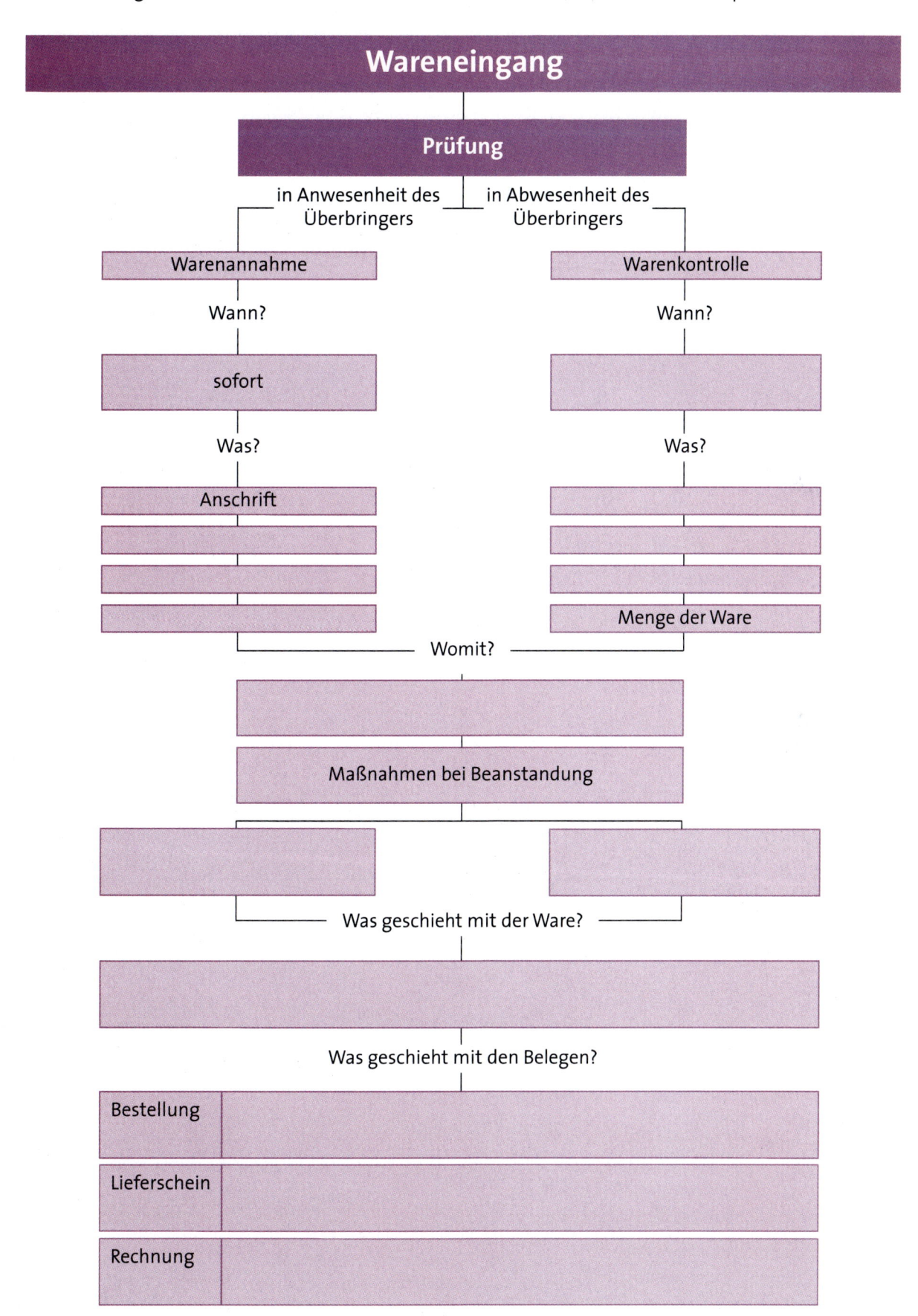

Vervollständigen Sie die nachstehende Übersicht zur Warenannahme in der Zahnarztpraxis.

Wareneingang

Prüfung

- in Anwesenheit des Überbringers → Warenannahme
- in Abwesenheit des Überbringers → Warenkontrolle

Wann?
- sofort
- (Warenkontrolle): _____

Was?
- Anschrift
- _____
- _____
- _____
- (rechts): _____, _____, _____, Menge der Ware

Womit? _____

Maßnahmen bei Beanstandung
- _____
- _____

Was geschieht mit der Ware? _____

Was geschieht mit den Belegen?

Bestellung	
Lieferschein	
Rechnung	

Handlungsorientiertes Lernen / 2. Ausbildungsjahr 85

Grundwissen

Lernfeld 9: Waren beschaffen und verwalten

Auftrag 2

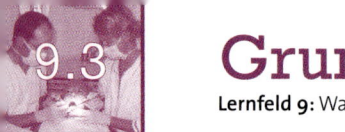

Vervollständigen Sie die nachstehende Übersicht.

Arbeiten im Lager

→ **Pflege des Warenbestandes**

→

→

→

→

→ **Berechnung der Lagerbestandsarten**

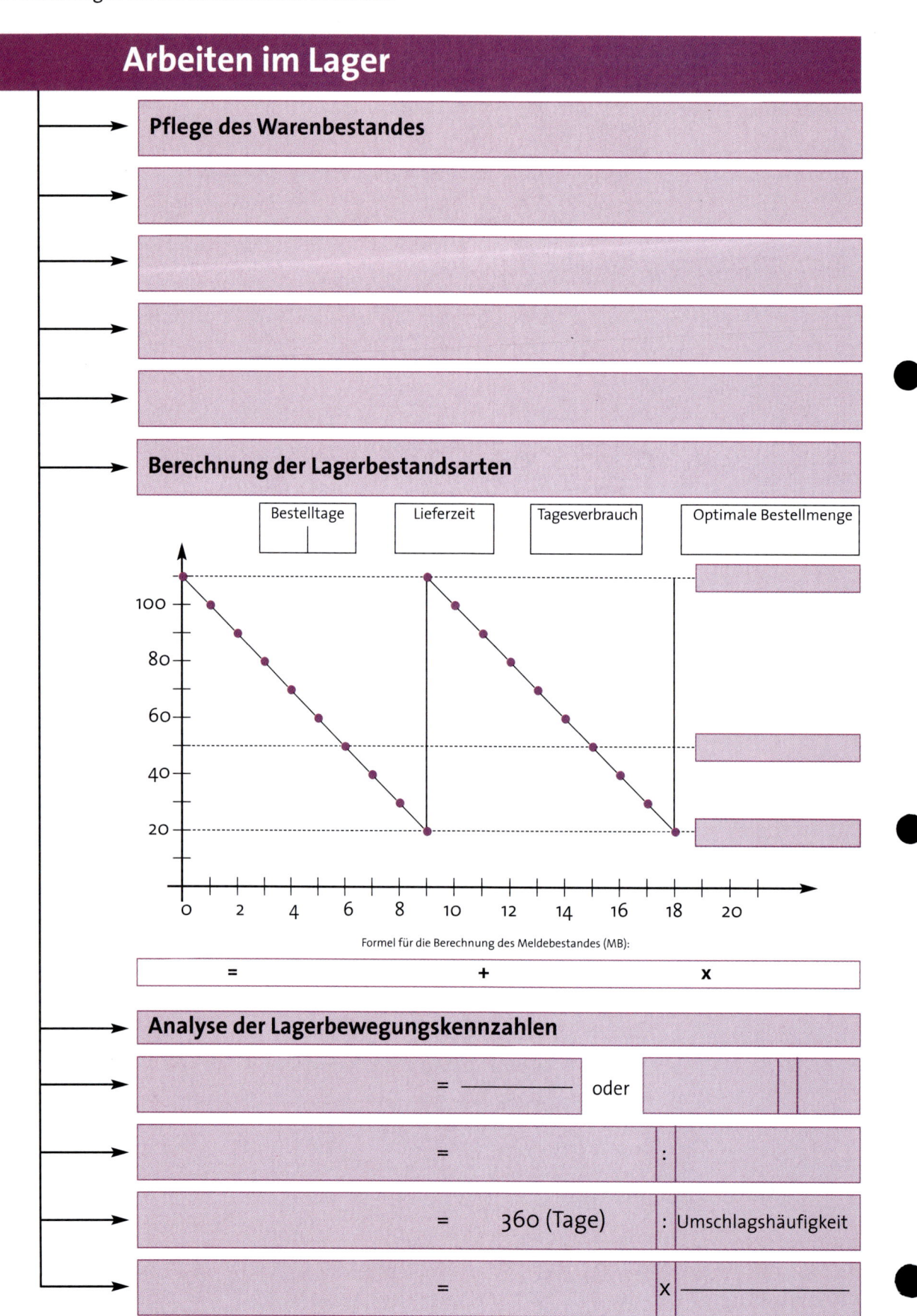

| Bestelltage | Lieferzeit | Tagesverbrauch | Optimale Bestellmenge |

Formel für die Berechnung des Meldebestandes (MB):

__ = __ + __ × __

→ **Analyse der Lagerbewegungskennzahlen**

→ __ = ――― oder __ | __

→ __ = __ : __

→ __ = 360 (Tage) : Umschlagshäufigkeit

→ __ = __ × __

Grundwissen

Lernfeld 9: Waren beschaffen und verwalten

Auftrag 1

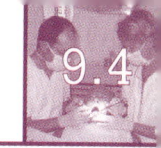

Vervollständigen Sie die nachstehende Übersicht zur Überprüfung der Warenanlieferung in der Zahnarztpraxis.

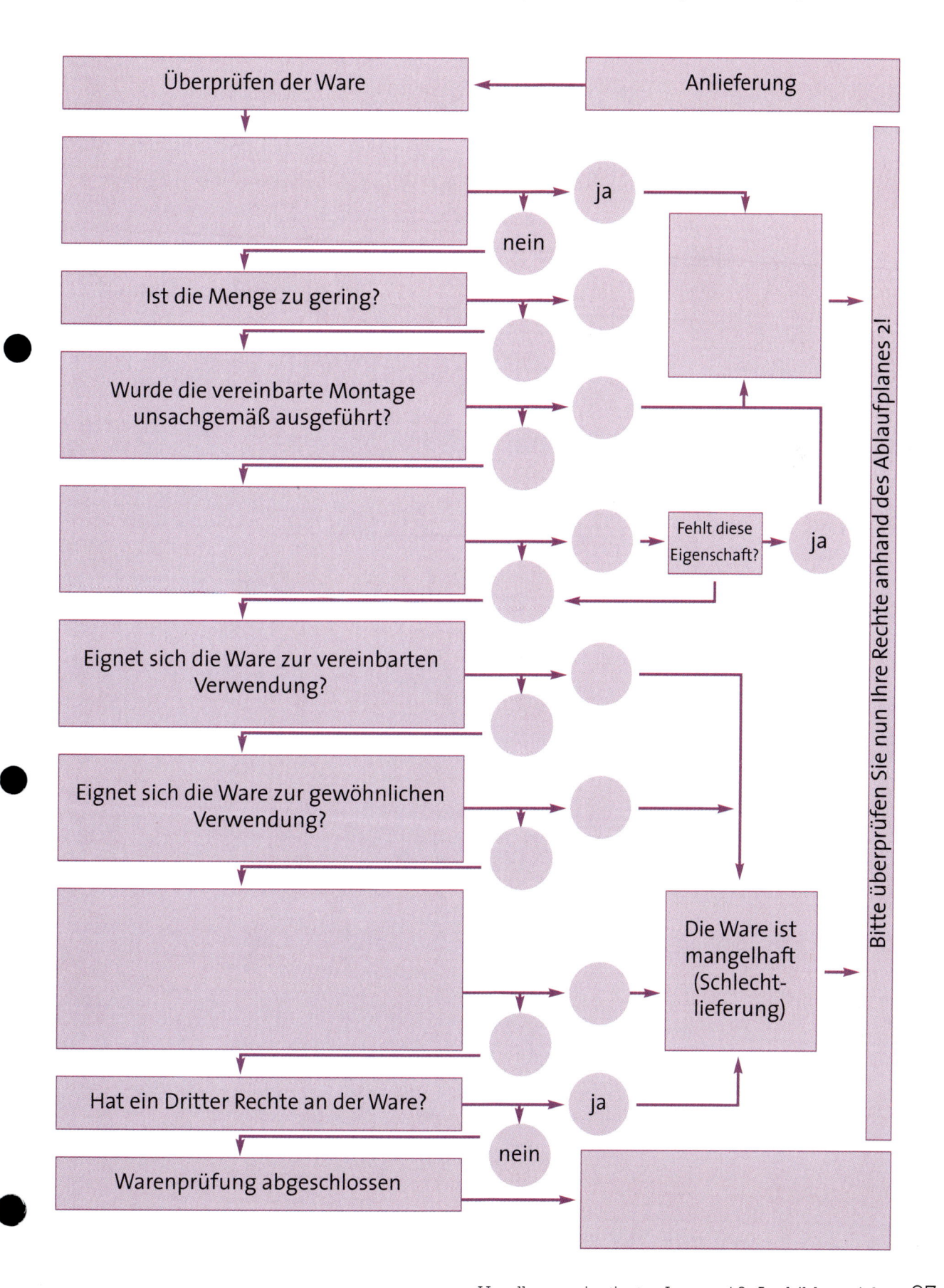

```
Anlieferung → Überprüfen der Ware
                    ↓
              [_____]  → ja → [_____]
                    ↓ nein
              Ist die Menge zu gering? → ja →
                    ↓ nein
              Wurde die vereinbarte Montage
              unsachgemäß ausgeführt? → ja →
                    ↓ nein
              [_____] → → Fehlt diese Eigenschaft? → ja →
                    ↓
              Eignet sich die Ware zur vereinbarten
              Verwendung? → nein →
                    ↓ ja
              Eignet sich die Ware zur gewöhnlichen
              Verwendung? → nein →
                    ↓ ja
              [_____] → ja → Die Ware ist mangelhaft (Schlechtlieferung)
                    ↓ nein
              Hat ein Dritter Rechte an der Ware? → ja →
                    ↓ nein
              Warenprüfung abgeschlossen → [_____]
```

Bitte überprüfen Sie nun Ihre Rechte anhand des Ablaufplanes 2!

Handlungsorientiertes Lernen / 2. Ausbildungsjahr

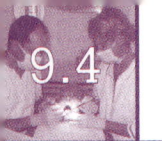

Grundwissen

Lernfeld 9: Waren beschaffen und verwalten

Auftrag 2

Vervollständigen Sie die nachstehende, zweite Übersicht, zur Überprüfung der Warenanlieferung in der Zahnarztpraxis.

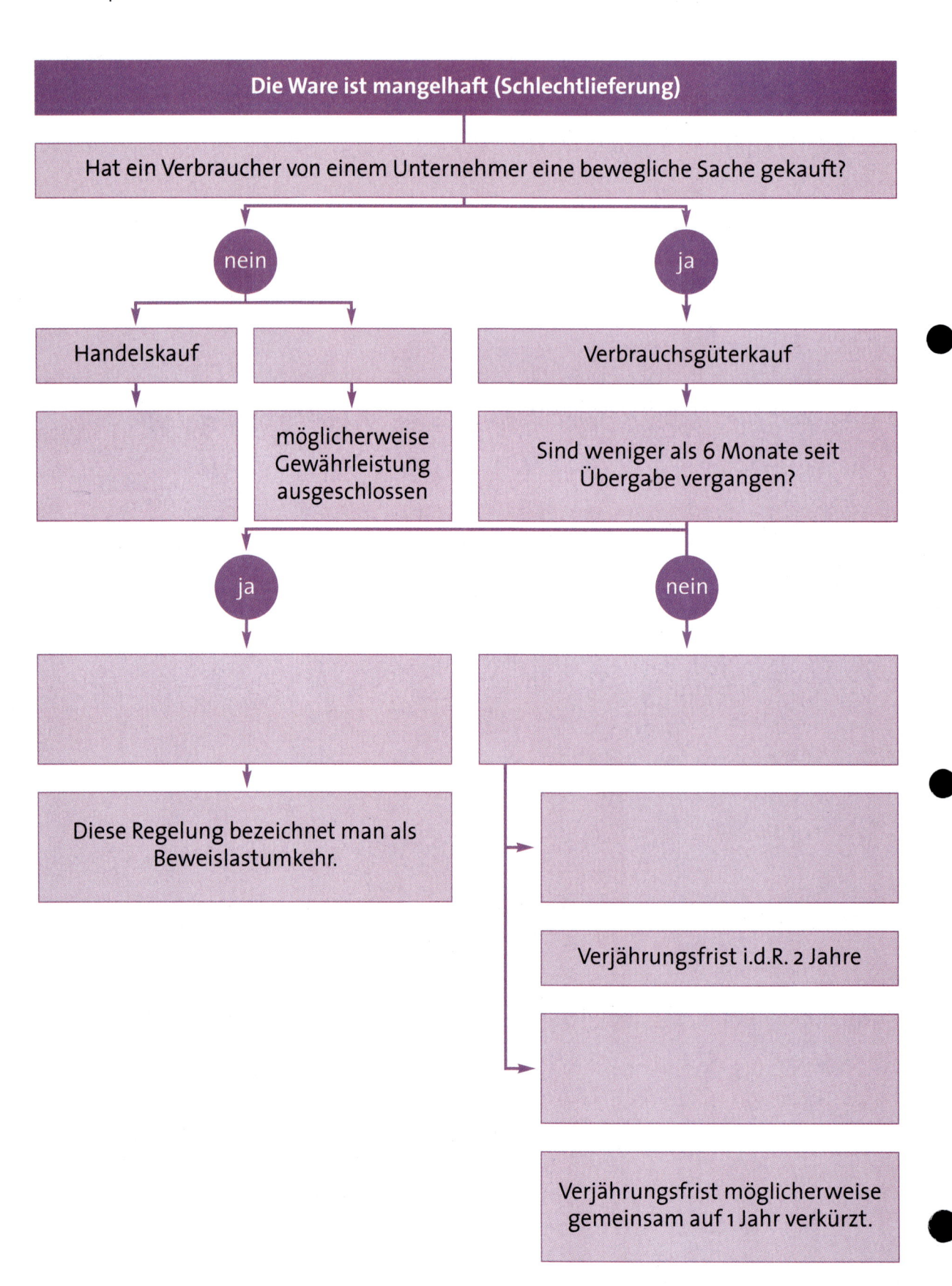

Die Ware ist mangelhaft (Schlechtlieferung)

Hat ein Verbraucher von einem Unternehmer eine bewegliche Sache gekauft?

- nein → Handelskauf / möglicherweise Gewährleistung ausgeschlossen
- ja → Verbrauchsgüterkauf

Sind weniger als 6 Monate seit Übergabe vergangen?

- ja → Diese Regelung bezeichnet man als Beweislastumkehr.
- nein →

Verjährungsfrist i.d.R. 2 Jahre

Verjährungsfrist möglicherweise gemeinsam auf 1 Jahr verkürzt.

Grundwissen
Lernfeld 9: Waren beschaffen und verwalten

Auftrag 3
Vervollständigen Sie die Übersicht zu den Rechten des Käufers mangelhafter Ware.

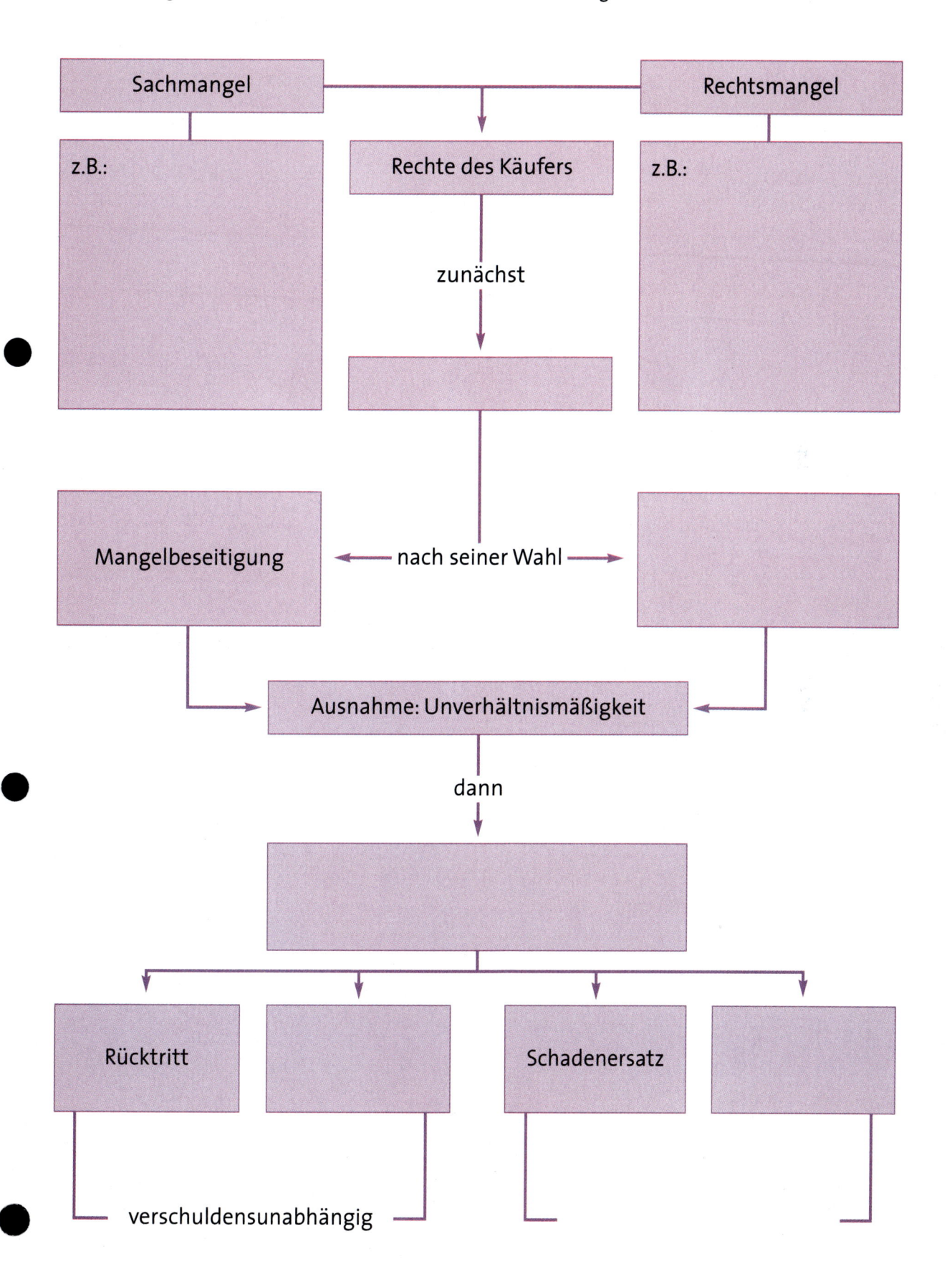

```
    Sachmangel ─────────────┬──────────────── Rechtsmangel
        │                   │                      │
      z.B.:          Rechte des Käufers          z.B.:
   ┌───────┐                │                  ┌───────┐
   │       │                │                  │       │
   │       │             zunächst              │       │
   │       │                ▼                  │       │
   └───────┘         ┌─────────────┐           └───────┘
                     │             │
                     └─────────────┘
                            │
                            ▼
   Mangelbeseitigung ◄─ nach seiner Wahl ─►  [           ]
            │                                      │
            └──────►  Ausnahme: Unverhältnismäßigkeit  ◄──┘
                            │
                          dann
                            ▼
                     ┌─────────────┐
                     │             │
                     └─────────────┘
            ┌───────┬──────┴──────┬────────┐
            ▼       ▼             ▼        ▼
        Rücktritt [   ]      Schadenersatz [   ]
            │                                 
            └──── verschuldensunabhängig ────┘
```

Handlungsorientiertes Lernen / 2. Ausbildungsjahr

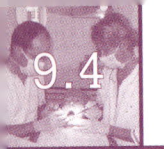

Grundwissen

Lernfeld 9: Waren beschaffen und verwalten

Auftrag 4

Vervollständigen Sie die Übersicht zu den Rechten des Käufers bei nicht rechtzeitiger Lieferung durch den Lieferanten.

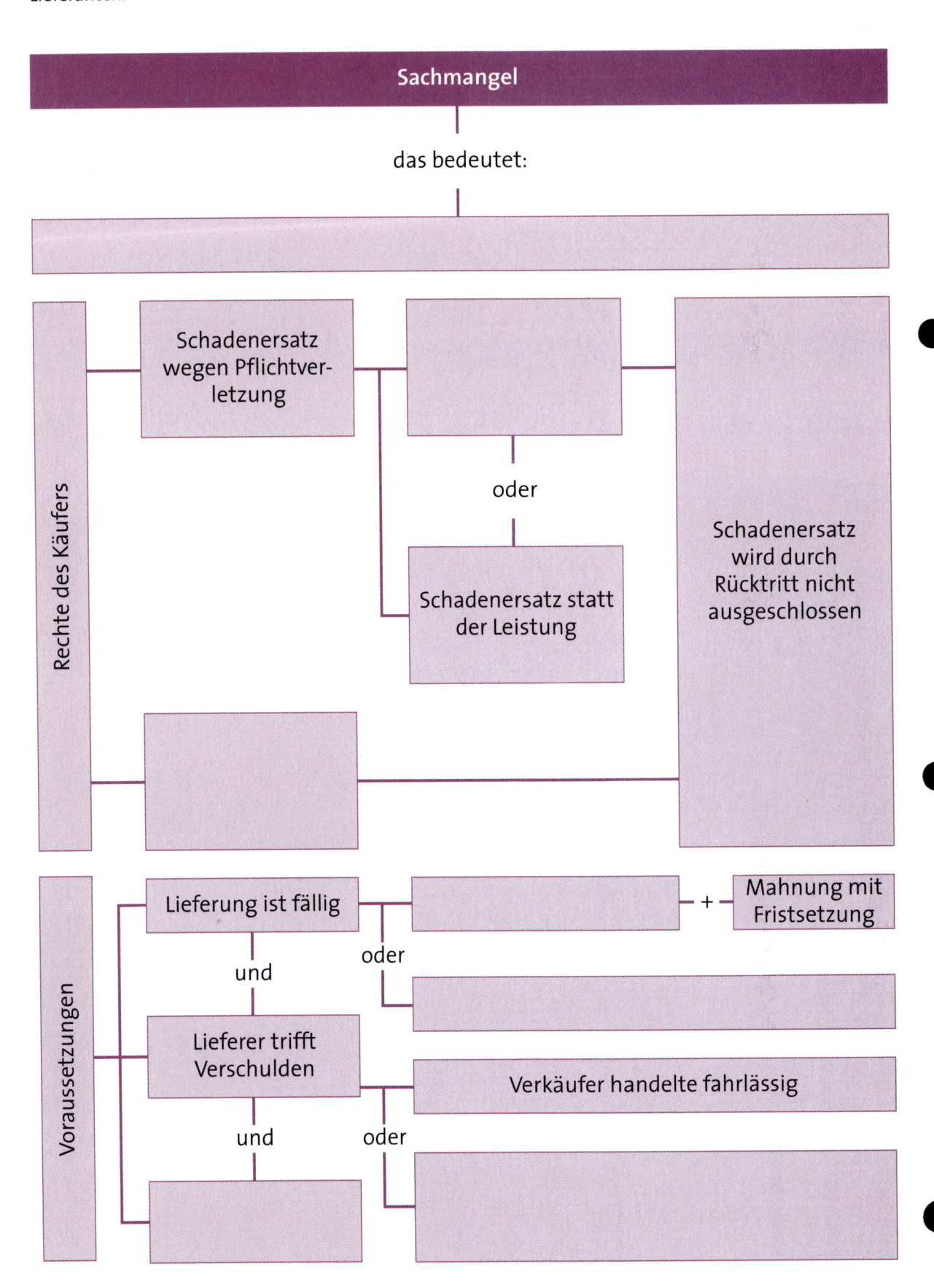

Sachmangel

das bedeutet:

[   ]

Rechte des Käufers:
- Schadenersatz wegen Pflichtverletzung
- [   ]
- oder
- Schadenersatz statt der Leistung
- Schadenersatz wird durch Rücktritt nicht ausgeschlossen
- [   ]

Voraussetzungen:
- Lieferung ist fällig
- und
- Lieferer trifft Verschulden
- und
- [   ]
- oder
- [   ]
- oder
- [   ]
- + Mahnung mit Fristsetzung
- Verkäufer handelte fahrlässig

Grundwissen

Lernfeld 9: Waren beschaffen und verwalten

9.5

Auftrag 1

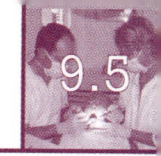

Tragen Sie die fehlenden Zahlungsmöglichkeiten in die unten stehende Tabelle ein!

Barzahlung	Halbbare Zahlung		Unbare Zahlung
Weder der Gläubiger noch der Schuldner verfügen über ein Konto	Nur der Gläubiger verfügt über ein Konto	Nur der Schuldner verfügt über ein Konto	Sowohl der Gläubiger als auch der Schuldner verfügen über ein Konto
Schuldner zahlt mit Bargeld, Gläubiger erhält Bargeld	Schuldner zahlt mit Bargeld, Gläubiger erhält Gutschrift auf seinem Konto	Abbuchung vom Konto des Schuldners, Gläubiger erhält Bargeld	Abbuchung vom Konto des Schuldners, Gutschrift auf dem Konto des Gläubigers
• *Zahlung von Hand zu Hand*	•	•	•
•	•		• *Verrechnungsscheck*
•			•
			•
			• *Geldkarte*
			•

Auftrag 2

Patientin Müller bezahlt eine Privatliquidation vom 20. Februar über 289,74 € bar in der Praxis Dr. Spranger/Dr. Specht. Sie hat ihre Rechnung nicht mitgebracht und möchte deshalb über den Betrag eine Quittung ausgestellt haben. Füllen Sie dazu das abgebildete Formular vollständig aus!

Quittung Nr.

Währung z.B. EUR   Betrag in Ziffern

Nettowert

+   % MwSt.

Gesamtbetrag

Gesamtbetrag in Worten

von

für

richtig erhalten zu haben, bestätigt

Ort   Datum

Buchungsvermerke   Stempel/Unterschrift des Empfängers

Handlungsorientiertes Lernen / 2. Ausbildungsjahr

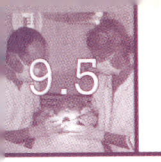

Grundwissen

Lernfeld 9: Waren beschaffen und verwalten

Auftrag 3

Frau Liebich beauftragt Sie, für die unten abgebildeten Rechnungen die Zahlungsformulare auszufüllen und unterschriftsreif abzugeben. Füllen Sie die Formulare vollständig aus!

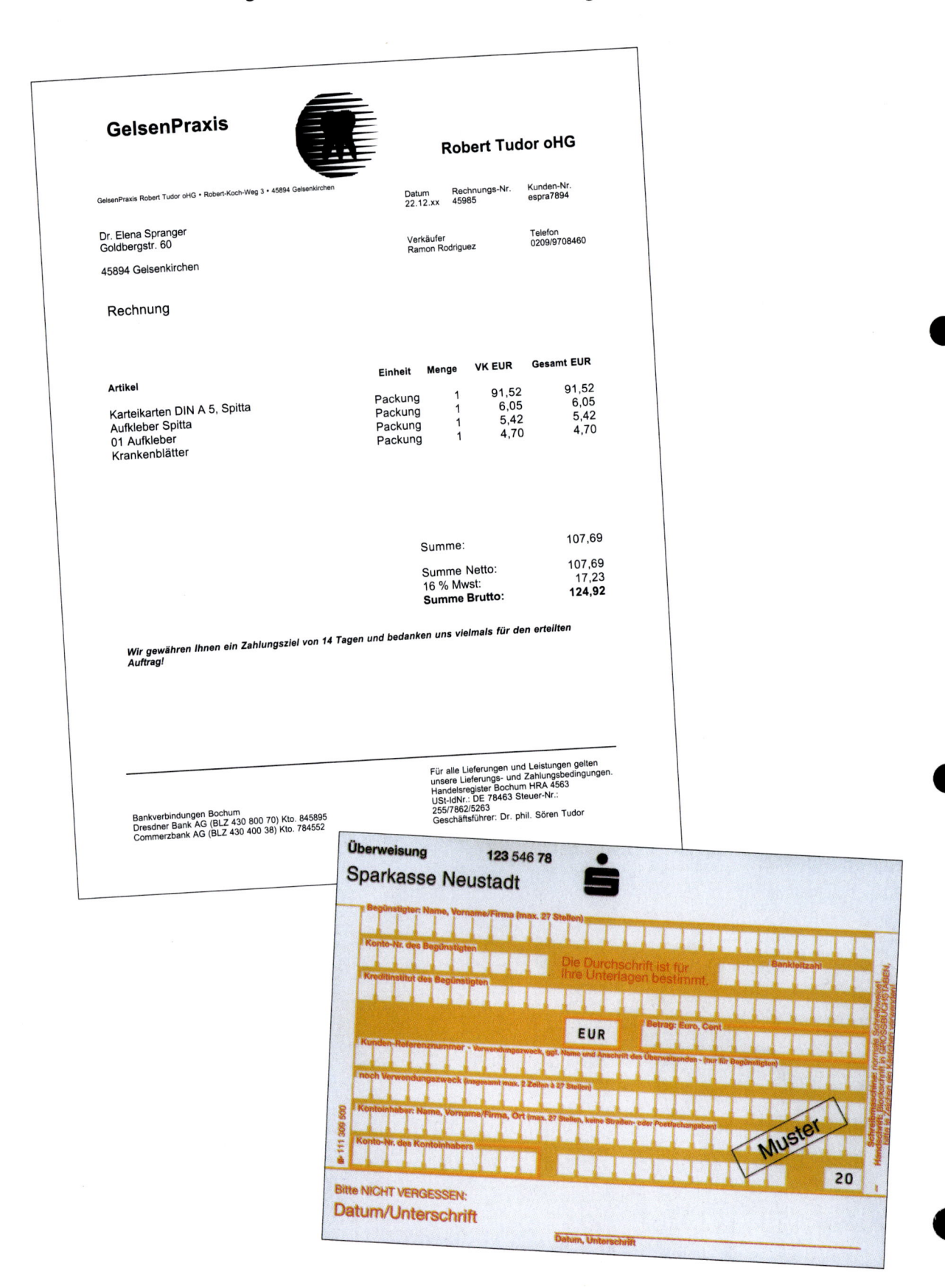

GelsenPraxis
Robert Tudor oHG

GelsenPraxis Robert Tudor oHG • Robert-Koch-Weg 3 • 45894 Gelsenkirchen

Datum	Rechnungs-Nr.	Kunden-Nr.
22.12.xx	45985	espra7894

Dr. Elena Spranger
Goldbergstr. 60

45894 Gelsenkirchen

Verkäufer	Telefon
Ramon Rodriguez	0209/9708460

Rechnung

Artikel	Einheit	Menge	VK EUR	Gesamt EUR
Karteikarten DIN A 5, Spitta	Packung	1	91,52	91,52
Aufkleber Spitta	Packung	1	6,05	6,05
01 Aufkleber	Packung	1	5,42	5,42
Krankenblätter	Packung	1	4,70	4,70

Summe:	107,69
Summe Netto:	107,69
16 % Mwst:	17,23
Summe Brutto:	**124,92**

Wir gewähren Ihnen ein Zahlungsziel von 14 Tagen und bedanken uns vielmals für den erteilten Auftrag!

Bankverbindungen Bochum
Dresdner Bank AG (BLZ 430 800 70) Kto. 845895
Commerzbank AG (BLZ 430 400 38) Kto. 784552

Für alle Lieferungen und Leistungen gelten unsere Lieferungs- und Zahlungsbedingungen.
Handelsregister Bochum HRA 4563
USt-IdNr.: DE 78463 Steuer-Nr.: 255/7862/5263
Geschäftsführer: Dr. phil. Sören Tudor

Überweisung 123 546 78
Sparkasse Neustadt

Begünstigter: Name, Vorname/Firma (max. 27 Stellen)

Konto-Nr. des Begünstigten

Kreditinstitut des Begünstigten

Die Durchschrift ist für Ihre Unterlagen bestimmt.

Bankleitzahl

EUR — Betrag: Euro, Cent

Kunden-Referenznummer - Verwendungszweck, ggf. Name und Anschrift des Überweisenden - (nur für Begünstigten)

noch Verwendungszweck (insgesamt max. 2 Zeilen à 27 Stellen)

Kontoinhaber: Name, Vorname/Firma, Ort (max. 27 Stellen, keine Straßen- oder Postfachangaben)

Konto-Nr. des Kontoinhabers

Muster

20

Bitte NICHT VERGESSEN:
Datum/Unterschrift

Datum, Unterschrift

Grundwissen 9.5

Lernfeld 9: Waren beschaffen und verwalten

Mara Moden — Ihr Modepartner

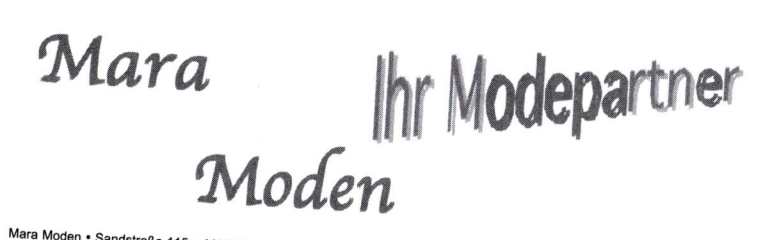

Mara Moden • Sandstraße 115 • 44400 Dortmund

Frau
Dr. Spranger
Goldbergstr. 60

45894 Gelsenkirchen

Datum	Rechnungs-Nr.	Kunden-Nr.	Seite
12.12.xx	562/12	2678	1

Ihr Ansprechpartner: Melanie Kraft
Telefon: 0231/85623-42

Rechnung

Verkäufer | Ihre Referenz | Unsere Referenz

Anzahl	Artikel	Bestell-Nr.	Gesamtpreis in EUR
1	Damenhose, dunkel blau, Marke Trend	53678976	119,90
1	Damenpullover, weiß, Marke Trend	53671879	69,90

Gesamtbetrag	189,80
enthaltene MwSt:	30,37
Rechnungssumme	**220,17**

Die Zahlung ist innerhalb von 14 Tagen ohne Abzug zu leisten.

Für alle Lieferungen und Leistungen gelten unsere Lieferungs- und Zahlungsbedingungen.
Handelsregister Dortmund HRB 3272
USt-IdNr.: DE 78452 Steuer-Nr.: 222/2145/1865
Geschäftsführerin: Mara Sternkopf

Bankverbindungen Dortmund
Dresdner Bank AG (BLZ 440 800 70) Kto. 415797
Commerzbank AG (BLZ 440 400 38) Kto. 783356

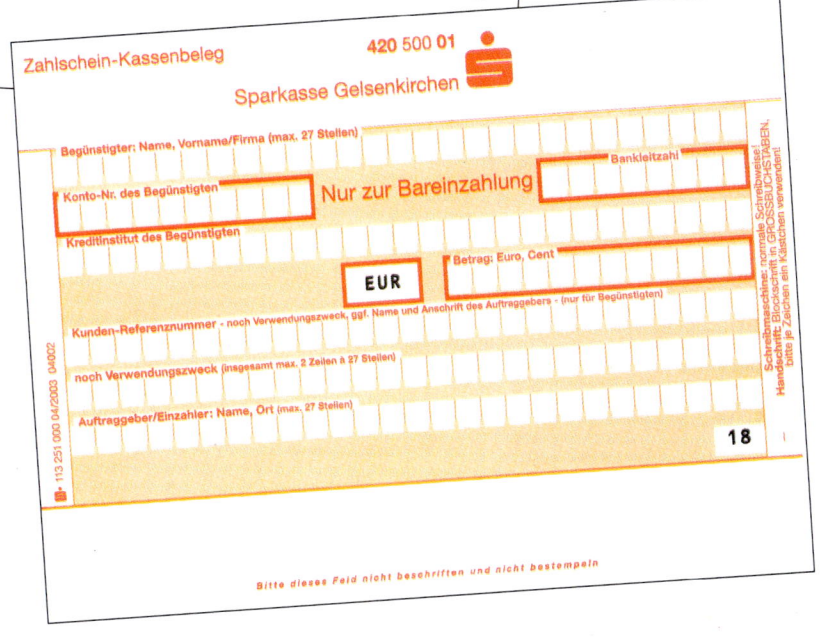

Zahlschein-Kassenbeleg — Sparkasse Gelsenkirchen — 420 500 01

Begünstigter: Name, Vorname/Firma (max. 27 Stellen)
Konto-Nr. des Begünstigten — Nur zur Bareinzahlung — Bankleitzahl
Kreditinstitut des Begünstigten
EUR — Betrag: Euro, Cent
Kunden-Referenznummer - noch Verwendungszweck, ggf. Name und Anschrift des Auftraggebers - (nur für Begünstigten)
noch Verwendungszweck (insgesamt max. 2 Zeilen à 27 Stellen)
Auftraggeber/Einzahler: Name, Ort (max. 27 Stellen)

18

Bitte dieses Feld nicht beschriften und nicht bestempeln

Handlungsorientiertes Lernen / 2. Ausbildungsjahr

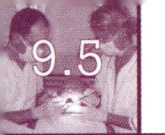

Grundwissen

Lernfeld 9: Waren beschaffen und verwalten

Auftrag 4

Angenommen, Sie haben in Gelsenkirchen am heutigen Tag eine Jeans für 49,90 € bei der Firma „Top-Jeans-Moden" gekauft und wollen mit einem Scheck bezahlen. Füllen Sie dazu das unten abgebildete Formular aus!

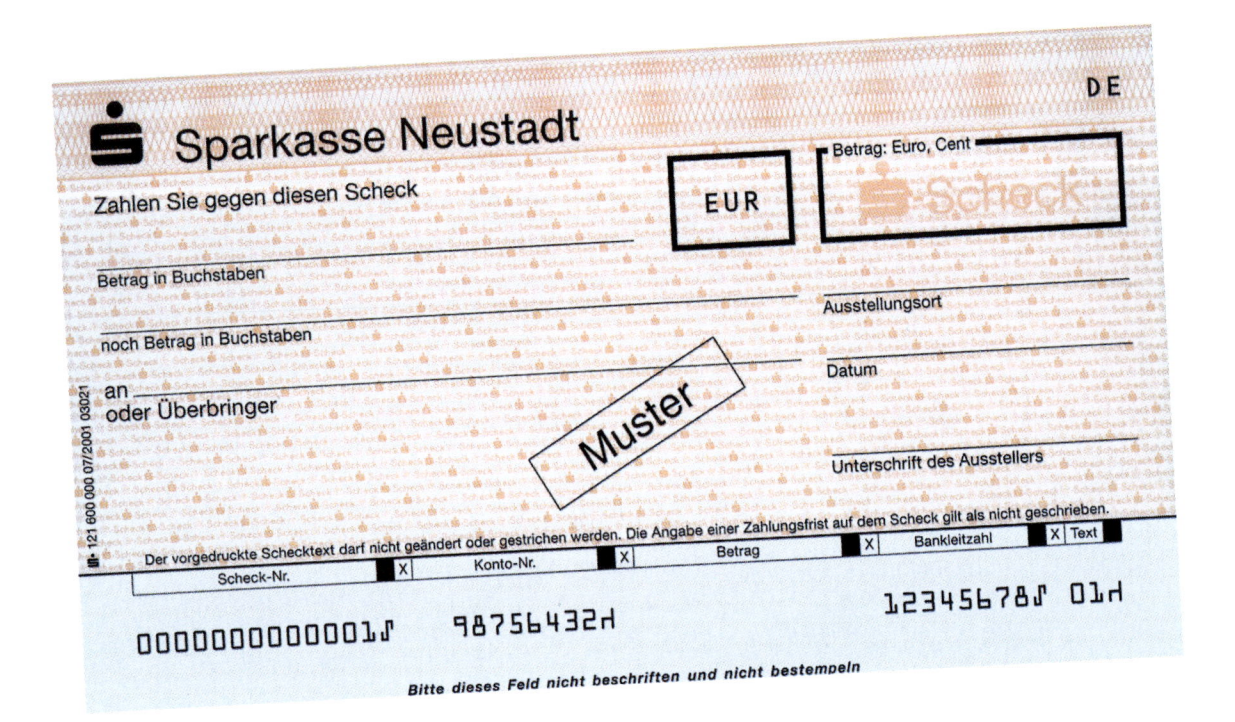

Aufgaben
Lernfeld 6: Praxisabläufe organisieren

Aufgabe 1
Beschreiben Sie die Vor- und Nachteile eines Bestellsystems.

Aufgabe 2
Beschreiben Sie das in Ihrer Praxis eingesetzte Bestellsystem einschließlich der festgelegten Regeln zur Terminvergabe. Berücksichtigen Sie dabei die unterschiedlichen Gruppen, die Termine erhalten.

Aufgabe 3
Nennen und begründen Sie welche Regeln in der Praxis bei der Terminvergabe eher nicht eingehalten werden?

Aufgabe 4
Erklären Sie den Begriff "Pufferzeiten".

Aufgabe 5
Entwickeln Sie ein Rollenspiel für folgende Situation. Führen Sie das Rollenspiel anschließend durch.

Es ist Montag 10:00 Uhr, das Wartezimmer ist sehr voll, weil sich eine Behandlung stark verzögert hat. Es kommt ein Patient mit starken Schmerzen zu Ihnen an die Anmeldung.

Aufgaben

Lernfeld 6: Praxisabläufe organisieren

Aufgabe 1

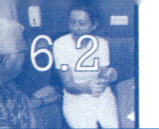

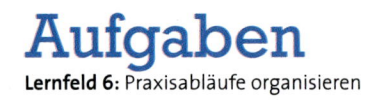

Nennen Sie einige Techniken des Preis- und Kostengespräches.

Aufgabe 2

Wie reagieren Sie darauf, wenn der Patient trotz aller Bemühungen den Preis für die Zahnbehandlung nicht akzeptiert?

Aufgabe 3

Woran erkennen Sie, dass das Beratungsgespräch mit dem Patienten „gut läuft"?

Aufgabe 4

Lösen Sie die Fragen des unten dargestellten Kreuzworträtsels. Das waagerechte Lösungswort ist die Voraussetzung für eine Heilbehandlung.

Begriffe:

1. Wünscht der Patient eine Verblendung im Seitenzahnbereich, so muss er mit dem Behandler eine bestimmte Vereinbarung treffen. Wie heißt diese?
2. Nachweis über regelmäßige Zahnarztbesuche.
3. Die ... im Oberkiefer geht bis einschließlich Zahn 1.5.
4. Der Gesetzgeber schreibt im Sozialgesetzbuch vor, dass alle Leistungen des Behandlers ausreichend, zweckmäßig und ... sein müssen.
5. Gerade in ist die ... nach aufklebbaren Diamanten in den Zahnarztpraxen gestiegen.
6. Im Preis- und Kostengespräch mit dem Patienten sprechen Sie nie vom Preis des ... allein, sondern von Werten wie Gesundheit, Wohlbefinden Ästhetik etc.
7. Geht es bei einem Patienten um die Entscheidung über den für ihn richtigen Zahnersatz, so hat der Behandler die Pflicht, ihn in einem ... über die verschiedenen Behandlungen aufzuklären.
8. Häufig verwendetes Füllmaterial.
9. ... sind die von der Krankenkasse übernommenen Behandlungskosten.
10. Sollte ein Dienstleister die aus dem geschlossenen Vertrag abzuleitenden Pflichten nicht einhalten, so droht ihm nach vorheriger Vereinbarung eine Strafe.

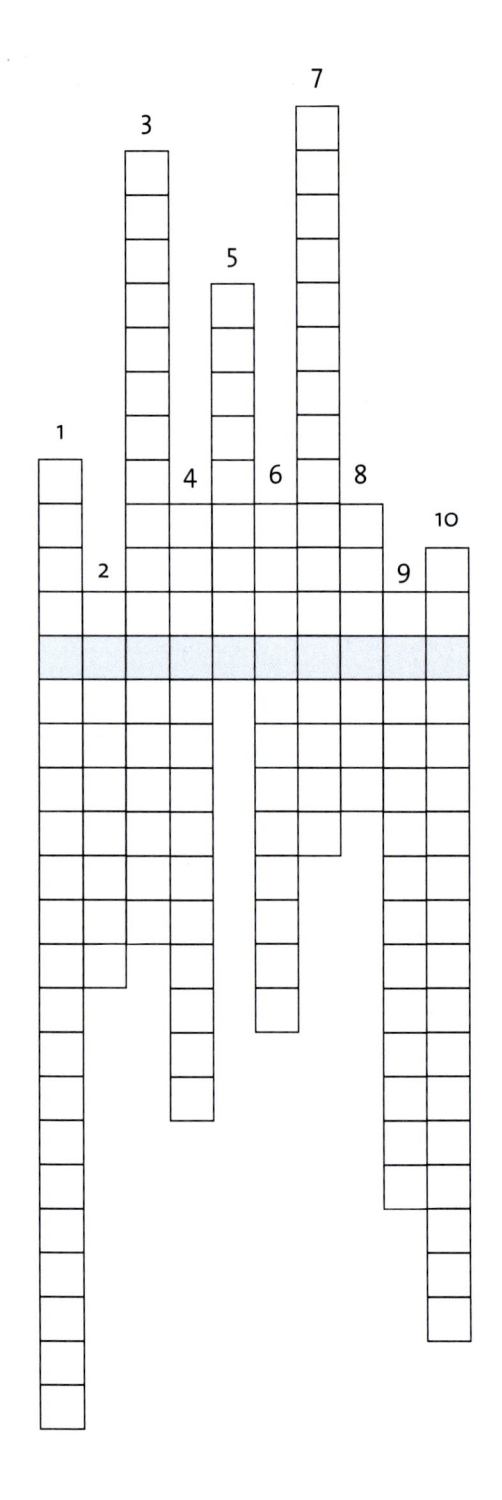

Aufgaben
Lernfeld 6: Praxisabläufe organisieren

Aufgabe 1

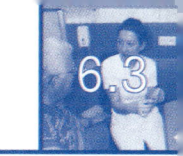

Ermitteln Sie Vor- und Nachteile der Textbausteinverarbeitung

Vorteile	Nachteile

Aufgabe 2

Entwickeln Sie mit Hilfe der angeführten Textbausteine ein Texthandbuch.

Baustein	Name/Selektionsnummer	Sachgebiet/Stichwort
Termin	Term 1	**Betreff**
Terminerinnerung	Term 2	
Terminänderung	Term 3	
Terminabsage	Term 4	
Sehr geehrte Damen und Herren,	Term 10	**Anrede**
Sehr geehrte {\persönliche Anrede},	Term 11	
Wir wollten Sie rechtzeitig an Ihren nächsten Vorsorgetermin am {\Datum} erinnern.	Term 20	**Briefinhalt** Vorsorgetermin
Da wir Sie telefonisch nicht erreichen konnten, teilen wir Ihnen hiermit eine Terminänderung mit. Ihr Termin am {\Datum, Uhrzeit} kann leider nicht eingehalten werden. Als Alternative könnten wir Ihnen den {\Datum, Uhrzeit} anbieten.	Term 21	Terminänderung
Krankheitsbedingt können wir leider Ihren Termin nicht einhalten.	Term 22	Terminabsage
		→

Handlungsorientiertes Lernen / 2. Ausbildungsjahr

Aufgaben

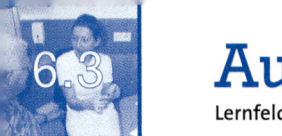

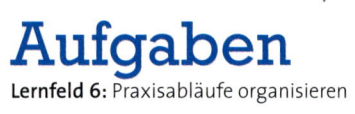

Lernfeld 6: Praxisabläufe organisieren

Teilen Sie uns doch bitte mit, ob Sie den vorgeschlagenen Termin wahrnehmen können.	Term 30	**Briefschluss** Terminannahme mit Rückantwort
Um Rückantwort bitten wir bis {\Datum}.	Term 31	Rückantwort
Bitte vereinbaren Sie einen neuen Termin.	Term 32	neuer Termin
Mit freundlichen Grüßen i. A. {\Name des Unterzeichnenden}	Term 40	Gruß
Anlagen {\Anlagen}	Term 50	Anlage

Aufgabe 3

Erstellen Sie nach folgendem Muster einen Schreibauftrag für eine Terminänderung!

Schreibauftrag	Gemeinschaftspraxis Dr. med. dent. Elena Spranger/Dr. med. dent. Stephan Specht
Anschrift	Dateiname: Terminänderung
	Datum: Erstellungsdatum
Frau	Unser Zeichen: sl
Hilde Kramer	Unsere Nachricht vom:
Musiktheatergasse 6	
	Name: Frau Liebich
45879 Gelsenkirchen	Telefon: 0209 1694320
	Telefax: 0209 1694814
	Datum: heutiges Datum
Selektionsnummern	**Variable/Individuelle Einfügung**
Term 3	
Term 11	Frau Kramer
Term 21	Legen Sie die Daten und Uhrzeiten individuell fest!
Term 30	
Term 40	

Aufgaben
Lernfeld 6: Praxisabläufe organisieren

Aufgabe 1

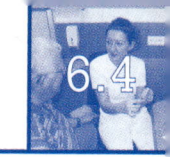

Der Postbote bringt ein Einschreiben adressiert an Dr. Spranger mit der Sendungsart „Eigenhändig".

a) Darf Frau Liebich den Brief annehmen? Begründen Sie Ihre Antwort!

b) Darf Frau Liebich die Annahme des Briefes verweigern? Begründen Sie Ihre Antwort!

c) Wie sind a) und b) zu beantworten, wenn die Einschreibesendung den Zusatz "Eigenhändig" nicht aufweist?

Aufgabe 2

a) Adressieren Sie einen privaten Brief, den Frau Britta Norden, die bei der Solar-AG, Postfach 1055, in 45899 Gelsenkirchen arbeitet, erhalten soll.

b) Wie würde die Adresse lauten, wenn der Brief geschäftlich ist und Frau Norden ihn erhalten soll?

c) Dürfte auch der Mitarbeiter Beyer den Geschäftsbrief für Frau Norden öffnen?

Aufgabe 3

Erläutern Sie den Unterschied zwischen den folgenden Sendungsarten:

a) Einwurfeinschreiben

b) Einschreiben „eigenhändig"

c) Einschreiben mit Rückschein

Aufgabe 4

Nennen Sie die Aufbewahrungsfristen für folgende Schriftgüter

Schriftgüter	Aufbewahrungsfrist
Rechnungen	
Heil- und Kostenpläne	
Bankauszüge	
Gehaltslisten	
Beitragsabrechnungen zur Sozialversicherung	
Aufzeichnungen über Röntgenuntersuchungen	
Empfangene Geschäftsbriefe	
Kopien von abgesandten Geschäftsbriefen	

Aufgabe 5

Emel möchte bei einem Versandhaus „per Nachnahme" bestellen. Erläutern Sie ihr das Vorhaben!

Aufgabe 6

Welches Ablagesystem eignet sich am besten für eine „Lose-Blatt-Ablage"? Begründen Sie Ihre Entscheidung!

Handlungsorientiertes Lernen / 2. Ausbildungsjahr

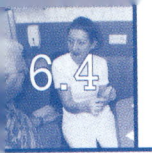

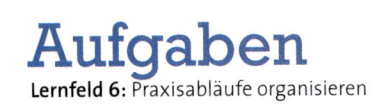

Aufgaben
Lernfeld 6: Praxisabläufe organisieren

Aufgabe 7
Welches Ablagesystem eignet sich am besten für Rechnungen?
Begründen Sie Ihre Entscheidung!

Aufgabe 8
Für jedes Ablagesystem stellt die alphabetische Ordnung eine wichtige Grundlage dar. Ordnen Sie die folgenden Namen alphabetisch:

ungeordnet

Schmied, Karin

Steinmeier, Angela

Schmidt, Dirk

Steinhaus, Max

Schnieder, Eva

Schneider, Ernst

Siekmann, Hans

Schmidt, Christina

Steinmeyer, Gerhard

Richtig alphabetisch geordnet

Aufgabe 9
Wie viel € beträgt der Unterschied beim Entgelt für ein „Einschreiben" und ein „Einschreiben Einwurf"?

Aufgabe 10
Emel möchte ihrer Urlaubsfreundin ihr Schulbuch aus dem 1. Ausbildungsjahr per Post zuschicken. Es wiegt 860 Gramm und misst 29,7 cm x 20,5 cm x 1,5 cm (L x B x H).

Welche Versandart wäre die günstigste?
Wie hoch ist das Entgelt?

Aufgaben

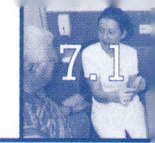

Lernfeld 7: Zwischenfällen vorbeugen und in Notfallsituationen Hilfe leisten

Aufgabe 1

Skizzieren Sie den Weg der Luft bei der Einatmung von der Nase bis in die Alveolen (Lungenbläschen).

Aufgabe 2

Unterscheiden Sie die Funktionen der oberen und unteren Luftwege.

Atemwege:	Funktionen:
• die beiden Nasenhöhlen	
•	
•	
•	
• die Lungenbläschen	

Aufgabe 3

Erklären Sie die Aufgaben des Herz-Kreislauf-Systems.

Aufgabe 4

Unterscheiden Sie die Segelklappen und Taschenklappen des Herzens.

Aufgabe 5

Erklären Sie die Aufgaben der Nerven und unterscheiden Sie das zentrale und das periphere Nervensystem.

Aufgabe 6

Vervollständigen Sie den folgenden Lückentext und setzen Sie die nachstehenden Begriffe ein:

Daumenballen | Ausgangspuls | Trainingszustand | Ruhepuls | Herz-Kreislauf-Training | Intervalltraining | Fehlmessungen | Daumen | Herzfrequenz | Halsschlagader | Herzfrequenz

Emel und ihre Berufsschulklasse absolvieren im Fach Sport/Gesundheitsförderung ein _____. Als erstes bestimmen sie ihren _____. Das ist der Puls, den sie ohne körperliche Arbeit in einer Minute haben. Sie wollen ein allgemeines _____ anstreben, d. h. sie müssen in einem Bereich von 70 bis 80 Prozent ihrer maximalen _____ arbeiten. Nach den ersten drei Minuten ihres Trainings messen sie ihren Puls erneut an der äußeren Seite des _____s mit den Fingern. Den Puls sollte man nie mit dem _____ erfühlen. Fühlt man den Puls mit dem Daumen bei einem anderen, so misst man seinen eigenen Puls, denn der Daumen hat einen eigenen Puls. Noch besser kann man nach einer Belastung den Puls an der _____ ertasten. Emel hat durch das wiederholte Messen ihres Pulses eine gewisse Übung und _____ kommen bei ihr gar nicht mehr vor. Nach zwei Minuten Pause wird der Puls erneut gemessen. Je schneller man zu seinem _____ zurückkehrt, um so besser ist der _____ der jeweiligen Person, um so schneller hat sich der Körper wieder erholt. Emel hat schon Fortschritte festgestellt: durch das regelmäßige Training und die gewohnte Belastung sinkt ihre _____ schneller auf den Ruhepuls zurück.

Handlungsorientiertes Lernen / 2. Ausbildungsjahr

Aufgaben

Lernfeld 7: Zwischenfällen vorbeugen und in Notfallsituationen Hilfe leisten

Aufgabe 7

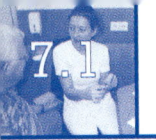

Lösen Sie das folgende Kreuzworträtsel. Das senkrechte Lösungswort ist für uns Menschen lebenswichtig.

Begriffe
1. Bezeichnung der Herzklappen am Eingang des Herzvorhofes
2. anderer Name der Lungenbläschen
3. Folgen der Magersucht
4. anderer Name der roten Blutkörperchen
5. Stätten des Gasaustausches in der Lunge
6. eine der Aufgaben des Blutes
7. anderer Name der Luftröhre
8. wird bei der Ausatmung abgegeben
9. Name für die Anzahl der Schläge des Herzens in der Minute
10. das Hämoglobin ist der rote...

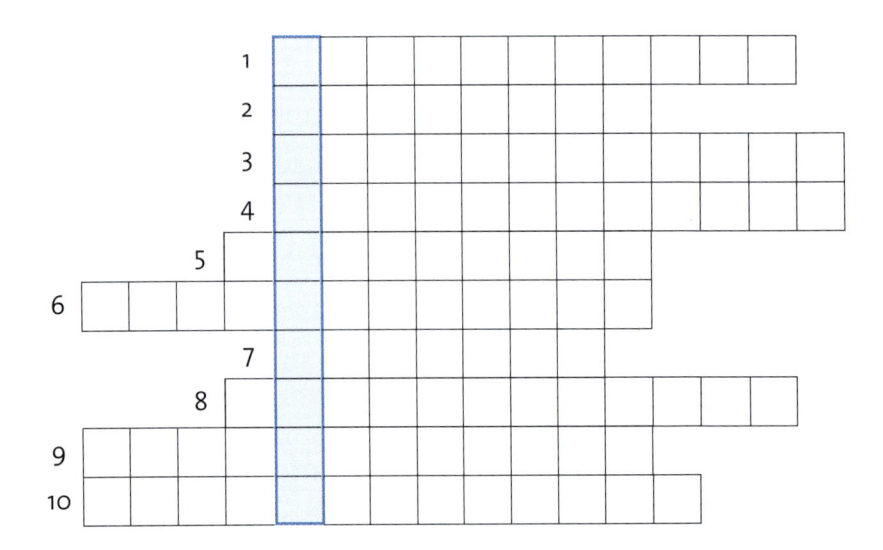

Aufgaben

Lernfeld 7: Zwischenfällen vorbeugen und in Notfallsituationen Hilfe leisten

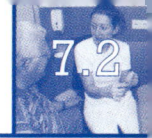

Aufgabe 1

Auf den Begriff gebracht:
Ordnen Sie die folgenden Überschriften den nachfolgenden Beschreibungen zu. Bei richtiger Zuordnung ergeben die Buchstaben in den Klammern den Begriff für die Patienten, bei denen auf Grund körperlicher und seelischer Vorschädigungen in höherem Maße Komplikationen unter der zahnärztlichen Behandlung drohen.

Allergie (IE) – Schlaganfall (OP) – Hyperthyreose (NT) – Asthma bronchiale (R) – Diabetes mellitus (IS) – Herzinfarkt (IK) – Epilepsie (AT)

Die Atemwege sind durch Verkrampfungen, Schwellungen und übermäßige Schleimsekretion verengt. Typische Beschwerden sind anfallsweise Luftnot mit pfeifendem Geräusch beim Versuch, die Luft auszuatmen, schwerer Husten, Auswurf von zähem, klarem Sekret.

Der Körper kann den ihm zugeführten Zucker und andere Kohlenhydrate nicht ausreichend abbauen, weil eine dazu erforderliche Substanz, das Insulin, von der Bauchspeicheldrüse gar nicht oder nicht in ausreichender Menge zur Verfügung steht.

Durch ein Blutgerinnsel (Thrombus) kommt es zu einem Verschluss eines Herzkranzgefäßes. Der Patient hat schwere, lang andauernde Schmerzen hinter dem Brustbein, die oft in den linken Arm, die Schulter oder den Oberbauch ausstrahlen. Starkes Engegefühl, Brennen oder heftiger Druck im Brustkorb.

Schlaganfall

Die Blutversorgung und damit die Sauerstoffversorgung ist zu einem Teil des Gehirns unterbrochen, weil eine hirnversorgende Arterie plötzlich verstopft wird. Halbseitenlähmung, Sprachstörungen und Schluckbeschwerden (Erstickungsgefahr), Bewusstlosigkeit sowie Atem- und Kreislaufstörungen treten auf.

Durch plötzliche Störungen der Hirnfunktionen treten Krämpfe der gesamten Körpermuskulatur mit zeitweiligem Verlust des Bewusstseins auf. Der Anfall dauert meist wenige Minuten, danach setzt tiefer Schlaf ein.

Überempfindlichkeitsreaktionen durch körperfremde Substanzen äußern sich in der Regel mit Hautveränderungen wie Rötung, Quaddelbildung (Blasenbildung), Juckreiz und mit Übelkeit, Erbrechen und Schweißausbrüchen.

Eine gesteigerte Produktion und Sekretion von Schilddrüsen-Hormonen lässt das Leben der Patienten innerlich und äußerlich auf Hochtouren laufen. Häufige Symptome sind gesteigerte Erregbarkeit (Nervosität), Schlaflosigkeit, Herzklopfen, Atemnot bei körperlicher Belastung, Gewichtsabnahme, gesteigerte Ermüdbarkeit, Appetitsteigerung, gesteigerter Durst, Wärmeempfindlichkeit, Schweißneigung.

Lösungswort:

			OP			

Handlungsorientiertes Lernen / 2. Ausbildungsjahr

Aufgaben

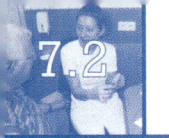

Lernfeld 7: Zwischenfällen vorbeugen und in Notfallsituationen Hilfe leisten

Aufgabe 2

„Lieber drei Geburten als einmal zum Zahnarzt!" Was beunruhigt diese Patientin so vor einer Zahnbehandlung?
In diesem Schwedenrätsel sind die von den Patienten am häufigsten angegebenen Ängste aufgeführt. Sechs Wörter sind versteckt.

Eine kleine Hilfe:

- Angst vor _____.

- Angst vor der Enge des _____ Körperkontaktes _____ bei der Behandlung.

- Angst vor einer _____.

- Angst vor _____ z. B. wegen unzureichender Mundhygiene.

- Angst vor dem _____.

- Angst durch schlechte _____.

D	G	P	Q	S	V	B	M	K	P	L	H	A	Y	L	T	L
W	U	O	A	A	Y	O	E	O	R	M	Q	I	Q	Z	E	O
S	B	L	O	S	S	S	T	E	L	L	U	N	G	E	R	P
C	H	P	Y	G	W	P	Q	R	F	K	A	P	A	R	F	E
V	O	L	R	Y	S	L	Q	P	V	O	Y	W	I	G	A	O
B	I	K	J	L	X	O	A	E	B	P	E	D	N	B	H	W
H	U	J	M	K	C	K	Y	R	G	L	R	F	J	A	R	I
Z	A	H	N	J	D	M	X	K	T	Q	H	R	E	S	U	K
U	T	G	I	G	E	J	B	O	H	R	E	N	K	U	N	J
S	C	H	M	E	R	Z	E	N	Z	A	I	Z	T	L	G	S
I	R	F	P	F	R	U	W	T	H	Y	L	K	I	P	E	A
O	E	D	S	D	F	Z	E	A	N	E	P	M	O	Q	N	W
P	W	S	D	Q	V	T	D	K	J	T	W	C	N	W	Y	T
L	Q	A	O	A	B	G	C	T	K	U	A	D	G	J	M	H

Aufgaben

Lernfeld 7: Zwischenfällen vorbeugen und in Notfallsituationen Hilfe leisten

Aufgabe 3

Wie können Sie dem Patienten helfen, die Angst abzubauen?
Überlegen Sie fünf Möglichkeiten, die Ihnen wichtig sind oder für Sie in Frage kommen. Folgende Vorschläge sollen als Anregung dienen, aus denen Sie auswählen können.

- vorsorgliche Gaben von Beruhigungsmitteln
- mit dem Patienten im Gespräch bleiben. Sprechen entspannt.
- durch fachliches Wissen und perfekte Assistenz
- mit liebenswürdigen, beruhigendem Lächeln die Patienten begrüßen
- mangelnde Auskünfte und Information
- durch gereiztes Arbeitsklima
- keine langen Wartezeiten
- durch Anblick von Blut und Instrumenten
- durch fürsorgliche und positive Ausstrahlung
- lange Wartezeiten beruhigen
- hektisches und nervöses Auftreten des Praxisteams
- hell und gut gelüftetes, nicht überheiztes Wartezimmer
- tragen farbiger Berufskleidung
- ruhiges und sicheres Auftreten des Praxisteams

- _____

- _____

- _____

- Durch fachliches Wissen und perfekte Assistenz

- Keine langen Wartezeiten

Handlungsorientiertes Lernen / 2. Ausbildungsjahr

Aufgaben

Lernfeld 7: Zwischenfällen vorbeugen und in Notfallsituationen Hilfe leisten

Aufgabe 4

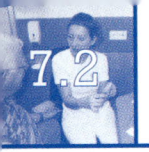

Vorsicht! Vena-cava-Kompressionssyndrom!
Tragen Sie in die Lücken die untenstehenden Wörter ein:

Besondere Aufmerksamkeit verdient die Schwangere aufgrund ihrer körperlichen und seelischen Verfassung. War der bisherige _____ normal oder liegen Anzeichen für eine _____ vor. Die Patientinnen sind oft sehr empfindlich gegen ungewöhnliche Situationen, sie neigen vermehrt zur Übelkeit und Erbrechen.

Im ersten Drittel (1. – 3. Monat) der Schwangerschaft besteht eine besondere Empfindlichkeit des _____. In dieser Phase sollen nur zwingend notwendige Behandlungen vorgenommen werden. Am stabilsten ist die Schwangerschaft im zweiten Drittel (4. – 6. Monat). Neben der Prophylaxe sollten hier alle Behandlungen durchgeführt werden, die sich nicht bis nach der Entbindung verschieben lassen.

Bei der Behandlung sind kurze und schonende Sitzungen anzustreben. Besonderer Aufmerksamkeit sollte der _____ der Patientin bei der zahnärztlichen Behandlung zukommen.

Vom 5. Monat muss die Behandlung in _____ Position durchgeführt werden. Denn bei Hochschwangeren drückt der _____ in Rückenlage auf die _____ (Vena cava inferior), die Herzleistung sinkt, der Schwangeren wird _____ (bis hin zur Ohnmacht). Sie wird blass und schwitzt. Denn der venöse _____ des Blutes zum Herzen wird behindert. Gleichzeitig wird der Embryo nur _____ mit _____ versorgt. Kommt es trotz aller Vorsicht zu einem solchen Syndrom ist die Patienten sofort in eine _____ zu bringen. Die Beschwerden bilden sich dann praktisch sofort zurück, und das Ungeborene nimmt keinen Schaden.

Während der Schwangerschaft sind _____ durch Röntgenstrahlen und zahlreiche Medikamente möglich, vor allem im ersten Drittel.

Rückfluss – Schwangerschaftsverlauf – Lage – linke Seitenlage – Gefährdung – unzureichend – Keimschädigungen – untere Hohlvene – Embryos – schwindelig – Uterus – sitzender – Sauerstoff

Aufgaben

Lernfeld 7: Zwischenfällen vorbeugen und in Notfallsituationen Hilfe leisten

Aufgabe 5

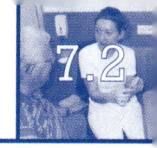

Vervollständigen Sie folgende mind map! Benutzen Sie dazu das Schaubild.

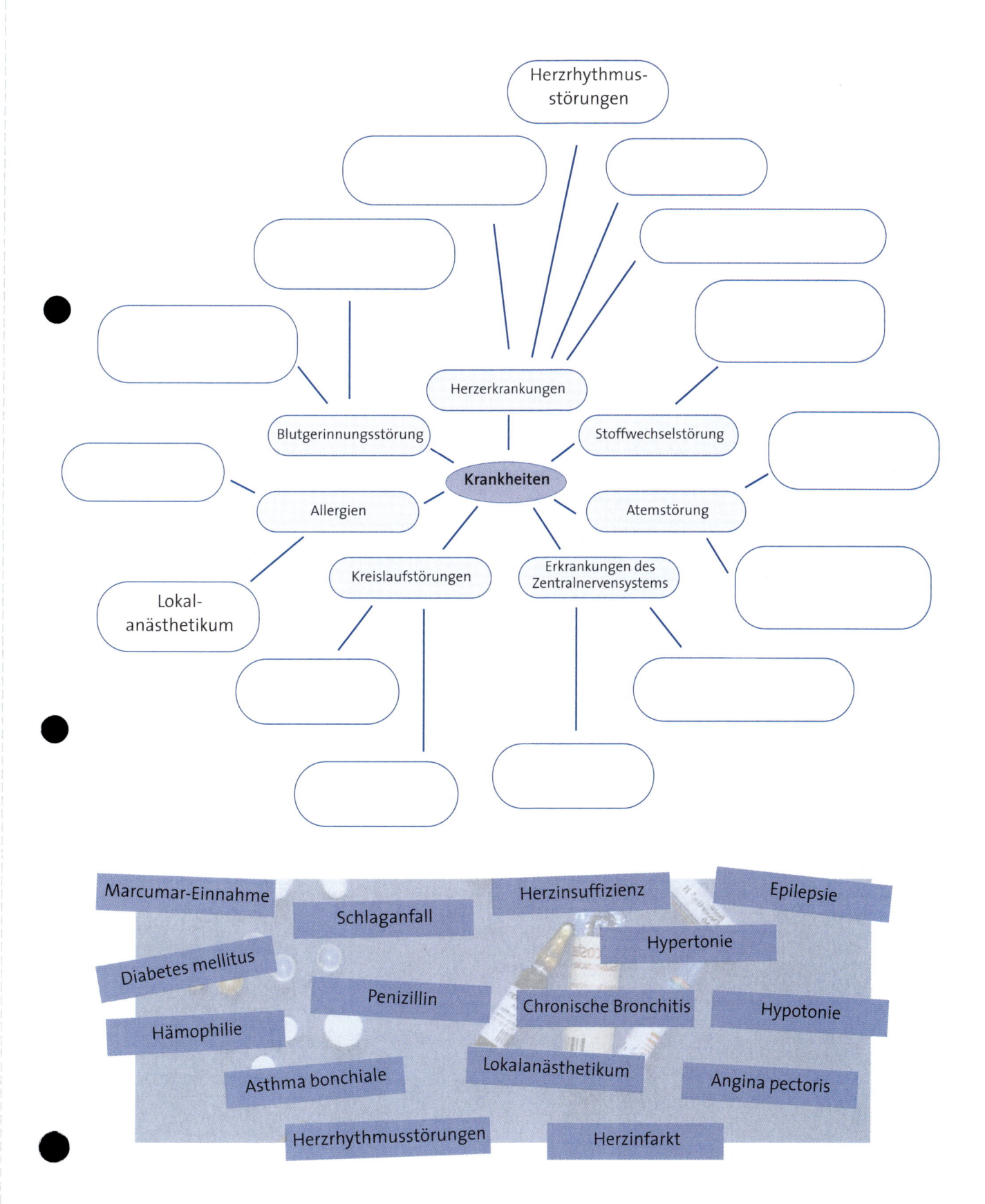

Krankheiten
- Herzerkrankungen
  - Herzrhythmusstörungen
  - Herzinsuffizienz
  - Angina pectoris
  - Herzinfarkt
- Stoffwechselstörung
  - Diabetes mellitus
- Atemstörung
  - Asthma bronchiale
  - Chronische Bronchitis
- Erkrankungen des Zentralnervensystems
  - Epilepsie
  - Schlaganfall
- Kreislaufstörungen
  - Hypertonie
  - Hypotonie
- Allergien
  - Penizillin
  - Lokalanästhetikum
- Blutgerinnungsstörung
  - Marcumar-Einnahme
  - Hämophilie

Verfügbare Begriffe:
Marcumar-Einnahme, Schlaganfall, Herzinsuffizienz, Epilepsie, Diabetes mellitus, Hypertonie, Penizillin, Chronische Bronchitis, Hypotonie, Hämophilie, Asthma bronchiale, Lokalanästhetikum, Angina pectoris, Herzrhythmusstörungen, Herzinfarkt

Handlungsorientiertes Lernen / 2. Ausbildungsjahr

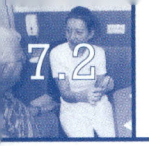

Aufgaben

Lernfeld 7: Zwischenfällen vorbeugen und in Notfallsituationen Hilfe leisten

---

**PATIENT QUESTIONNAIRE
FOR THE DENTIST CONSULTATION**

Personal data:

Last name, first name　　　　　Date of birth

Home adress

Occupation　　Telephone　　E-mail adress

Medical insurance

Family doctor

MEDICAL HEALTH HISTORY

Please give an accurate assessment of your disease. All information, of course, will be held in strict confidence.

General health (please check)
excellent ❏　　good ❏　　poor ❏

If female: are you pregnant?
no ❏　yes ❏　　If so, how long? ____ month

Are you being treated for anything now?
yes ❏　　　no ❏

Recent surgery?
yes ❏　　　no ❏

Did you ever have:
rheumatic fever ❏　liver disease ❏　anaemia ❏
thyroid disease ❏　epilepsy ❏　diabetes ❏
tuberculosis ❏　hepatitis ❏　asthma ❏
heart disease ❏　others: _____

Is your blood pressure
high ❏　　low ❏　　normal ❏

Are you allergic to
penicillin ❏　local anaesthetic ❏　latex ❏
other:
Are you allergic to any other drugs? (please specify)

Are you taking any medication now? If so, what?

Are you subject to prolonged bleeding?
Yes ❏　　　no ❏

Last X-ray examination ____ month ____ year
Have you a x-ray registration card? yes ❏ no ❏

Date _____ Signature _____

Exercise 6

Write down the unknown words of the questionnaire and look them up in a dictionary!

Vocabulary

English　　　　　　　　　　　　　　German

Aufgaben

Lernfeld 7: Zwischenfällen vorbeugen und in Notfallsituationen Hilfe leisten

7.2

English	German
_____	_____
_____	_____
_____	_____
_____	_____
_____	_____
_____	_____
_____	_____
_____	_____
_____	_____
_____	_____
_____	_____

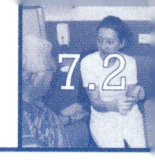

Exercise 7.1

Translate these words from German to English. You can use a dictonary. Fill in the gaps.

Hidden words
1. Zahnarzt
2. Gesundheit
3. Termin
4. Zahn
5. Schmerz
6. Blut
7. Notfall
8. Puls
9. Rezept
10. Krankheit
11. Apotheker

Exercise 7.2

Translate the hidden word _____ from english to german, dutch, french, italian, spanish and turkish, and write down the the words under the correct country picture.

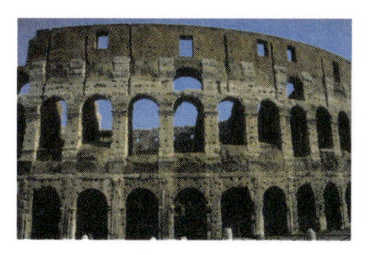

Rom

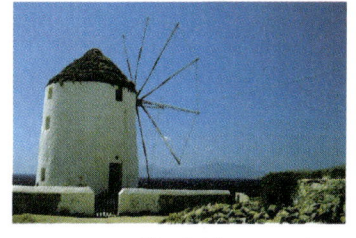

Madrid

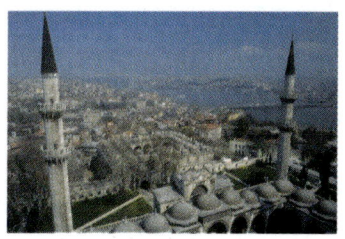

Istanbul

Handlungsorientiertes Lernen / 2. Ausbildungsjahr   109

Aufgaben

Lernfeld 7: Zwischenfällen vorbeugen und in Notfallsituationen Hilfe leisten

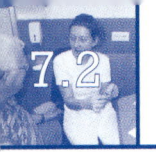

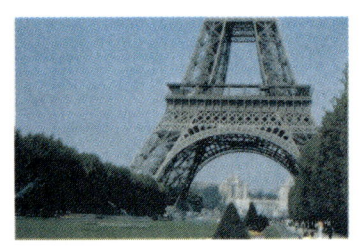

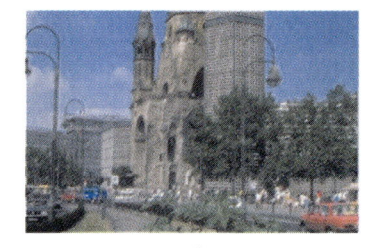

Paris   Berlin   Amsterdam

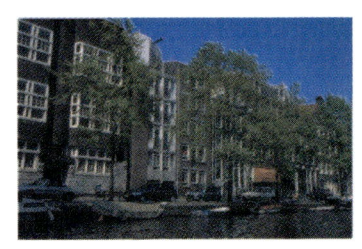

Aufgabe 8

Ermitteln Sie das Lösungswort mit Hilfe der waagerechten Begriffe.

1. beim Zahnarztbesuch geraten manche Angstpatienten in Panik
2. Diabetes mellitus
3. unregelmäßiger Herzschlag
4. Anamnese
5. Überempfindlichkeitsreaktion
6. Hauptäste der Luftröhre, die in die Lunge führen
7. Vorhandensein von Bakterien im Blut
8. Bluthochdruck
9. Beispiel eines Antibiotikums
10. Blutpfropf, Blutgerinnsel
11. Zusatz zu Lokalanästhetika
12. Zwischenfall
13. Ausscheidungsprodukt einer Drüse
14. Symptom
15. Hormon der Bauchspeicheldrüse
16. Hämophilie
17. Gefühl, das uns vor drohenden Gefahren warnt
18. Erkennen von Krankheiten

Lösungswort: Teilbereich Ihrer Tätigkeit als zahnmedizinische Fachangestellte

Aufgaben

Lernfeld 7: Zwischenfällen vorbeugen und in Notfallsituationen Hilfe leisten

Aufgabe 1

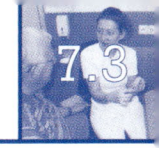

Vervollständigen Sie die Übersicht!

Vitalfunktionen

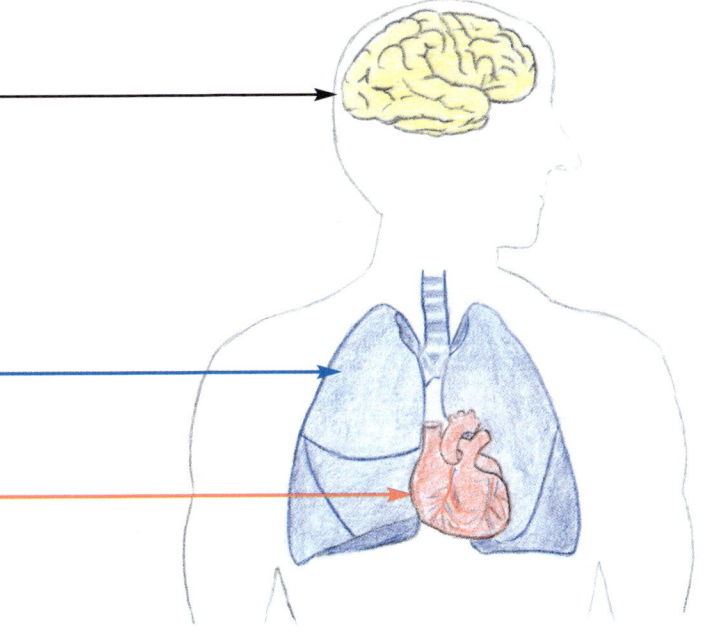

Aufgabe 2

Vervollständigen Sie die Übersicht!

Kontrolle der Vitalfunktionen

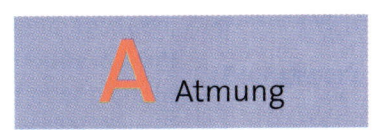

B Bewusstsein   **A** Atmung   **P** Puls (Herz-Kreislauf)

Erkennung von Störungen durch

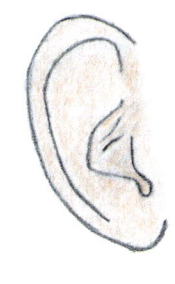

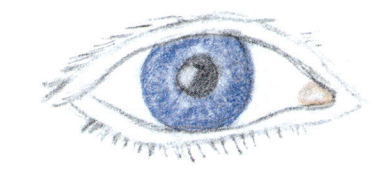

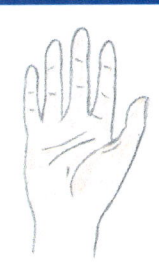

Merke:
Die Überprüfung der Vitalfunktionen soll immer in einer bestimmten Reihenfolge erfolgen.
Wenn Sie die Abkürzungen für die Vitalfunktionen in richtiger Reihenfolge eintragen, erhalten Sie eine Merkhilfe.

Handlungsorientiertes Lernen / 2. Ausbildungsjahr

Aufgaben

Lernfeld 7: Zwischenfällen vorbeugen und in Notfallsituationen Hilfe leisten

Aufgabe 3

Vervollständigen Sie die Übersicht!

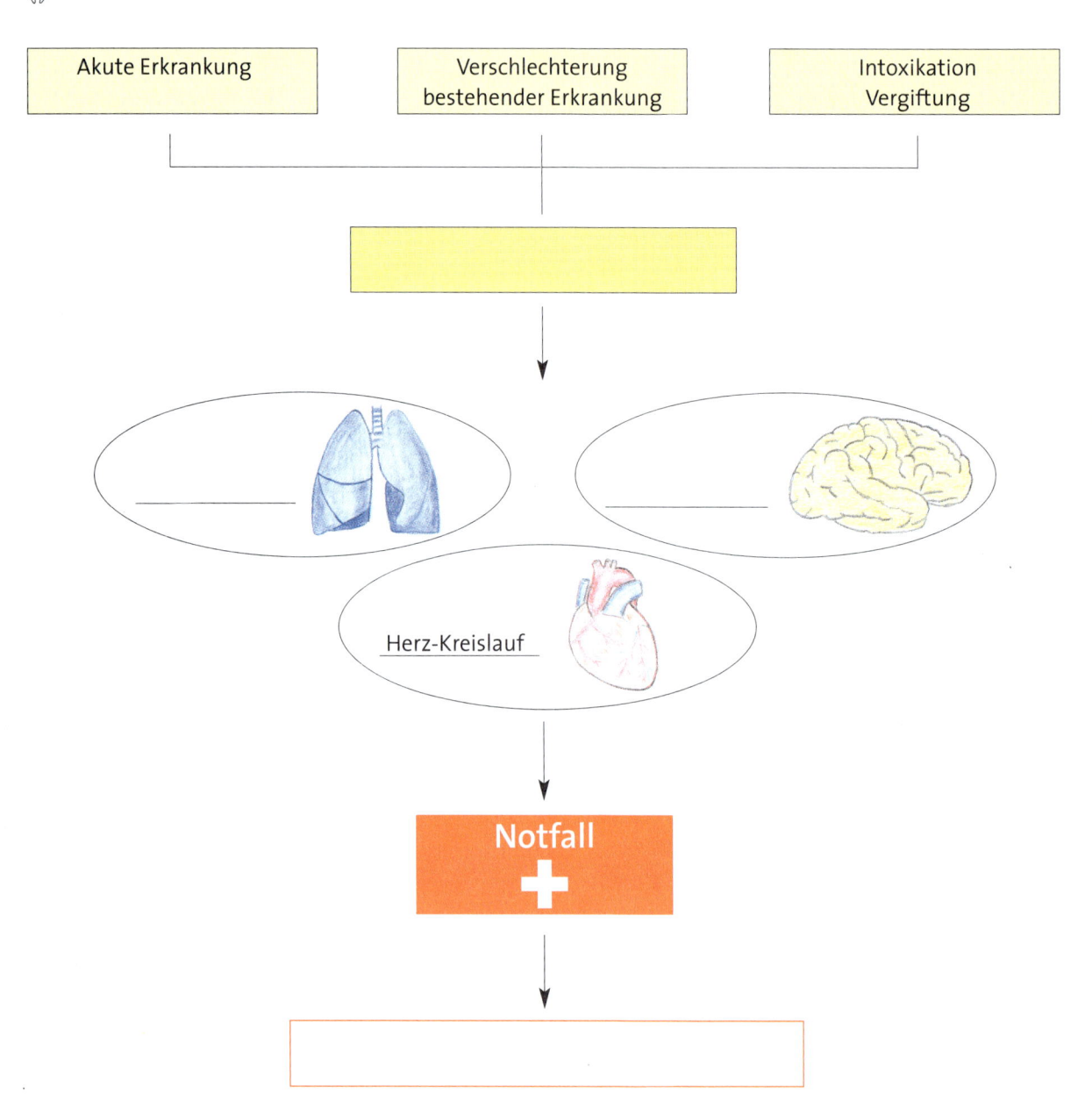

| Akute Erkrankung | Verschlechterung bestehender Erkrankung | Intoxikation Vergiftung |

Herz-Kreislauf

Notfall ✚

112 Handlungsorientiertes Lernen / 2. Ausbildungsjahr

Aufgaben

Lernfeld 7: Zwischenfällen vorbeugen und in Notfallsituationen Hilfe leisten

Aufgabe 4

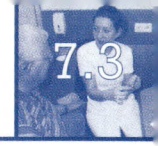

Zeichnen Sie mit einem roten Stift in den beiden Abbildungen, die Messorte ein, an denen der Puls leicht tastbar ist. Beschriften Sie die Abbildungen.

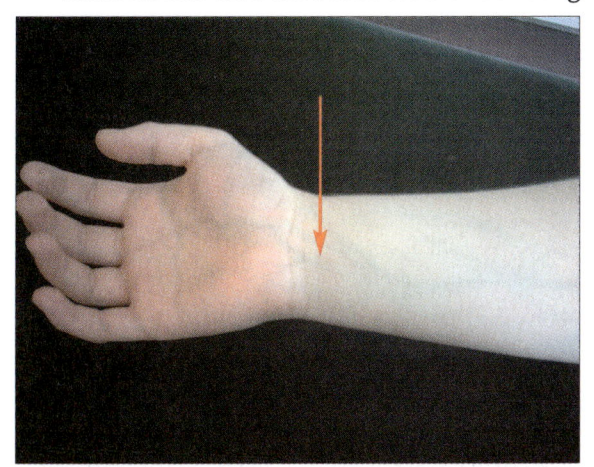

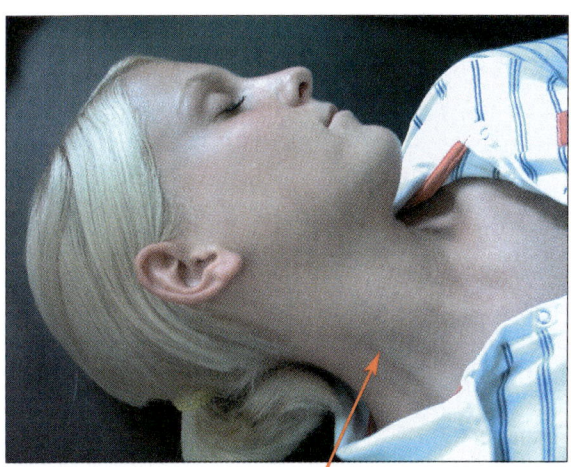

Pulsmessung am _____   Pulsmessung am _____

Aufgabe 5

a.) Messen Sie die Anzahl der Pulsschläge pro Minute bei sich und einer Ihrer Mitschülerin an den beiden Pulsmessorten. Tragen Sie die Werte in die Tabelle ein!

Pulsmessungen		
Name	Puls/min (Normalwert: 60-80/min)	
	Pulskontrolle am Handgelenk	Pulskontrolle am Hals

b) Vervollständigen Sie die Tabelle!

Normalwert des Pulses	Pulsschläge/Minute
Säugling	
Kind	
Erwachsener	

Handlungsorientiertes Lernen / 2. Ausbildungsjahr

Aufgaben

Lernfeld 7: Zwischenfällen vorbeugen und in Notfallsituationen Hilfe leisten

Aufgabe 6

Die Messung des Blutdruckes kann auskultatorisch und automatisch erfolgen. Ordnen Sie jeder Abbildung ein Verfahren zu!

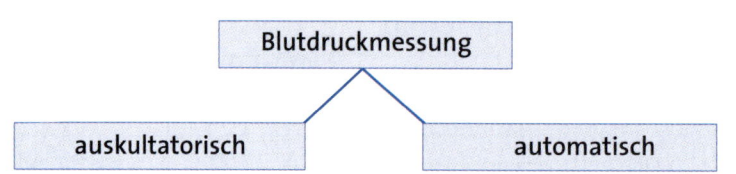

```
            Blutdruckmessung
           /                \
   auskultatorisch       automatisch
```

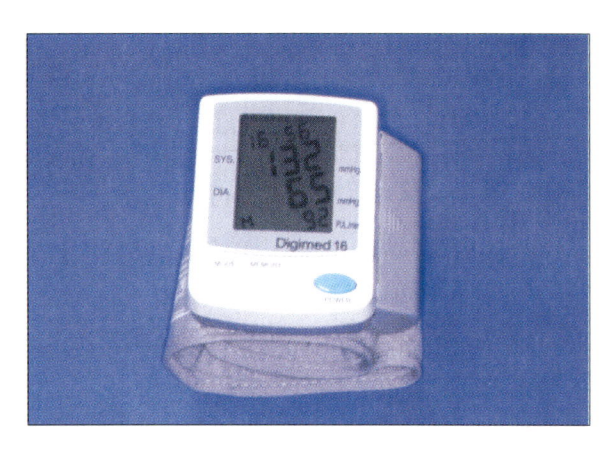

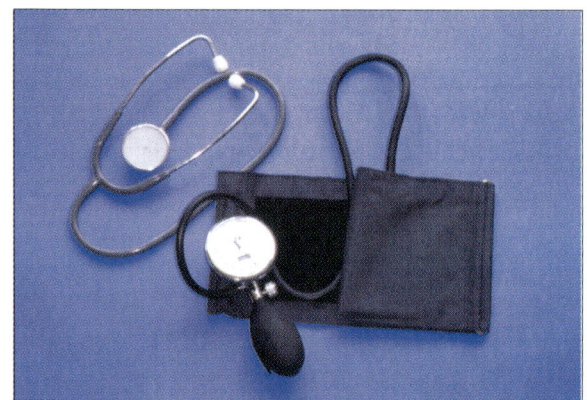

Aufgabe 7

Auf dem Scherenblatt am Ende des Buches sehen Sie verschiedene Abbildungen zur auskultatorischen Blutdruckmessung. Schneiden Sie die Fotos aus und kleben Sie diese zu den richtigen Textabschnitten.

1. Legen Sie die aufblasbare Manschette, die an das Messgerät angeschlossen ist, faltenfrei um den Oberarm der Patientin.

2. Die Klettverschlüsse kommen übereinander zu liegen.

Aufgaben

Lernfeld 7: Zwischenfällen vorbeugen und in Notfallsituationen Hilfe leisten

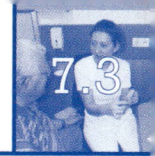

7.3

3. Der richtige Sitz der Manschette wird kontrolliert. Solange die Manschette luftleer ist, kann das Blut ungehindert in den Blutgefäßen fließen.

4. Das Ventil am Messgerät wird geschlossen, indem das Rädchen zurückgedreht wird.

5. Jetzt wird die Manschette mit dem Blasebalg bis 200 mm Hg aufgepumpt. Durch den äußeren Manschettedruck fließt das Blut dann nicht mehr durch die Armschlagader. Das Stethoskop wird unterhalb der Manschette auf die Armschlagader in der Ellenbeuge angelegt.

6. Durch langsames Öffnen des Ventils entweicht die Luft aus der Manschette, dabei verursacht nun das zirkulierende Blut ein Geräusch, das Sie mit dem Stethoskop hören. Der erste hörbare Ton ist der obere oder systolische Blutdruck, der letzte hörbare Ton der untere oder diastolische Blutdruck. Die entsprechenden Werten können Sie an der Skala des Messgerätes ablesen.

Handlungsorientiertes Lernen / 2. Ausbildungsjahr

Aufgaben

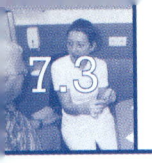

Lernfeld 7: Zwischenfällen vorbeugen und in Notfallsituationen Hilfe leisten

Aufgabe 8

a.) Messen Sie bei Ihren Mitschülerinnen den Butdruck nach dem auskultatorischen und dem automatischen Verfahren. Tragen Sie die Werte in die Tabelle ein!

Name	Auskultatorisch		Automatisch	
	Systolisch	Diastolisch	Systolisch	Diastolisch

Blutdruckmessungen

b.) Tragen Sie den Normalwert des Blutdrucks eines zwanzigjährigen Patienten in die Tabelle ein:

Systolischer Wert	Diastolischer Wert

Aufgabe 9

Helfen Sie bei der Durchführung eines Blutglukoseschnelltest. Auf dem Scherenblatt am Ende des Buches sehen Sie verschiedene Abbildungen zur Technik der Blutzuckerbestimmung. Schneiden Sie die Fotos aus und kleben Sie diese zu den richtigen Textabschnitten.

1. Die Einstichstelle eines Fingers oder auch eines Ohrläppchens mit Alkohol desinfizieren.

2. Kleinen Stich mit Lanzette oder Injektionsnadel ausführen.

Aufgaben

Lernfeld 7: Zwischenfällen vorbeugen und in Notfallsituationen Hilfe leisten

3. Ersten austretenden Bluttropfen abwischen.

4. Zweiter Bluttropfen wird auf die Reaktionszone des Teststreifens (Hämoglukosticks) aufgetragen. Je nach Herstelleranweisung wird nun das Blut auf der Zone belassen und nach meist 1 Minute abgespült oder abgewischt.

5. Auf den Behältern des Teststreifen ist eine Farbskala angebracht, an der die ungefähre Blutglukosekonzentration abgelesen werden kann.

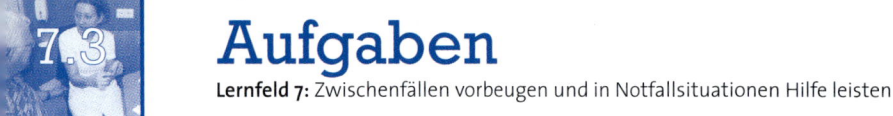

Aufgaben

Lernfeld 7: Zwischenfällen vorbeugen und in Notfallsituationen Hilfe leisten

Aufgabe 10

Vervollständigen Sie die Tabelle!

Blutzuckerspiegel	Fachausdruck		Wert
Niedrige Blutzuckerkonzentration		Hypoglykämie	unterhalb von _____ mg/dl
Hohe Blutzuckerkonzentration	Überzuckerung		oberhalb von _____ mg/dl

Aufgabe 11

Ermitteln Sie das Lösungswort mit Hilfe der waagerechten Balken.

Begriffe:
1. Das Herz als Pumpe erzeugt einen Druck, der das Blut durch das gesamte Gefäßsystem treibt.
2. Instrument, mit dem Sie Geräusche im Körper abhören können.
3. Abbkürzung für Weltgesundheitsorganisation.
4. Nach Einatmung in die Lunge wird diese Substanz über den Blutkreislauf an alle Körperteile abgegeben. Dort wird sie in den einzelen Körperzellen biochemisch verbrannt, wobei Energie entsteht.
5. A. carotis auf deutsch.
6. Fachausdruck für Traubenzucker.
7. Fachausdruck für Krankheitszeichen.
8. Blaurote Verfärbung der Haut als Folge einer mangelnden Sauerstoffsättigung des Blutes.
9. Häufigkeit eines Vorganges in einer bestimmten Zeiteinheit.
10. Abhorchen der im Körper entsehenden Geräusche.
11. Teil des Zentralennervensystems.

Lösungswort: eine Vitalfunktion

Aufgaben

Lernfeld 7: Zwischenfällen vorbeugen und in Notfallsituationen Hilfe leisten

Aufgabe 1

Vervollständigen Sie die Übersicht! Tragen Sie die notwendigen Hilfmaßnahmen ein!

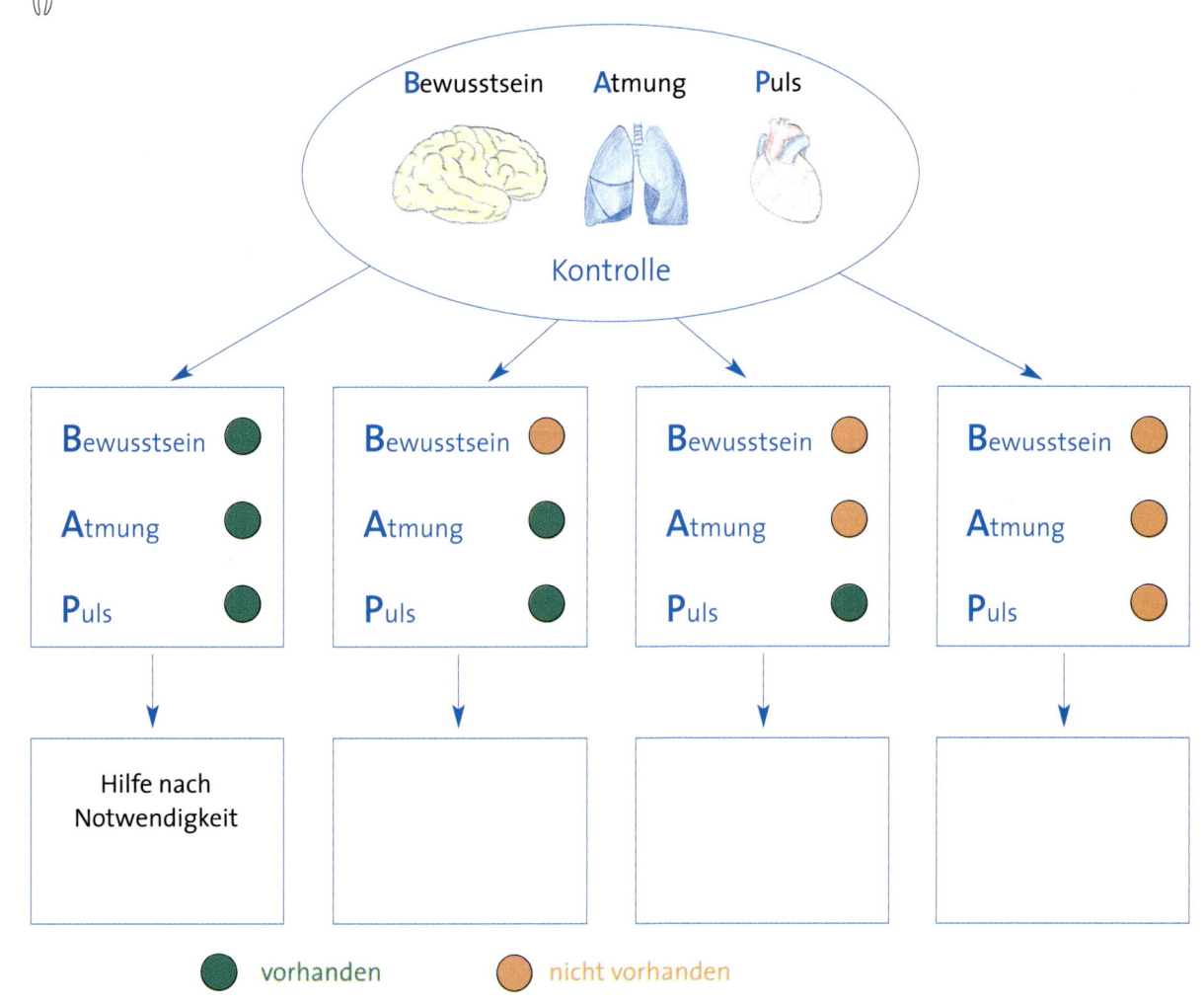

Bewusstsein **A**tmung **P**uls

Kontrolle

Bewusstsein 🟢	Bewusstsein 🟠	Bewusstsein 🟠	Bewusstsein 🟠
Atmung 🟢	Atmung 🟢	Atmung 🟠	Atmung 🟠
Puls 🟢	Puls 🟢	Puls 🟢	Puls 🟠

Hilfe nach Notwendigkeit

🟢 vorhanden   🟠 nicht vorhanden

Aufgabe 2

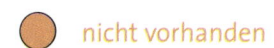

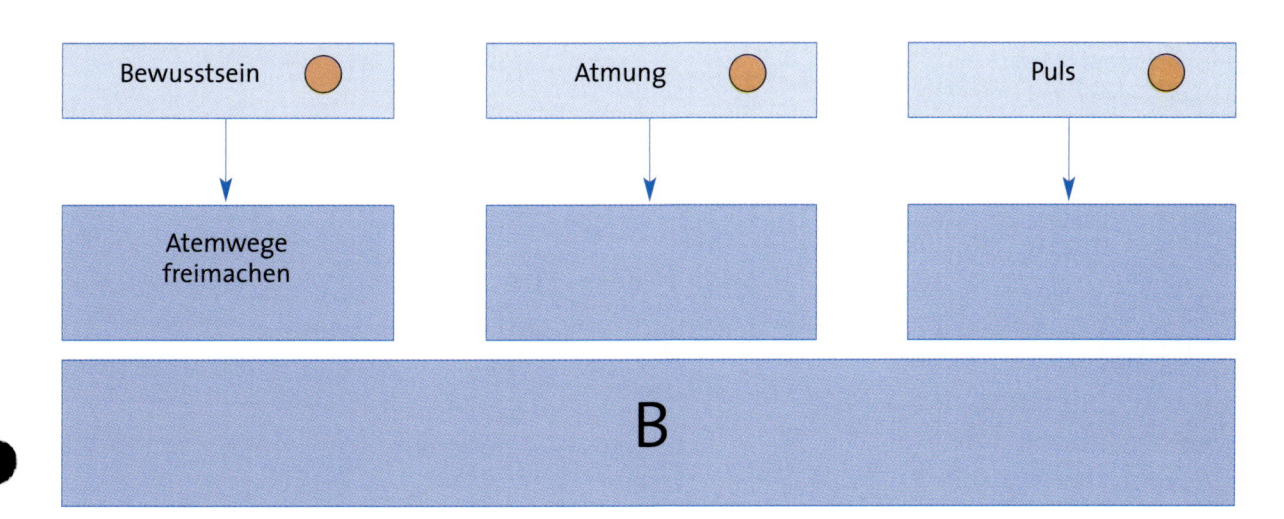

Vervollständigen Sie das Schema der Herz-Lungen-Wiederbelebung!

🟠 nicht vorhanden

| Bewusstsein 🟠 | Atmung 🟠 | Puls 🟠 |

Atemwege freimachen

B

Handlungsorientiertes Lernen / 2. Ausbildungsjahr

Aufgaben

Lernfeld 7: Zwischenfällen vorbeugen und in Notfallsituationen Hilfe leisten

Aufgabe 3

Vervollständigen Sie das Schema der Rettungskette!

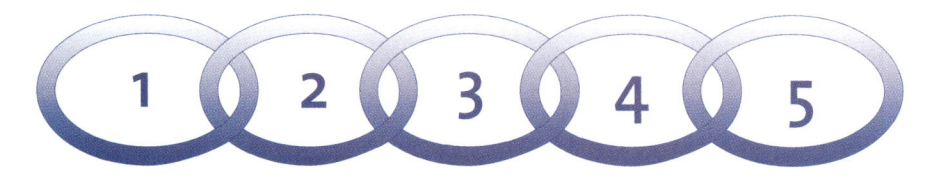

(1)(2)(3)(4)(5)

1. _____
2. _____
3. weitere Erste Hilfe _____
4. _____
5. _____

Aufgabe 4

Vervollständigen Sie das Schema Herz-Lungen-Wiederbelebung bei einem Erwachsenen, Kind, Säugling!

Unterschiede	Erwachsene	Kind	Kleinkind/Säugling
Druckpunkt			Ein Finger mittig unter der Brustwarzenlinie
Druckmittel	Beide Handballen		
Drucktiefe		3-4 cm	1-2 cm
Rhythmus			3:15 ein Helfer 1:5 zwei Helfer
Frequenzen		Herz 100-120/min Atem 25/min	

Aufgaben

Lernfeld 7: Zwischenfällen vorbeugen und in Notfallsituationen Hilfe leisten

Aufgabe 5

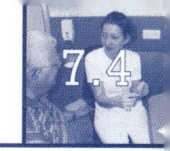

Nehmen Sie das Scherenblatt aus dem Anhang, schneiden Sie die Textausschnitte der unterschiedlichen Notfalltechniken aus und kleben Sie diese unter den richtigen Überschriften auf die Linien. Anschließend können Sie diese Notfalltechniken in kleinen Gruppen üben.

Überstrecken des Kopfes

Überstecken des Kopfes mit Vorziehen des Unterkiefers (Esmarchscher Handgriff)

Rautek-Rettungsgriff

Stabile Seitenlage

Handlungsorientiertes Lernen / 2. Ausbildungsjahr

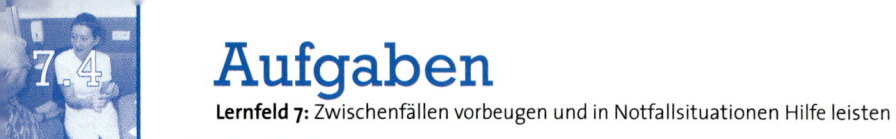

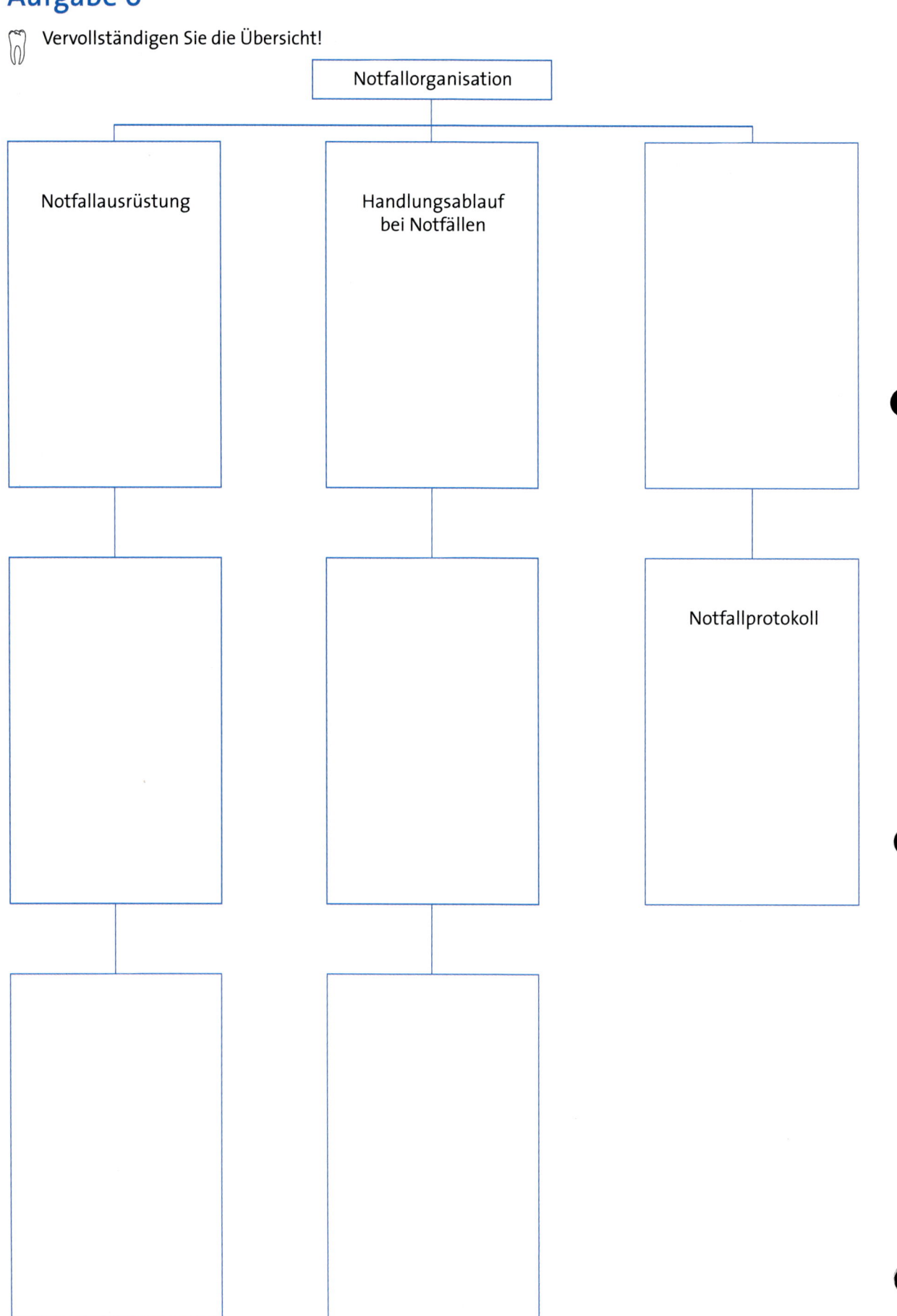

Aufgaben

Lernfeld 7: Zwischenfällen vorbeugen und in Notfallsituationen Hilfe leisten

Aufgabe 6

Vervollständigen Sie die Übersicht!

- Notfallorganisation
  - Notfallausrüstung
  - Handlungsablauf bei Notfällen
  - [ ]
    - [ ]
    - Notfallprotokoll
  - [ ]
  - [ ]
  - [ ]

Aufgabe 6

Aufgaben

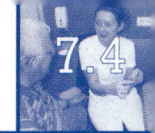

Lernfeld 7: Zwischenfällen vorbeugen und in Notfallsituationen Hilfe leisten

Aufgabe 7

Wie kann die Praxis Dr. Spranger/Dr. Specht verhindern, dass die jährlich notwendigen Kontrollen der Notfallausrüstung in der Praxis vergessen werden?

_____

_____

Aufgabe 8

Obwohl die Praxis Dr. Spranger/Dr. Specht einen Notfallkoffer besitzt, sind alle Mitarbeiter/innen gegenüber einem eventuellen Notfall sehr unsicher. Was könnte die Praxis zur Verbesserung dieser Situation tun?
Finden Sie die richtigen Antworten im Wortwurm!

Inregelmäßigenabständendennotfallkofferöffnendeninhaltkontrollierenundmitdengerätenübeneinenintensivkursbeidenörtlichenhilfsdienstenwiejohanniterunfallhilfemalteserhilfsdienstdeutschesroteskreuzoderarbeitersamariterbundbuchen.

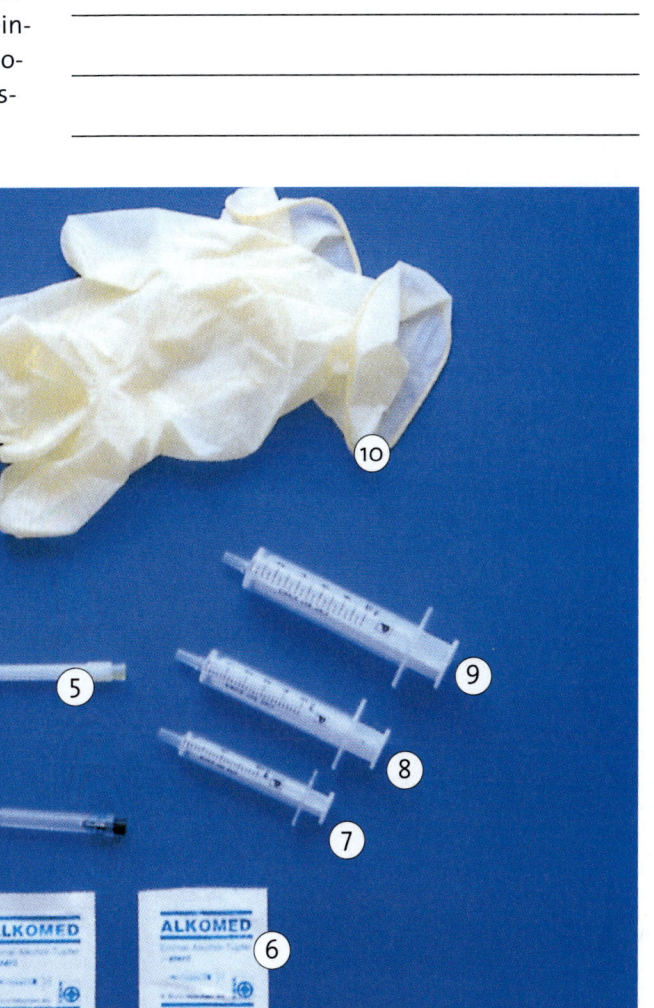

Aufgabe 9

In der Abbildung sehen Sie die wichtigsten Materialien, die für eine intravenöse Injektion benötigt werden. Beschriften Sie bitte die abgebildeten Materialien.

_____

_____

_____

_____

_____

_____

_____

_____

_____

_____

_____

Handlungsorientiertes Lernen / 2. Ausbildungsjahr

Aufgaben

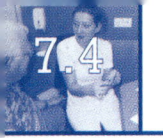

Lernfeld 7: Zwischenfällen vorbeugen und in Notfallsituationen Hilfe leisten

Aufgabe 10

In der Abbildung sehen Sie die wichtigsten Materialien, die für eine Infusion benötigt werden. Ordnen Sie den aufgezählten Materialien, die entsprechende Ziffer zu!

	Kanülenpflaster
	Mandrin für Venenverweilkanüle
	Infusionsflasche
	Infusionsgerät
	Venenverweilkanüle
	Hautdesinfektionsmittel
	Stauschlauch

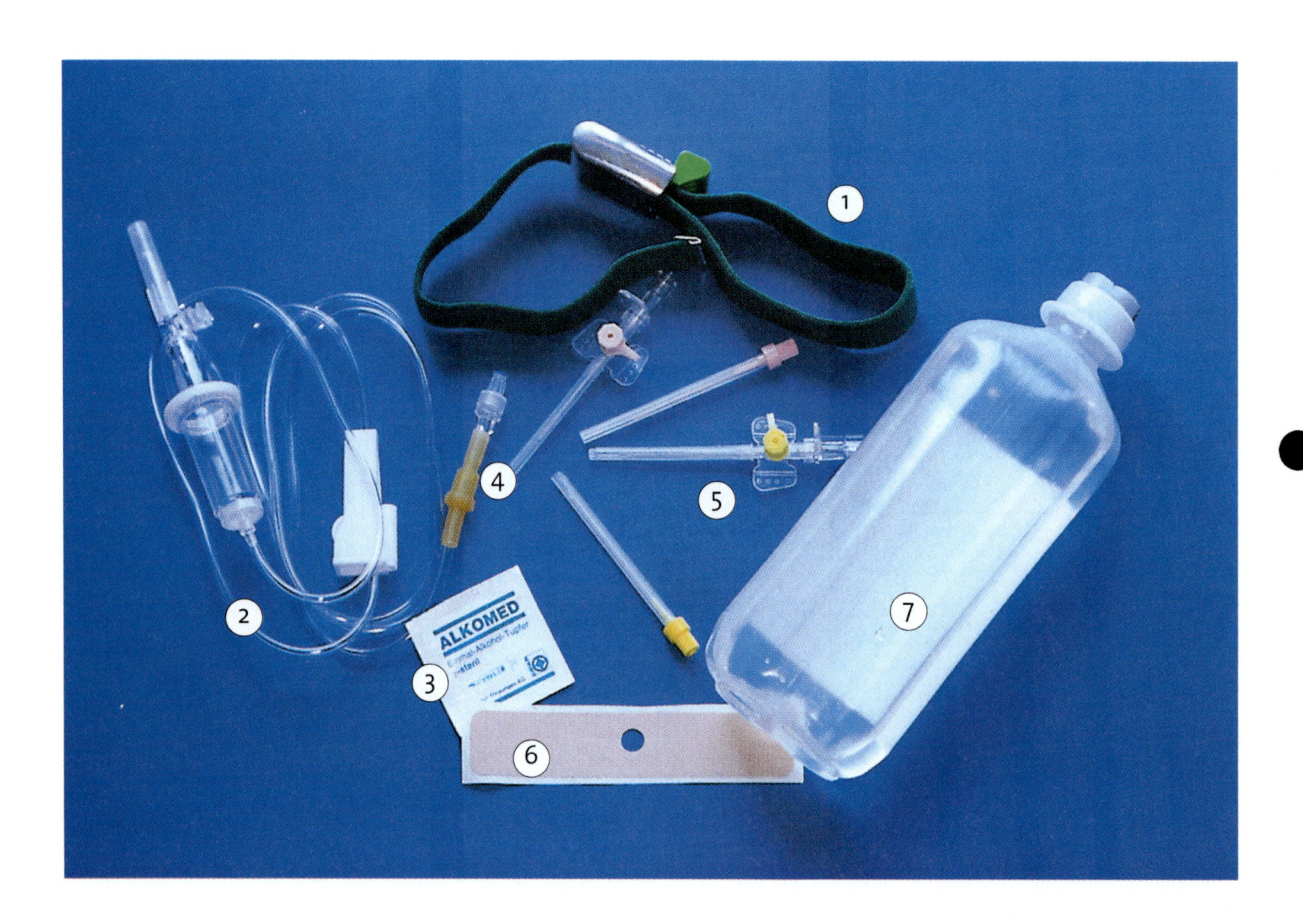

Aufgaben

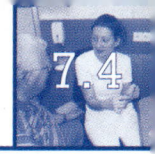

Lernfeld 7: Zwischenfällen vorbeugen und in Notfallsituationen Hilfe leisten

Aufgabe 11

Die Abbildungen zeigen einzelne Schritte bei der Vorbereitung einer Infusion. Ordnen Sie diesen Bildern die jeweils passende Beschreibung zu, und bringen Sie die Bilder dann in die richtige zeitliche Abfolge! Wenn Sie die richtige Reihenfolge gefunden haben, ergibt sich aus den Buchstaben ein Lösungswort.

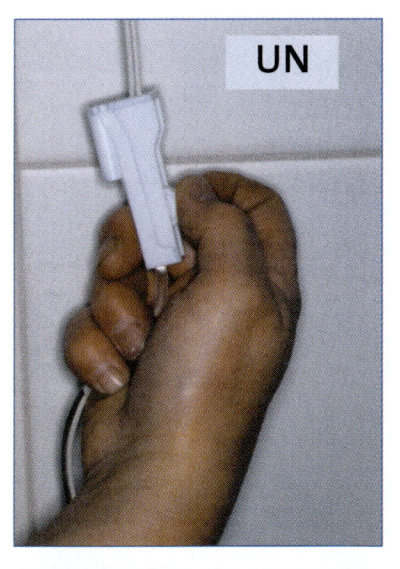

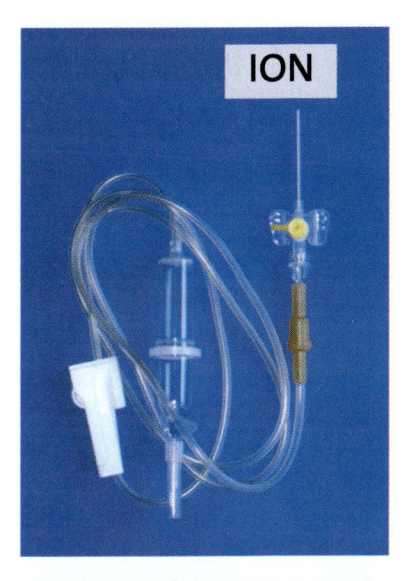

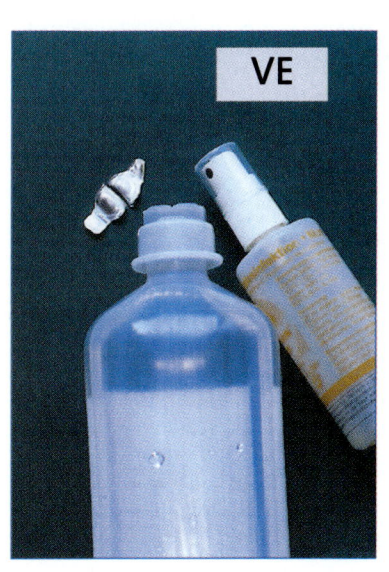

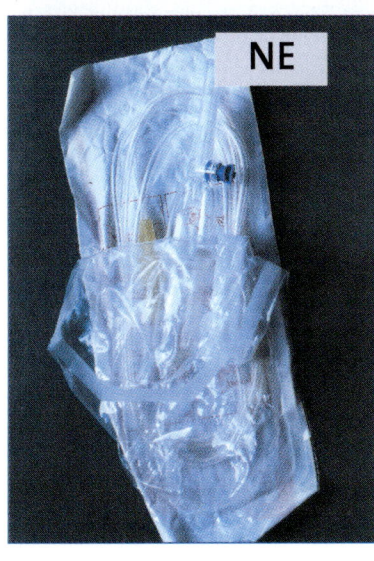

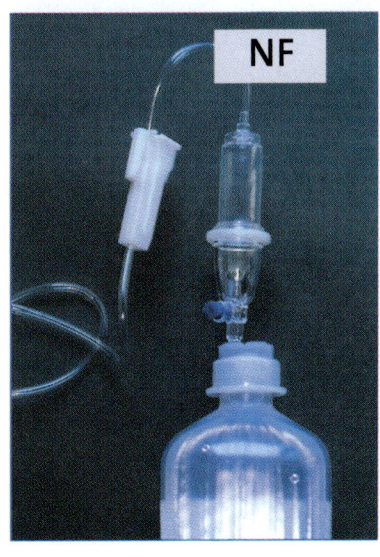

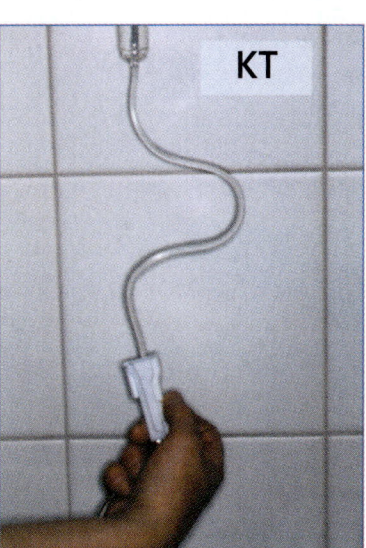

| UN | ION | VE |
| NE | NF | KT |

1. Auf einer desinfizierten Arbeitsfläche reißen Sie die Lasche der Infusionsflasche ab und desinfizieren den Stopfen.
2. Sie nehmen das Infusionsgerät aus der Verpackung.
3. Führen Sie den Dorn des Infusionsgerät in die Infusionsflasche ein.
4. Die Rollklemme des Infusionsgerät wird geschlossen.
5. Anschließend wird die Tropfkammer gefüllt. Das Infusionsgerät wird luftleer gemacht.
6. Anschluss des Systems an die Venenverweilkanüle

1   2   3   4   5   6

Handlungsorientiertes Lernen / 2. Ausbildungsjahr

Aufgaben

Lernfeld 7: Zwischenfällen vorbeugen und in Notfallsituationen Hilfe leisten

Aufgabe 12

Abrechnung von Notfallmaßnahmen. Tragen Sie die Abrechnungsnummern der Notfallmaßnahmen (BEMA und GOZ) in die Tabelle ein!

BEMA	Leistung	GOZ/GOÄ
	Ohnmacht	
	Wiederbelebung	
	Injektionen	
	Verweilgebühr	

Stellen Sie die Abrechnungspositionen Ohnmacht, Wiederbelebung, Injektionen, Verweilgebühren (BEMA und GOZ) auf je einem Arbeitsblatt (→ Kopiervorlage) zusammen und erläutern Sie deren Leistungsinhalte und Abrechnungsregeln. Erarbeiten Sie die Unterschiede BEMA/GOZ für Ohnmacht, Wiederbelebung, Injektionen, Verweilgebühren. (→ Kopiervorlage)

Aufgabe 13

Frau Christa Buhr kommt mit Schmerzen am 2. November in die Praxis Dr. Spranger/Dr. Specht. Die Patientin ist am 25.05.54 geboren und ist bei der BKK Gelsenort versichert. Nach lokaler Untersuchung, Vitalitätsprüfung der Zähne 26, 27 (26 negativ, 27, positiv) bittet Dr. Specht Nicole Kamp, die Zähne 26, 27 zu röntgen (Röntgenbefund: 26 apikale Ostitis, 27 unauffällig). Nach Beratung der Patientin entfernt er den nicht erhaltungswürdigen Zahn 26. Kurz nach der Entfernung des Zahnes wird der Patientin schlecht. Sie wird kurzfristig bewußtlos. Dr. Specht prüft den Puls und Blutdruck und betreut Frau Buhr mit seiner Assistentin über längere Zeit, bis sie sich wieder erholt hat.

Behandlung

Welche Maßnahmen müssen bei einem einfachen Kreislaufkollaps (Ohnmacht) der Patientin ergriffen werden?

Woran können Sie eine nahende Ohmacht erkennen?

Dokumentation

Dokumentieren Sie die Behandlung in dem Krankenblatt (→ Kopiervorlage) der Patientin.

Abrechnung

Erfassungschein:
Rechnen Sie die Behandlung der Kassenpatientin Frau Christa Buhr auf einem Erfassungsschein (→ Kopiervorlage) ab.

Rechnung

Wie muss diese Behandlung berechnet werden, wenn Frau Buhr eine Privatpatientin wäre? Erstellen Sie eine Privatliquidation (→ Kopiervorlage)!

Handlungsorientiertes Lernen / 2. Ausbildungsjahr

Aufgaben

Lernfeld 7: Zwischenfällen vorbeugen und in Notfallsituationen Hilfe leisten

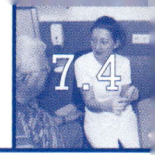

Aufgabe 14

Frau Gertrud Schultebeck hatte sich bei der Reinigung im Praxislabor an harten Kunststoffresten einer bearbeiteten Tiefziehfolie geschnitten. Eine oberflächliche Hautverletzung war am rechten Zeigefinger zu sehen. Da Herr Wilk, der noch im Labor arbeitete, es war 18.30 Uhr am 23.11., das Missgeschickt beobachtete, nahm er aus dem Verbandkasten ein Desinfektionsmittel und ein Pflaster zur Versorgung der Wunde.

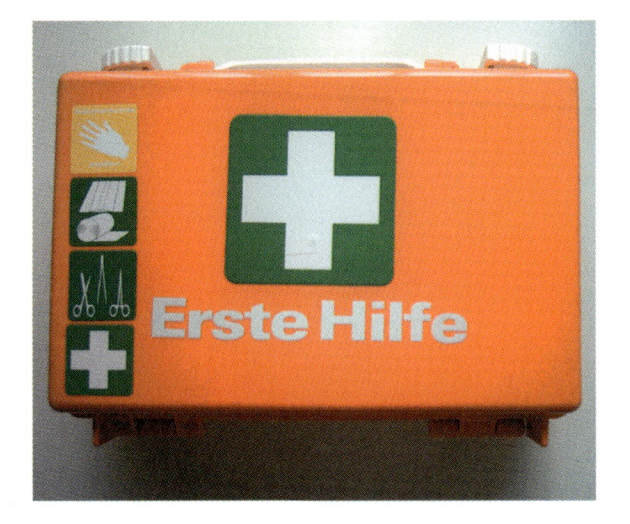

Bei der Verletzung von Frau Schultebeck handelte es sich zunächst um eine Bagatellverletzung, da sie nicht länger als drei Tage arbeitsunfähig war. Eine Unfallanzeige an die Berufsgenossenschaft für Gesundheitsdienst und Wohlfahrtpflege (BGW) war deshalb nicht erforderlich. Die Erste-Hilfe-Leistung, Desinfektion und das Versorgen der Wunde mit einem Pflaster, muss jedoch dokumentiert werden.

Auch leichte Verletzungen können schwerwiegende Folgen haben, die sich zum Zeitpunkt des Unfalls nicht absehen lassen. Jede Verletzung, auch wenn sie noch so klein ist, muss dokumentiert werden. Die Aufzeichnungen müssen in einem Verbandbuch, als Computerdatei oder in einer Kartei schriftlich festgehalten und fünf Jahre aufbewahrt werden. Kommt es nach einem Arbeitsunfall zu einer Erkrankung, hilft die BGW mit Heilbehandlungen, Rehabilitation u.a. Diese Leistungen dürfen jedoch nur erbracht werden, wenn sicher ist, dass die Verletzung durch einen Arbeitsunfall verursacht wurde. Ein Zusammenhang läßt sich leicht nachweisen, wenn der Unfall dokumentiert wurde. Hier bei Frau Schultebeck könnte sich am Finger ein Eitergeschwür bilden, das später stationär im Krankenhaus operiert und anschließend ambulant mit Krankengymnastik nachbehandelt werden müsste.

a) Tragen Sie den Arbeitsunfall von Frau Schultebeck in das Verbandbuch ein.

Verletzung, Erkrankung

wer

_____

Name des Verletzten bzw. des Erkrankten   Tätigkeit/Aufgabe in der Praxis

wie, was

_____

Unfallhergang, Verletzungsfolge

weshalb

_____

Unfallursache, mögliche Gründe

wo

_____

Unfallort, Arbeitsplatz

wann

_____

Datum, Uhrzeit des Ereignisses

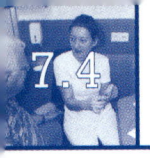

Aufgaben

Lernfeld 7: Zwischenfällen vorbeugen und in Notfallsituationen Hilfe leisten

b)

Hilfeleistung, Hilfsmaßnahmen

Was, wie

_____
Was wurde veranlasst? Wie wurde Erste Hilfe geleistet?

Wann

_____
Datum

Wer

_____
Zeugen?

_____
Hilfeleistender: Ersthelfer, Arzt   (Name, evtl. Unterschrift)

Handlungsorientiertes Lernen / 2. Ausbildungsjahr

Aufgaben

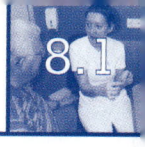

Lernfeld 8: Chirurgische Behandlung begleiten

Aufgabe 1

Wie lautet die korrekte Übersetzung des Begriffes Tumor?

_____

_____

_____

Aufgabe 2

Was wird im allgemeinen Sprachgebrauch unter dem Begriff Tumor verstanden?

_____

_____

_____

_____

_____

Aufgabe 3

Übersetzten und erklären Sie folgende Begriffe:

- Regeneration

_____

_____

_____

- Degeneration

_____

_____

_____

- Nekrose

_____

_____

_____

- Symptom

_____

_____

_____

_____

- Syndrom

_____

_____

_____

- Diagnose

_____

_____

- Therapie

_____

_____

- Prognose

_____

_____

Handlungsorientiertes Lernen / 2. Ausbildungsjahr

Aufgaben

Lernfeld 8: Chirurgische Behandlung begleiten

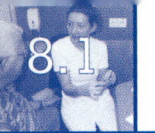

Aufgabe 4

Durch eine äußere Gewalteinwirkung wird ein Zahn vollständig aus seiner Alveole entfernt. Dies nennt man Luxation. Wie soll sich der Patient verhalten und wie kann der Zahn gerettet werden?

Aufgabe 5

In der Regel werden nach chirurgischen Eingriffen Schmerzmittel (Analgetika) verordnet. Welches Analgetikum ist nach chirurgischer Behandlung ungeeignet und warum?

Aufgabe 6

Nennen Sie Verfahren der zahnärztlichen Chirurgie und geben sie eine *kurze* Beschreibung dazu ab.

Aufgabe 7

1. Welche Befunde werden vor der Diagnose und der Therapieplanung von chirurgischen Maßnahmen erhoben?

2. Welche Instrumente oder Verfahren benötigt man dazu?

Aufgaben

Lernfeld 8: Chirurgische Behandlung begleiten

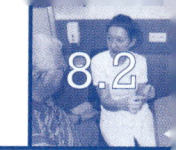

Aufgabe 1

Wie dokumentieren sie im Krankenblatt die Aufklärung des Patienten über einen chirurgischen Eingriff, seine Risiken und Folgen.

Aufgabe 2

Nach der Extraktion wird die sogenannte Wundtoilette durchgeführt.
Welche Behandlungsschritte sind damit im Einzelnen gemeint?

Aufgabe 3

1. Was bedeutet bidigitale Kompression?

2. Weshalb wird sie durchgeführt?

Aufgabe 4

Durch welche Maßnahmen wird die Bildung eines stabilen Blutkoagulums begünstigt und wodurch wird sie gefährdet?

Handlungsorientiertes Lernen / 2. Ausbildungsjahr

Aufgaben

Lernfeld 8: Chirurgische Behandlung begleiten

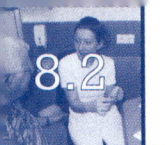

Aufgabe 5

Was bedeutet der Begriff "Dolor post extractionem"?

Aufgabe 6

Erstellen sie für jedes ausgewählte Instrument aus der Lernsituation 8.2 einen Instrumentensteckbrief. Verwenden sie hierzu die Kopiervorlage.

Aufgabe 7

Die unterschiedlichen Formen der Zähne und ihre Lage erfordern ebenso unterschiedliche Extraktionszangen.
Erstellen sie für alle in den Instrumentenschnittbogen verbliebenen Extraktionszangen jeweils eine Instrumentencheckliste.

Aufgabe 8

Definieren sie Instrumentengruppen, zum Beispiel "Hebel" und ordnen sie alle bisher erstellten Instrumentenchecklisten diesen Gruppen zu.

Aufgabe 9

Nach der hygienischen Instrumentenaufbereitung werden chirurgische Instrumente steril gelagert.
Wie lange ist die einwandfreie Sterilität gewährleistet?

Aufgaben

Lernfeld 8: Chirurgische Behandlung begleiten

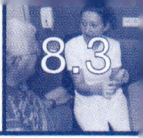

Aufgabe 1

Dokumentieren Sie mit Hilfe der Kopiervorlage den korrekten Karteikarteneintrag für die Osteotomie von Zahn 48.

Aufgabe 2

Erstellen Sie für jedes ausgewählte Instrument aus der Lernsituation 8.3 einen Instrumentensteckbrief.
Verwenden Sie hierzu die Kopiervorlage.

Aufgabe 3

Neben der Wurzelspitzenresektion gibt es weitere chirurgische Verfahren, die der Zahnerhaltung dienen. Nennen und beschreiben Sie diese kurz.

_____

_____

_____

Aufgabe 4

Was versteht man unter einer Dentitio Difficilis?

_____

_____

Aufgabe 5

Nennen Sie mit Hilfe der „Roten Liste" jeweils ein Beispiel zu den vorgenannten Medikamentengruppen und fertigen Sie ein unterschriftsfertiges Rezept (Kopiervorlage) an.

Antibiotika

_____

_____

Analgetika

_____

_____

Antiphlogistika

_____

_____

Aufgabe 6

Nennen Sie mit Hilfe der „Roten Liste" jeweils ein Beispiel zu den vorgenannten Medikamentengruppen und fertigen Sie ein unterschriftsfertiges Rezept (Kopiervorlage) an.

Aufgabe 7

Was ist im Zusammenhang mit der Verschreibung von Penicillin zu beachten?

_____

_____

Aufgabe 8

Welche Maßnahmen müssen durchgeführt werden, bevor ein chirurgisches Instrument wieder verwendet werden darf.

_____

_____

_____

_____

_____

_____

_____

Handlungsorientiertes Lernen / 2. Ausbildungsjahr

Aufgaben

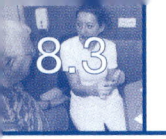

Lernfeld 8: Chirurgische Behandlung begleiten

Aufgabe 9

Von einem bereits Wurzelkanal behandelten Zahn 46 soll die distale Hälfte entfernt werden. Nennen Sie den Fachausdruck für diesen chirurgischen Eingriff. Welche Instrumente und Materialien müssen Sie in richtiger Reihenfolge bereitlegen?

Aufgabe 10

Stellen Sie alle Arbeiten zusammen die nach Abschluss an der chirurgischen Behandlung anfallen können.

Aufgabe 11

Besorgen Sie sich ein Rezeptformular und eine Arbeitsunfähigkeitsbescheinigung aus Ihrer Praxis.

a. Zählen Sie die Angaben auf die auf dem jeweiligen Formular enthalten sein müssen.

b. Füllen Sie die beiden Formulare für den Patienten Bammel aus.

Aufgaben
Lernfeld 8: Chirurgische Behandlung begleiten

Aufgabe 1

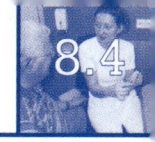

Rechnen Sie die Behandlungsabläufe 1-4 über Erfassungsschein und Privatliquidation ab.

1. Behandlungsablauf für Otilie Osterholt

Datum	Zahn	Behandlung
02.03.		Eingehende Untersuchung und Beratung, Orthopantomogramm angefertigt: 8er angelegt, 48 retiniert, 14 ap. Aufhellung
05.03.	14 14	Vitalitätsprüfung: positiv Infiltrationsanästhesie, Vitalexstirpationen, Wurzelkanalaufbereitungen, medikamentöse Einlage, prov. Verschluss
07.03.	14	Medikamentöse Einlage entfernt, Messaufnahme, CHKM-Einlage, prov. Verschluss
07.03. 15.00 Uhr		Innerhalb der Sprechstunde, telefonische Beratung durch den Zahnarzt, Pat. hat leicht Schmerzen, Anweisungen gegeben
10.03.	37 37 36 35	Leitungsanästhesie Füllung mesial-okklusal-distal mit einer Stiftverankerung Füllung vestibulär Füllung okklusal und vestibulär
12.03.	14	Medikamentöse Einlage entfernt, Wurzelfüllungen, WF-Kontrollaufnahme, Füllung mesial-okklusal-distal
15.03.	48	Leitungsanästhesie, Entfernung des retinierten Zahnes durch Osteotomie, während der O.P. Leitungsanästhesie wiederholt, Röntgenkontrollaufnahme: Wunde o.B., Nähte gelegt
16.03.	48	Oberflächenanästhesie, Sequester entfernt, Nähte
20.03.	11, 21	Infiltrationsanästhesien, je mesiale Eckenaufbauten unter Einbeziehung der Schneidekanten unter Cofferdam
21.03.	48	Nachbehandlung, Nähte und Tamponade entfernt
25.03.	24, 25, 27 27	Infiltrationsanästhesien, Entfernung der Zähne Während der Extraktion abgebrochen, Entfernung durch Osteotomie, Nähte gelegt
28.03.	24, 25, 27	Nachbehandlung
29.03.		Politur der gelegten Füllungen
31.03.	48, 24, 25, 27	Nachbehandlung

Aufgaben
Lernfeld 8: Chirurgische Behandlung begleiten

2. Behandlungsablauf für Emil Erdmann

Datum	Zahn	Behandlung
03.10. Feiertag 10.00 Uhr	14 14 14 14	Pat. kommt mit Schmerzen in den Notdienst Lokale Untersuchung und Beratung Röntgenaufnahme, Befund: tiefe Karies Direkte Überkappung, prov. Verschluss
03.10. 18.00 Uhr	14 14	Pat. hat starke Schmerzen Infiltrationsanästhesie, Extraktion des Zahnes, Wundversorgung
04.10.	14	Nachbehandlung Eingehende Untersuchung Befund: 14,48,38,28 = fehlen, 15,13,21,37,47 = Karies, 26 tieffrakturiert Zahnstein und Mundkrankheit Ortopanthomogram, Befund: 48 nicht angelegt, 38 = angelegt, 28 = verlagert, sonst apikal o.B.
10.10.	15, 13 15 13	Infiltrationsanästhesien, Spanngummi gelegt Füllung mesial-okklusal-distal mit einer Stiftverankerung Mesialer Eckenaufbau unter Einbeziehung der Schneidekante
12.10.	26 26	Infiltrationsanästhesie Entfernung des tieffrakturierten Zahnes, 1 Naht gelegt
13.10.	26	Naht hat sich gelöst, Erneuerung der Naht
15.10.	26, 14	Nachbehandlung
20.10.	21	Distaler Eckenaufbau unter Einbeziehung der Schneidekante mit einer Stiftverankerung und unter Anlegen von Cofferdam
22.10.	28	Infiltrationsanästhesie, Entfernung des verlagerten Zahnes Während der Osteotomie Infiltrationsanästhesie wiederholt, 3 Nähte gelegt
23.10.	28	Nachbehandlung
25.10.	28	Sequester entfernt, Nähte gelegt
30.10.	28	Nähte entfernt
02.11.	38	Leitungsanästhesie, Entfernung des Zahnes durch Osteotomie, Nähte
10.11.	14, 26, 28, 38	Nachbehandlung aller Wunden

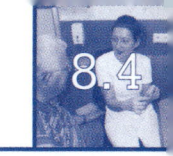

Aufgaben
Lernfeld 8: Chirurgische Behandlung begleiten

3. Behandlungsablauf für Cynthia Zacharias

Datum	Zahn	Behandlung
02.01.	44-34	Eingehende Untersuchung Zahnsteinentfernung, medikamentöse Behandlung der Mundschleimhaut
13.01.	25-27 25 26 24	Infiltrationsanästhesien, Füllungen unter Kofferdam mesial-distal-bukkal palatinal und bukkal mesial-distal-okklusal-palatinal
14.01	11, 21 11, 21	Röntgenaufnahme: Befund ap. Aufhellung Vitalitätsprüfung positiv, Vitalexstirpationen, Wurzelkanalaufbereitungen, Röntgenmessaufnahme, med. Einlagen
15.01.	11, 21	Wurzelfüllungen, Röntgenkontrollaufnahme: Befund: WF o.B. Infiltrationsanästhesien, Wurzelspitzenresektionen, Nähte gelegt, Wundversorgung
20.01.	11, 21	Nähte entfernt
21.01.	44, 43	Leitungsanästhesie, Wurzelspitzenresektionen, Zystektomie einer Zyste während der O.P. Leitungsanästhesie wiederholt
22.01.	44, 43	eine zusätzliche Naht gelegt
27.01.	44, 43	alle Nähte entfernt
30.01.	33	Leitungsanästhesie, Zyste durch Zystektomie entfernt
05.02.	44, 43, 33, 11, 21	an allen Wunden Nachbehandlung

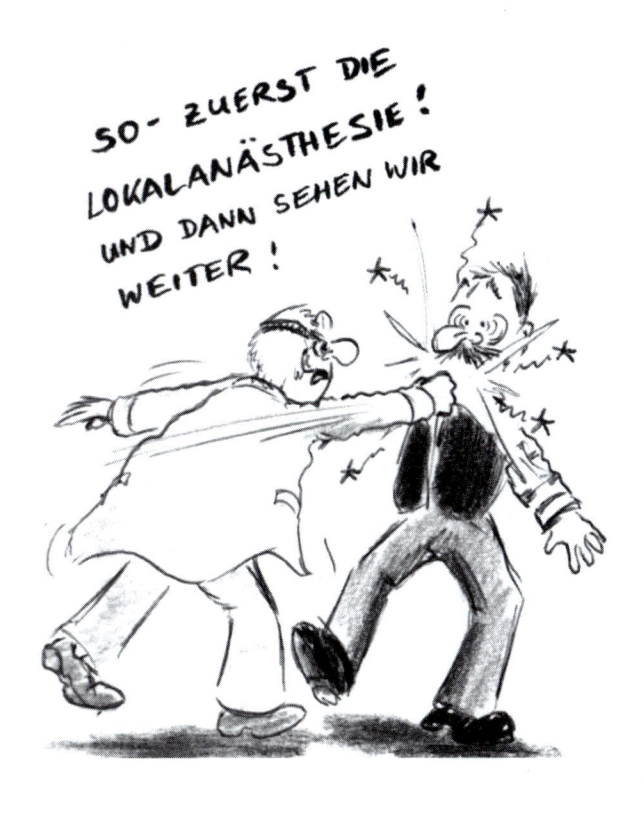

Handlungsorientiertes Lernen / 2. Ausbildungsjahr

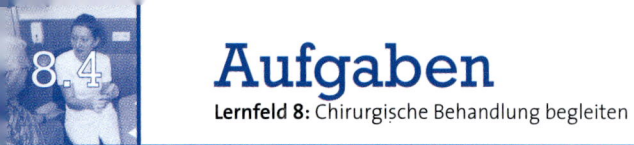

Aufgaben
Lernfeld 8: Chirurgische Behandlung begleiten

4. Behandlungsablauf für Werner Weng

Datum	Zahn	Behandlung
02.01.	OK, UK	lokale Untersuchung und Beratung Panoramaaufnahme Befund: alle 8ter angelegt, 13 retiniert
03.01.	24, 25	Infiltrationsanästhesien, Extraktion der Zähne (Zahn 25 hat 2 Wurzeln), Nähte an allen Wunden, Stillung einer leichten Blutung
04.01.	25, 24	neue Naht gelegt
07.01.13		Infiltrationsanästhesie, Extraktion des Zahnes, dabei Kieferhöhle eröffnet, Verschluss der Kieferhöhle durch plastische Deckung, 9 Nähte, Infiltrationsanästhesie wiederholt, Hilfeleistung bei einer Ohnmacht mit erheblichen Zeitaufwand
10.01.	13, 24, 25	alle Nähte entfernt
11.01.	13	Oberflächenanästhesie, Sequester entfernt
24.01.	33, 34	Leitungsanästhesie, Vitalexstirpationen, Wurzelkanalaufbereitungen, Röntgenmessaufnahme an beiden Zähnen, Wurzelfüllungen, Röntgenaufnahme an beiden Zähnen: WF Bis Apex
	33	Füllung palatinal
	34	Füllung okklusal
	33, 34	Leitungsanästhesie, Wurzelspitzenresektionen und Entfernung einer Zyste durch Zystektomie, 5 Nähte gelegt, Röntgenaufnahme: WR vollständig
30.01.	33, 34	alle Nähte entfernt
02.02.		Beratung wegen KFO-Behandlung

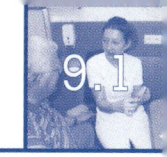

Aufgaben
Lernfeld 9: Waren beschaffen und verwalten

Aufgabe 1
Erläutern Sie den Unterschied zwischen einer allgemeinen und einer bestimmten Anfrage.

Aufgabe 2
Handelt es sich in folgenden Fällen um ein Angebot oder eine Anpreisung?

a) Eine Dentalgroßhandlung verschickt Prospekte an alle Zahnärzte.
b) In einem Schaufenster sind Sportschuhe dekoriert und mit Preisangaben versehen.
c) Dr. Spranger erhält von Dental Koslowski einen persönlich adressierten Brief, in dem Produkte mit Preisangaben vorgestellt werden.
d) Ein Supermarkt inseriert in der Tageszeitung mit Sonderangeboten.

Aufgabe 3
Zählen Sie die sechs Bestandteile auf, die ein vollständiges Angebot i. d. R. enthält.

- _____
- _____
- _____
- _____
- _____
- _____

Aufgabe 4
Erläutern Sie folgende Begriffe aus dem Kaufvertrag

a) brutto für netto,
b) Angebot freibleibend,
c) Lieferung: frachtfrei,
d) Lieferung: frei Haus.

Aufgabe 5
Wie lange ist ein schriftliches/mündliches Angebot gültig?

Aufgabe 6
Nennen Sie drei Beispiele für Freizeichnungsklauseln.

Aufgabe 7
Ein Zahnarzt, der neue Praxisstühle benötigt, erhält folgende Angebote für eine neue Praxisbestuhlung. (Der Zahnarzt benötigt 8 Stühle).

a) Ermitteln Sie das preisgünstigste Angebot.

Angebot A: 112 Euro pro Stuhl, einschließlich Verpackung, Transportkosten 5 Euro pro Stuhl, Rabatt: 10 %, zahlbar innerhalb von 10 Tagen mit 2% Skonto oder innerhalb von 30 Tagen netto Kasse.

Angebot B: 115 Euro pro Stuhl, Transportpauschale: 30 Euro, Rabatt: 8 %, zahlbar sofort ohne Abzug.

b) Nennen Sie drei weitere Faktoren, die neben dem Preis und Preisabzügen entscheidend sind für die Auswahl eines geeigneten Lieferanten.

Aufgabe 8
a) Ein Großhändler bietet an: Beim Kauf von 100 Aktenschränken gibt es einen Schrank gratis. Um welche Rabattart (genaue Bezeichnung) handelt es sich?
b) Welche weiteren Rabattarten kennen Sie?

Aufgabe 9
Ein Zahnarzt schließt mit einem Bürogroßhandel einen Kaufvertrag ab. In dem Kaufvertrag werden keine Angaben zur Lieferzeit, zum Zahlungszeitpunkt und zu den Transportkosten gemacht. Klären Sie die Rechtslage.

Aufgaben

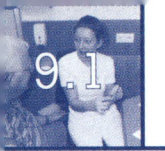

Lernfeld 9: Waren beschaffen und verwalten

Aufgabe 10

Ein Zahnarzt aus München bestellt bei einer Dentalgroßhandlung in Stuttgart.

a) Wo befinden sich laut gesetzlicher Regelung die Erfüllungsorte für die Ware bzw. das Geld?
b) Wo muss laut gesetzlicher Regelung Klage eingereicht werden, wenn der Zahnarzt nicht zahlt, bzw. die Dentalgroßhandelung nicht rechtzeitig/ordnungsgemäß liefert?

Aufgabe 11

Ermitteln Sie das senkrechte Lösungswort mit Hilfe der waagerechten Begriffe.

Begriffe:

1. Laut gesetzlicher Regelung übernimmt er die Verpackungskosten.
2. Preisnachlass bei vorzeitiger Zahlung
3. In einer allgemeinen Anfrage bittet man häufig um diesen.
4. In einer ... Anfrage bittet man um Kataloge.
5. Anzeigen in einer Zeitung sind ...
6. Bei einem ... hat der Käufer die Möglichkeit, die Ware zu einem späteren Zeitpunkt zu bezahlen.
7. Hier müssen die Pflichten aus dem Kaufvertrag erfüllt werden.
8. Belohnung des Kunden für seinen „Großeinkauf".
9. Diese gehören zu den Inhalten des Angebotes.
10. Ein Angebot ist normalerweise ...
11. Warenschulden sind ...
12. Ein ... Angebot muss i. d. R. innerhalb einer Woche angenommen werden.

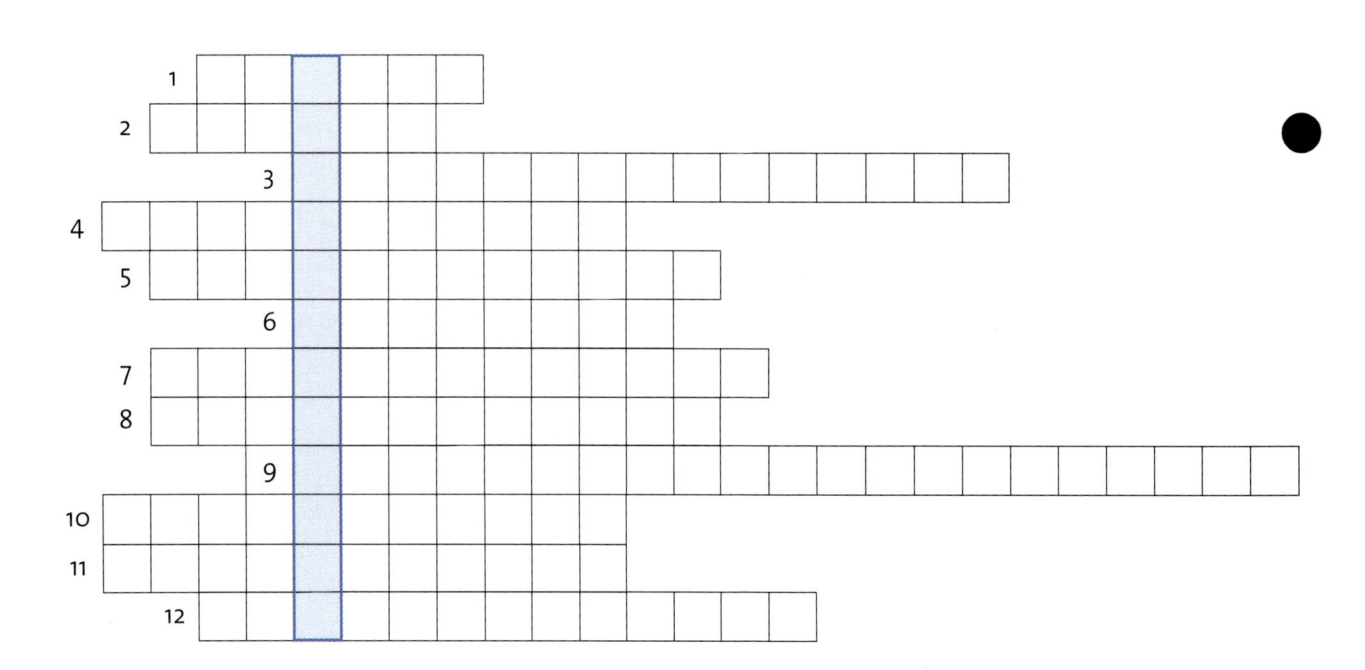

Senkrecht: Grundsätzlich ist ein Angebot ... anzunehmen.

Aufgaben

Lernfeld 9: Waren beschaffen und verwalten

Aufgabe 1

Erläutern Sie, in welchen Fällen eine Bestellung rechtlich einen Antrag und wann eine Annahme darstellt.

Aufgabe 2

Dr. Spranger schickt am 30. März 200x eine schriftliche Bestellung ab. Am Nachmittag des selben Tages fällt ihr auf, dass sie die falschen Sachen bestellt hat und möchte widerrufen. Wann muss der Widerruf spätestens beim Lieferer eingehen?

Aufgabe 3

In welchen Fällen ist eine Bestellungsannahme für das Zustandekommen eines Kaufvertrages erforderlich?

Aufgabe 4

Eine Zahnmedizinische Fachangestellte bekommt eine CD-Sammlung von Udo Jürgens zugeschickt, die sie nicht bestellt hat.

a) Wann kommt in diesem Fall ein Kaufvertrag zustande?
b) Wozu ist die Zahnmedizinische Fachangestellte verpflichtet, falls sie kein Interesse an der CD-Sammlung hat?

Aufgabe 5

Um welche Form des Kaufvertrages handelt es sich in folgenden Fällen?

a) Ein Zahnarzt bestellt von einem neuen Desinfektionsspray zunächst eine Flasche. Falls ihm das Spray zusagt, bestellt er weitere Großpackungen.
b) Eine Zahnarztpraxis bestellt einen Behandlungsstuhl, um ihn 14 Tage auszuprobieren. Sagt die Qualität des Stuhls nicht zu, kann er zurückgegeben werden.
c) Eine Praxis bestellt bei einer Bürogroßhandlung 500 Aktenordner, lässt sich davon zunächst nur 50 liefern. Jeweils bei Bedarf lässt die Praxis weitere Ordner liefern.
d) Eine Zahnmedizinische Fachangestellte bestellt zu ihrer bestandenen Abschlussprüfung ein kaltes Buffet, das genau am 20. Juni geliefert werden muss.
e) Ein Zahnarzt möchte seine Praxis neu fliesen lassen. Im Geschäft lässt er sich eine Musterfliese vorlegen. Da ihm die Fliese gefällt, bestellt er 60 qm Fliesen entsprechend dem vorgelegten Muster.

Aufgaben

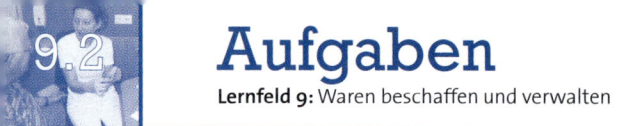

Lernfeld 9: Waren beschaffen und verwalten

Aufgabe 6

Aus welchen Gründen sind vorgedruckte Allgemeine Geschäftsbedingungen notwendig?

_____
_____
_____
_____
_____

Aufgabe 7

Unter welchen Bedingungen werden AGB Vertragsbestandteil?

_____
_____
_____
_____
_____
_____

Aufgabe 8

Welche Inhalte muss ein Vertrag über ein Ratengeschäft enthalten und welche Formvorschrift ist zu beachten?

- _____
- _____
- _____
- _____

Aufgabe 9

Welche Formvorschriften sind in folgenden Fällen zu beachten?

a) Kauf eines Einfamilienhauses
b) Kauf eines Autos beim Gebrauchtwagenhändler
c) Eintragung eines Kaufmanns ins Handelsregister
d) Abschluss eines Ehevertrages
e) Kauf einer Einbauküche mit Vereinbarung zur Ratenzahlung

_____
_____
_____
_____
_____
_____
_____
_____
_____

Aufgabe 10

Vervollständigen Sie die folgenden Aussagen zu Eigentum und Besitz.

Eigentum ist die _____

Herrschaft über eine Sache.

Der _____ kann

nach Belieben mit der Sache verfahren.

Besitz ist die _____

Herrschaft über eine Sache.

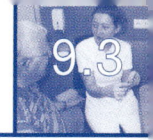

Aufgaben
Lernfeld 9: Waren beschaffen und verwalten

Aufgabe 1
Beschreiben Sie die organisatorische Gestaltung und die technischen Hilfsmittel im Lager Ihrer Zahnarztpraxis!

Aufgabe 2
Beschreiben Sie die Maßnahmen, die in Ihrer Zahnarztpraxis ergriffen werden, um Missbrauch und Diebstahl zu vermeiden.

Aufgabe 3
Am heutigen Tag erscheint ein Lieferant, um einen neuen Bürodrehstuhl, den Ihr Zahnarzt vor kurzem bestellte, abzugeben. Sie bemerken, dass der Karton an einer Ecke eine Handbreit aufgerissen ist.
Wie verhalten Sie sich?

Aufgabe 4
Warum ist es wichtig, in Gegenwart der anliefernden Person die gelieferten Packstücke zu untersuchen und die Stückzahl und das Gewicht mit den Begleitpapieren zu vergleichen?

Aufgabe 5
Der Zahnarzt Dr. Kostenscheu muss bei der Überprüfung der Bestände im Materiallager feststellen, dass das gebundene Kapital einen vierstelligen Betrag erreicht hat. Da kommt ihm eine Idee! Sinnvoller wäre es doch, so denkt er, wenn er bei allen Lagerbeständen die Mindestbestände streichen und just-in-time bestellen würde.

a) Erläutern Sie den Begriff Mindestbestand!
b) Was verstehen Sie unter einer Lieferung, die just-in-time erfolgt?
c) Wie beurteilen Sie das Vorhaben des Dr. Kostenscheu?

Aufgabe 6
Errechnen Sie für lichthärtendes Mikro-Hybrid-Universal-Composite den Meldebestand bei einem Tagesbedarf von 32 vordosierten Kapseln, einer 8-tägigen Lieferzeit und einem Mindestbestand von 150 Kapseln.

Aufgabe 7
Wovon sind die Lagerkosten abhängig?

Aufgabe 8
Der Wert des Materialbestandes der Stadtklinik „Der gesunde Zahn" betrug zu Beginn des Geschäftsjahres 152.000,00 €, am Ende des Geschäftsjahres 175.000,00 €. Im Verlauf des Geschäftsjahres wurde für 560.000,00 € Material eingekauft.

a) Ermitteln sie den Materialeinsatz.
b) Wie hoch war der durchschnittliche Lagerbestand?
c) Wie groß war die Umschlagshäufigkeit des Materiallagers?
d) Ermitteln sie die durchschnittliche Lagerdauer!

Aufgabe 9
Der Patient Wolf Burecki (58) hat üble Laune. Gerade ist er wieder einmal an seinem übervollen, privaten Mülleimer vorbeigekommen und hat sich maßlos über seine Familie, insbesondere seine Ehefrau Cäcilie (56, genannt Cilli, Hausfrau), geärgert, die seiner Meinung nach zu viel Müll produziert. Herr Burecki ist von jeher sehr erbost über politische und marketingtechnische Wortverdrehereien (z.B. „entsorgen" statt „wegwerfen" oder „wiederverwerten" und „Sekundärrohstoffe produzieren" statt „Verpackungsmüll in die gelbe Tonne werfen") und außerdem auch sehr redefreudig. Und so spricht er Sie heute an.
„Sagen Sie einmal, Fräulein Andrea, was tut eigentlich Ihre Zahnarztpraxis, um dem Verpackungsmüllproblem zu begegnen?"

a) Informieren sie sich in Ihrer Praxis, wie mit Verpackungsmüll umgegangen wird.
b) Suchen Sie alternative Möglichkeiten, den Verpackungsmüll in Ihrer Zahnarztpraxis zu reduzieren.

Aufgabe 10
Welche Tätigkeiten sind für Zahnarztpraxen während der Lagerdauer der Materialien besonders wichtig?

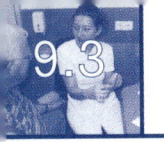

Aufgaben
Lernfeld 9: Waren beschaffen und verwalten

Aufgabe 11

Beurteilen Sie Lagerrisiken, die Sie generell, aber v.a. in großen Zahnkliniken, erkennen können.

Aufgabe 12

Welche Möglichkeiten erkennen Sie, Material und Waren in die Lagerräume und Schränke einer Zahnklinik einzusortieren?
Nennen Sie Beispiele

Aufgabe 13

Lösen Sie das Rätsel! Senkrecht ergibt sich dann die Tätigkeit, die nach der Verabschiedung des Lieferanten auszuführen ist.

Begriffe:

Die 1 muss eine Zahnmedizinische Fachangestellte insbesondere bei Medikamenten immer im Auge behalten.

Die 2 sollten nur Berechtigte zum Lagerraum besitzen.

Die Lieferung und der Lieferschein muss bei der Warenannahme mit der 3 verglichen werden.

Die 4 ist ein Füllungsmaterial.

Die Summe der Tätigkeiten, die noch in Anwesenheit des Lieferanten durchgeführt werden, versteckt sich in hinter der 5.

Anhand der 6 prüft die Zahnmedizinische Fachangestellte bei der Warenannahme z.B. die Anzahl der Packstücke.

Überalterung der Materialien, Verderb oder Diebstahl stellen jeweils eine 7 dar.

Die 8 gehört z.B. neben den Kosten für Reinigung zu den Lagerkosten.

Die 9 sollte zwar nicht nur aus Umweltschutzgründen stets sparsam benutzt werden, denn sie zählt wie die 8 ebenfalls zu den Lagerkosten.

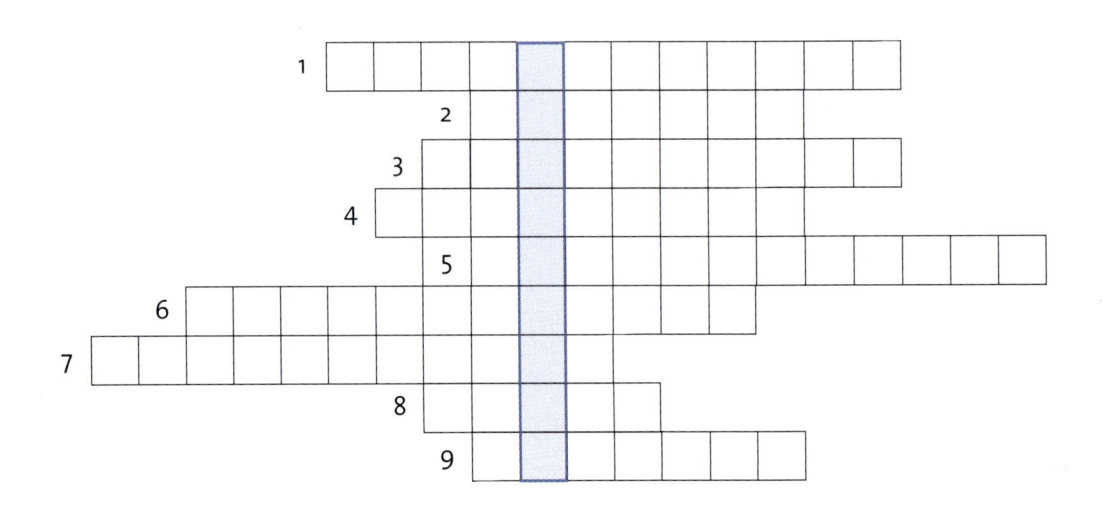

144 Handlungsorientiertes Lernen / 2. Ausbildungsjahr

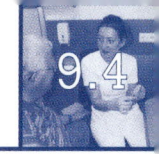

Aufgaben
Lernfeld 9: Waren beschaffen und verwalten

Aufgabe 1
Die Zahnarztpraxis Dr. Sonntag erhält eine Paketlieferung. Erläutern Sie, wie die Prüfung bei der Warenannahme bzw. Warenkontrolle zu erfolgen hat.

Aufgabe 2
Erläutern Sie folgende Formen der Schlechtleistung und nennen Sie jeweils ein Beispiel aus der Zahnarztpraxis: Ware ungleich Werbung, Zuweniglieferung, Falschlieferung, mangelhafte Montageanleitung, Montagemangel, Sache hat nicht die vereinbarte Beschaffenheit.

Aufgabe 3
Dr. Spranger kauft einen Neuwagen im Autohaus Hänsel. Vier Wochen nach Übergabe des Wagens funktionieren die elektrischen Fensterheber nicht ordnungsgemäß. Welche Rechte kann Dr. Spranger gegen den Händler geltend machen und welche Voraussetzungen sind dabei zu beachten? (nach BGB)

Aufgabe 4
Dr. Specht kauft sich einen neuen Drucker für seinen Computer, dessen Hersteller in der Werbung mit dem Spruch „bis zu 8 Seiten in der Minute" wirbt. Nach der Übergabe stellt Dr. Specht fest, dass der Drucker jedoch nur eine Leistung von höchstens sieben Seiten pro Minute erbringt. Welche Rechte stehen Specht zu?

Aufgabe 5
Emel kauft sich ein Bücherregal zum Selbstaufbau. Aufgrund der fehlerhaften Bauanleitung baut sie das Regal falsch zusammen. Welche Rechte kann sie geltend machen?

Aufgabe 6
Dr. Spranger kauft einen neuen Schreibtisch. Nach 14 Tagen entdeckt die Putzfrau auf der Unterseite der Schreibtischplatte leichte Kratzer. Kann Frau Dr. Spranger auf Neulieferung oder Nachbesserung bestehen? Begründen Sie Ihre Antwort.

Aufgabe 7
Um welche Form des Kaufvertrages hinsichtlich der Vertragspartner handelt es sich in folgenden Fällen?

a) Eine Hausfrau verkauft ihrer Nachbarin ein Fahrrad.
b) Eine Zahnmedizinische Fachangestellte kauft im Supermarkt Obst
c) Ein Autohaus kauft von einem Rentner ein Auto.
d) Ein Einzelhändler bestellt bei einem Großhändler Waren.

Aufgabe 8
Laut Kaufvertrag vom 10. Mai 2002 ein Verkäufer 2 Kopierer an einen Zahnarzt liefern. Vereinbarter Liefertermin: schnellstmöglich. Am 25. Mai des Jahres ist die Lieferung immer noch nicht eingetroffen. Ist der Lieferant bereits in Lieferungsverzug geraten? Begründung!

Aufgabe 9
Welche Rechte stehen einem Kunden grundsätzlich bei Vorliegen einer Nicht-Rechtzeitig-Lieferung zur Auswahl und welche Voraussetzungen sind dabei zu beachten?

Aufgabe 10
Nennen Sie die gesetzlichen Gewährleistungsfristen sowie den Beginn der Gewährleistungsfrist:

a) beim Verbrauchsgüterkauf,
b) bei arglistig verschwiegenen Mängeln,
c) und bei Bauwerken.

Aufgabe 11
Erläutern Sie, was unter dem Begriff „Beweislastumkehr" zu verstehen ist.

Aufgabe 12

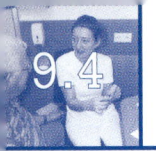

Beurteilen Sie, ob in folgenden Fällen die Verjährung bereits eingetreten ist.

a) Ein Kunde lässt sich einen Garage von einer Baufirma bauen. Am 11. Juli 2000 wurde diese fertig gestellt. Am 2. März 2002 stellt der Kunde fest, dass sich die Wände der Garage lösen.

b) Ein Kunde kaufte am 26. November 1998 einen Gebrauchtwagen. Der Verkäufer verschwieg wissentlich, dass es sich um einen Unfallwagen handelt. Der Käufer findet am 17. März 1999 heraus, dass es sich um einen Unfallwagen handelt. Am 2. Februar 2002 meldet er sich bei dem Gebrauchtwagenhändler und verlangt einen neuen PKW.

c) Eine Zahnarzthelferin kauft am 13. April 2002 eine Waschmaschine, die nicht die angegebene Temperatur erreicht. Am 21. Juni 2004 reklamiert sie den Mangel. Sie besteht auf Lieferung einer neuen Waschmaschine.

Aufgabe 13

Ermitteln Sie das senkrechte Lösungswort mit Hilfe der waagerechten Begriffe.

Begriffe:
1. Notwendige Voraussetzung für das Geltendmachen von Schadenersatz.
2. Eine Nacherfüllung entfällt, wenn unverhältnismäßig hohe ... anfallen würden.
3. Nachrangiges Recht nicht bei geringfügigen Mängeln möglich.
4. Der Verkäufer einer Ware ist nicht der Eigentümer. Es liegt ein ... vor.
5. Bei mangelhafter Montageanleitung spricht man oft von der ...
6. Nachrangige Rechte können i.d.R. erst nach Ablauf einer ... gefordert werden.
7. Manchmal kann der Käufer Ersatz vergeblicher ... verlangen.
8. Nach ... erfolglosen Versuchen gilt die Nachbesserung als fehlgeschlagen.
9. Falls die Ware nicht den Aussagen in der ... entspricht, handelt es sich um einen Sachmangel.

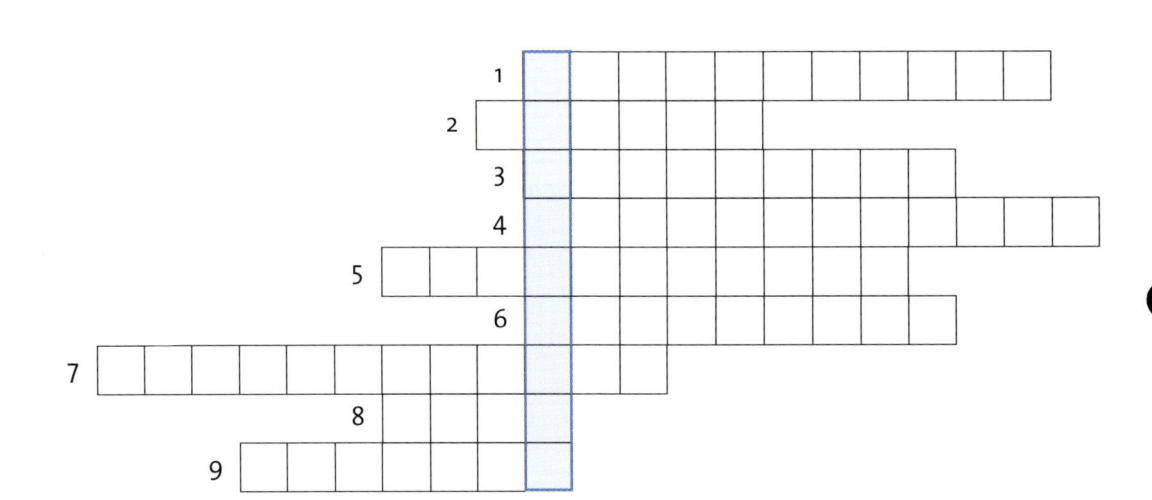

Aufgaben

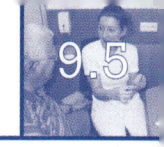

Lernfeld 9: Waren beschaffen und verwalten

Aufgabe 1

Nennen und erklären Sie die drei unterschiedlichen Zahlungsformen!

Aufgabe 2

Stellen Sie fest, ob bei den unten angeführten Zahlungsvorgängen

[1] nur der Gläubiger ein Konto benötigt,
[2] nur der Schuldner ein Konto benötigt,
[3] Gläubiger und Schuldner ein Konto benötigen,
[4] weder Gläubiger noch Schuldner ein Konto benötigen.

Tragen Sie die entsprechende Ziffer in das jeweilige Kästchen ein.

Zahlungsvorgänge

a) Zahnarzt LUX überweist die Miete für die Geschäftsräume durch Dauerauftrag.

b) Zahnarzt May gibt einem Handwerker einen Barscheck. Dieser lässt sich das Geld bar auszahlen.

c) Patient Abs zahlt mit Kreditkarte.

e) Patientin Marx zahlt mit Bankscheck, der zur Verrechnung ausgestellt ist.

f) Emel zahlt an den Paketboten bar für ein Nachnahmepaket.

g) Patientin Meier zahlt eine Rechnung mit Express-Brief.

h) Patient Müller zahlt per Banküberweisung.

Aufgabe 3

Schildern Sie den Ablauf des Zahlungsvorganges beim Zahlschein!
(Wo muss man hin? Was muss man tun? Wie wird der Zahlungsvorgang abgewickelt?)

Aufgabe 4

Nennen Sie zwei Beispiele, bei denen sich eine Zahlung per Dauerauftrag anbietet!

Aufgabe 5

Prüfen Sie die folgenden Aussagen auf ihre Richtigkeit! Tragen Sie eine (1) in das entsprechende Kästchen ein, wenn die Aussage richtig ist und eine (9), wenn die Aussage falsch ist!

Aussagen

Ein Barscheck wird vom Gläubiger ausgestellt.

Bei der Einzugsermächtigung erteilt der Zahlungspflichtige seinem Kreditinstitut den Auftrag, Lastschriften eines bestimmten Zahlungsempfängers ohne vorherige Rückfrage abzubuchen.

Mit einer Kreditkarte kann man bargeldlos in allen Währungen zahlen.

Bei Scheckverlust oder Diebstahl eines Schecks sollte man umgehend das Konto sperren lassen.

Ein Verrechnungsscheck ist sicherer als ein Barscheck.

Aufgabe 6

Bei Frau Sommer wurde die Miete erhöht. Was muss sie tun, wenn sie bisher

a) per Dauerauftrag gezahlt hat?
b) per Einzugsermächtigung überwiesen hat?

Aufgabe 7

Nennen Sie zwei bekannte Kreditkarten-Unternehmen

Aufgabe 8

Erläutern Sie den Unterschied zwischen einem Barscheck und einem Verrechnungsscheck!

Aufgabe 9

Worin besteht der Unterschied zwischen der Einzugsermächtigung und dem Abbuchungsauftrag?

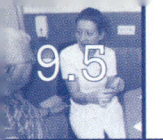

Aufgaben

Lernfeld 9: Waren beschaffen und verwalten

Aufgabe 10

Beim sog. „electronic cash" gibt es das „POS-Verfahren" und das „POZ-Verfahren". Beschreiben Sie kurz diese beiden Verfahren!

Aufgabe 11

Berechnen Sie die Anzahl der Zinstage!

a) Vom 20.10. - 31.12.: _____

b) Vom 28.01. - 14.02.: _____

c) Vom 28.02. - 12.04.: _____

d) Vom 24.02. - 31.10.: _____

Aufgabe 12

Ein Patient begleicht eine am 30.05. fällige Rechnung über 6543,21 € erst am 31.10. Wie hoch ist der zu zahlende Betrag einschließlich 8 % Verzugszinsen?

Aufgabe 13

Ein Zahnarzt nimmt einen Kredit über 6500,00 € auf. Die Laufzeit des Kredits beträgt 8 Monate, an Zinsen werden 12,5 % berechnet. Wie hoch ist der Gesamtrückzahlungsbetrag einschließlich Zinsen?

Aufgabe 14

Ein Darlehen wird am 01.04. aufgenommen. Betrag: 6.580,00 €, Zinssatz: 8 1/2 %. Das Darlehen wird mit 6.635,93 € einschl. Zinsen zurückgezahlt. An welchem Tage erfolgte diese Rückzahlung?

Aufgabe 15

Ein Zahnarzt zahlt für die Zeit vom 09.02. bis 21.08. bei 7,5 % Verzinsung 220,00 € Zinsen. Errechnen Sie den Kreditbetrag!

Aufgabe 16

Eine Helferin zahlt einen Kredit in Höhe von 1.440,00 €, den Sie vom 3. Februar bis zum 30. September in Anspruch nahm, an ihre Bank zurück. Sie musste 90,06 € Zinsen zahlen. Wie hoch war der Zinssatz?

Aufgabe 17

Eine Zahnmedizinische Fachangestellte hatte 3.200,00 € zu 4,5 % an ihre Freundin ausgeliehen. Sie erhält 74,80 € Zinsen. Für wie viele Tage hat sie ihr Geld verliehen?

Aufgabe 18

Für wie viele Tage muss ein Kapital von 5.000,00 €, das zu 6 % verzinst wird, angelegt werden, damit es ebenso viel Zinsen bringt, wie ein Kapital von 8.000,00 € zu 4 % in 90 Tagen?

Aufgabe 19

Ein Zahnarzt hat am 10.03. ein Bankguthaben in Höhe von 978,45 €. Am gleichen Tag wird eine Lastschrift über 2.600,00 € abgebucht. Die nächste Buchung ist eine Gutschrift am 19.03., durch die das Konto wieder ein Guthaben aufweist.
Berechnen Sie die Kontokorrentzinsen bei einem Zinssatz von 11 %!

148 Handlungsorientiertes Lernen / 2. Ausbildungsjahr

Wissensspeicher A

Ablagesysteme
Mit Hilfe von Ablagesystemen ist es möglich, das in der Praxis anfallende Schriftgut nach unterschiedlichen Kriterien (z. B. Aufbewahrungsfristen) und in unterschiedlichen Systemen zu ordnen und damit den Praxisalltag zu erleichtern.
Dabei werden folgende Ablagesysteme abgegrenzt:

Ablagesysteme Unterformen	Liegend	Stehend	Hängend	
			Pendelregister	Hängeregister
Schriftgutbehälter	Aktendeckel, Schnellhefter	Ordner	Mappen, Hefter mit Metallbeschlag	Mappen, Hefter mit Hängenasen
Beschreibung	liegen gestapelt übereinander	stehen nebeneinander	hängen *nebeneinander* in einer Profilschiene	hängen *hintereinander* in einer Profilschiene
Vorteile	leichte Handhabung bei geringem Schriftgutumfang	gute Übersicht innerhalb eines Ordners	übersichtlich, seitlich verschiebbar, Zeitersparnis, leichtes Einreihen neuer Akten	gute Übersicht leichtes Einreihen neuer Akten, Lose-Blatt-Ablage möglich
Nachteile	umständlich, zeitraubend, unübersichtlich größerem Umfang	Einfügen eines neuen Ordners ins Ordnungssystem schwierig	Lose-Blatt-Ablage schwierig	mehr Platz durch Auszug notwendig, Sichtfeld auf Augenhöhe begrenzt

ABCD – Schema
→ *Notfallbehandlung*
→ *Notfalltechniken*
→ *Wiederbelebung*

Ablauforganisation
Unter Ablauforganisation wird die optimale Anordnung von Arbeitsprozessen in einem Betrieb verstanden. Das bedeutet für eine Zahnarztpraxis, dass sämtliche anfallende Arbeitsvorgänge rational gestaltet werden sollen und damit eine Optimierung des Praxisablaufs erreicht werden soll. Dabei geht es i. d. R. immer um eine Minimierung des Verwaltungsaufwandes (Minimierung der Durchlaufzeiten der Patienten) bei gleichzeitiger optimaler Auslastung der Kapazitäten (Arbeitskräfte und Sachmittel) einer Praxis.
Die Ablauforganisation kann aufgabenorientiert, zeitorientiert und raumorientiert vorgenommen werden, wobei eine isolierende Untersuchung sicherlich erkenntnisreich sein kann. In der Praxis aber immer zusammenhängend durchzuführen ist die Untersuchung, da Arbeitsabläufe stets gleichzeitig an Tätigkeit, Zeit und Raum gebunden sind.
Bei der aufgabenorientierten Ablauforganisation werden Arbeitsabläufe in einzelne Arbeitsschritte zerlegt und reihenfolgegerecht angeordnet. In größeren Betrieben werden dazu Ablaufdiagramme (Arbeitsablaufkarten) eingesetzt.

Die zeitorientierte Ablauforganisation versucht, eine optimale Abstimmung zeitlich aufeinanderfolgender Tätigkeiten unter Berücksichtigung der technischen und personellen Voraussetzungen zu erreichen. Hier kommen Balkendiagramme und die Netzplantechnik als Planungsinstrumente zum Einsatz. Für die Zahnarztpraxis sind diese Instrumente allerdings von weniger großer Bedeutung.
Die raumorientierte Ablauforganisation versucht, Fehler in der Raumanordnung zu vermeiden, um unnötig langen Wegen für das Praxispersonal und damit einen erhöhtem Zeitaufwand entgegenzuwirken.

Abszess
Abgekapselte Eiteransammlung im Gewebe.
→ *Eitrige Entzündungen*

Acetylsalicylsäure
Abkürzung ASS, arzneilich wirksamer Bestandteil vieler Schmerzmittel.

Adrenalin
Ein Hormon, das im Nebennierenmark, einer endokrinen Drüse, gebildet wird. Es wirkt auf Herz und Kreislauf. Als Zusatz ist es in zahnärztlichen →*Lokalanästhetika* enthalten und bewirkt mit seiner gefäßverengenden Wirkung eine längere Anästhesie und

A Wissensspeicher

stärkere Blutleere. Nachteilig ist jedoch, dass das Adrenalin als Zusatz im Anästhetikum eine Mehrbelastung für Herz und Kreislauf bedeutet.

Aerosol
Sprühnebel. In dieser Form werden Medikamente (z. B. beim → *Asthma*) verabfolgt, die eingeatmet werden sollen, um direkt auf die Schleimhaut der → *Atmungsorgane* einwirken zu können.
Zahnärztliche Behandlung: Bei Sprayanwendung (Turbine, Mehrfunktionsspritze, Ultraschallgerät zur Zahnsteinentfernung) wird aus dem Patientenmund ein Sprühnebel herausgeschleudert, der neben Mikroorganismen aus der Mundhöhle und dem Rachen des Patienten, feste lungengängige Partikel von Zahnsubstanz, Zahnstein, Füllungswerkstoffen und dergleichen, feinste Tröpfchen von Speichel, Blut und Kühlwasser enthält. Dieses Aerosol kann zu Infektionen und Allergien führen. Die größte Dichte der Aerosolwolke befindet sich in einem glockenförmigen Gebiet vor dem Patientenmund.

AGB
→ *Allgemeine Geschäftsbedingungen*

Akut
→ *Krankheitsverlauf*

Alarmsymptome
Zeichen einer akuten Störung der → *Vitalfunktionen*. Erste Anzeichen (Alarmsymptome) für eine drohende Notfallsituation sind ohne Hilfsmittel durch sorgfältiges Beobachten des Patienten zu erkennen. Bereits durch Sehen, Fühlen, Hören, Fragen erkennen Sie eine akute Störungen der Vitalfunktionen.
Folgende Alarmsymptome weisen auf einen Notfall hin:
- abnormes Verhalten
- akut einsetzende Schmerzen
- Schwindel
- Unruhe, Krämpfe
- Luftnot
- blasse, kalte, schweißbedeckte Haut
- Übelkeit, Erbrechen u.a.

Überprüfen	Wie?	Ich stelle fest:	Folgerung
Bewusstsein	ansprechen rütteln	nicht ansprechbar bewegungslos	bewusstlos
Atmung	fühlen sehen hören	keine sicht- und fühlbare Atembewegung; kein hörbares Atemgeräusch	Atemstillstand
Puls	durch fühlen der Halsschlagader	beidseitig kein Puls feststellbar	Keislaufstillstand

Ein Notfall-Checking entscheidet darüber, ob es sich bei den beobachteten Alarmsymptomen um einen lebensbedrohlichen Notfall oder eine harmlose Komplikation handelt. An erster Stelle der Untersuchung bei einem Notfallpatienten steht also die Überprüfung der Vitalfunktionen.

Allgemeine Geschäftsbedingungen
Vorformulierte Vertragsbedingungen, die für eine Vielzahl von Geschäften gelten, bezeichnet man als Allgemeine Geschäftsbedingungen (AGB). AGB dienen der Zeit- und Kostenersparnis beim Abschluss von Verträgen und sind meistens auf der Rückseite des Auftrags, der Bestellung oder des Kaufvertrags abgedruckt. In der Regel versucht der jeweils wirtschaftlich Stärkere, mit der Formulierung der AGB für ihn günstige Vertragsbedingungen Vertragsbestandteil werden zu lassen.
Damit die AGB Bestandteil des Vertrags werden, müssen die folgenden Bedingungen erfüllt sein (§ 305 BGB):

1. Der Verwender muss die andere Vertragspartei ausdrücklich auf die AGB hinweisen. Wenn dieser Hinweis wegen der Art des Vertragsabschlusses nur unter unverhältnismäßigen Schwierigkeiten möglich ist, kann auch ein deutlich sichtbarer Aushang genügen (z.B. bei Geschäften des Massenverkehrs: Theater, Sportveranstaltungen, Kino, Kaufhäuser).

2. Die andere Vertragspartei muss die Möglichkeit erhalten, in zumutbarer Weise, die auch eine körperliche Behinderung berücksichtigt, die AGB zur Kenntnis zu nehmen. Einem Blinden müssen die AGB im Zweifel daher vorgelesen werden!

3. Die andere Vertragspartei muss der Geltung der AGB ausdrücklich zustimmen.

Alveolotomie
Abtragen des Alveolarfortsatzes mit dem Ziel die spitzen Knochenkanten zu glätten.

Analgeticum
Mittel zur Schmerzreduktion, Schmerzmittel
Ein sehr bekanntes und frei käufliches Schmerzmittel ist die Acetylsalicylsäure (ASS). Dieses Medikament wird auch zur Verminderung der Blutgerinnung gegen Thrombosen, zur Herzinfarkt-Prophylaxe und zur Verminderung des Schlaganfallrisikos verordnet. Nach chirurgischen Eingriffen kann es zu anhaltenden Nachblutungen kommen.

Anamnese
Lebensbedrohliche → *Zwischenfälle* gehen meist von Störungen der → *Atmung* und /oder des → *Herzkreislaufsystems* aus. Außer allergischen Reaktionen ereignen sich schwerwiegende Komplikationen in der Regel bei vorgeschädigten Patienten.
Zur Erkennung von → *Risikopatienten* ist deshalb die

Wissensspeicher A

Erhebung der Vorgeschichte (Anamnese) des Patienten von größter Bedeutung. Sinnvoll ist die Verwendung von standardisierten → *Anamnesefragebögen*, die vom Patienten vor Beginn der Behandlung im Wartezimmer durchzulesen und auszufüllen sind. Durch Datum und Unterschrift wird der Fragebogen gleichzeitig zu einem Dokument für die Unterlagen. Hier sollte z. B. nach Kreislaufstörungen (→ *Hypotonie*, → *Hypertonie*), Herzerkrankungen (→ *Herzfehler*, → *Angina pectoris*, → *Herzinfarkt*, → *Herzinsuffizienz*, → *Herzrhythmusstörungen*, → *Herzschrittmacher*), Atemstörungen (→ *Bronchitis*, → *Asthma bronchiale*), Stoffwechselstörungen (→ *Diabetes mellitus*) und vorhandenen → *Allergien* sowie nach Erkrankungen des Zentralnervensystems (→ *Epilepsie*, → *Schlaganfall*) gefragt werden. Darüber hinaus sind frühere Zwischenfälle bei zahnärztlichen oder operativen Behandlungen sowie Hinweise auf → *Blutgerinnungsstörungen*, evtl. bestehende Schwangerschaft und die regelmäßige Einnahme von → *Medikamenten*, da diese über Erkrankungen und Wechselwirkungen mit anderen Arzneimitteln Aufschluss geben, von Bedeutung.

In einem persönlichen Gespräch kann dann der Zahnarzt anhand des Anamnesebogens einzelne Punkte gezielt nochmals ansprechen (Fühlen Sie sich zur Zeit gesund oder stehen Sie in ärztlicher Behandlung? Nehmen Sie irgendwelche Medikamente? Haben Sie einmal die örtliche Betäubung oder andere Medikamente schlecht vertragen? Sind Ihnen Allergien bekannt? Bluten Ihre Wunden auffällig lang?), um so zusätzliche Informationen zu gewinnen. Die Anamnese liefert also die wichtigsten Informationen über den Gesundheitszustand der Patienten. In Zweifelsfällen wird der Zahnarzt über Schweregrad, Verlauf und Therapie einer Erkrankung ergänzende Auskünfte bei dem behandelnden Arzt einholen.

Anamnesefragebogen
→ *Anamnese*

Anfrage
Durch eine Anfrage kann sich ein Käufer Informationen wie z. B. Preise, Lieferungsbedingungen, Warenqualität usw. über Waren verschaffen. Eine Anfrage kann mündlich, schriftlich, telefonisch oder per Fax erfolgen. Sie ist an keine Form gebunden. Eine Anfrage ist stets unverbindlich, d.h. der Kunde muss die nachgefragte Ware nicht kaufen. Bittet der Käufer in seiner Anfrage zunächst nur um einen Katalog, ein Muster oder einen Vertreterbesuch, so liegt eine allgemeine Anfrage vor. Wird dagegen um genaue Angaben bezüglich Art, Güte, Beschaffenheit der Ware, Preis, Lieferungs- und Zahlungsbedingungen von Waren gebeten, so handelt es sich um eine bestimmte Anfrage.

Angebot
Ein Angebot ist eine Willenserklärung, Waren zu den angegebenen Bedingungen zu verkaufen. Dies kann schriftlich, mündlich oder telefonisch erfolgen. Angebote richten sich an eine genau bestimmte Person oder an Personengruppen. Mit einer solchen Willenserklärung verpflichtet sich der Anbieter zum Verkauf, d.h. Angebote sind grundsätzlich verbindlich. Hiervon zu unterscheiden sind sogenannte Anpreisungen, die sich an die Allgemeinheit richten. Beispiele für Anpreisungen sind Massendrucksachen, Plakate, Werbespots, Schaufensterauslagen usw. Anpreisungen sind unverbindlich. Angebote, die ohne Einschränkung gemacht werden, sind grundsätzlich verbindlich. Angebote müssen unverzüglich angenommen werden, wenn es sich um unbefristete Angebote handelt, d. h. in dem Angebot keine Frist genannt wurde. Mündliche und telefonische Angebote sind nur während der Dauer des Gespräches bindend. Schriftliche Angebote müssen i.d.R. innerhalb von einer Woche angenommen werden, sonst erlischt die Bindung. Ein befristetes Angebot muss bis zu der angegebenen Frist angenommen werden, sonst erlischt die Bindung. Beispiel: Steht im Angebot an Dr. Spranger "Gültig bis Ende dieses Jahres", dann muss das Angebot bis zum 31. Dezember des Jahres angenommen werden, damit die Bindung nicht erlischt.

Mit so genannten Freizeichnungsklauseln kann ein Anbieter die Bindung an das Angebot ganz oder teilweise ausschließen.

Beispiele	Bedeutung
„solange der Vorrat reicht"	Die Menge ist unverbindlich, d.h. wenn der Preis für eine bestimmte Ware herabgesetzt wurde, kann der Käufer nicht auf einen Kauf bestehen, wenn die Ware ausverkauft ist.
„Preise unverbindlich"	Die angegebenen Preise können sich ändern.
„Angebot unverbindlich" oder „freibleibend" oder „ohne Obligo"	Das Angebot ist völlig unverbindlich, d.h. es kann geändert oder völlig zurückgenommen werden.

Der Anbieter ist nicht mehr an sein Angebot gebunden, wenn
• der Empfänger das Angebot ablehnt,

Handlungsorientiertes Lernen / 2. Ausbildungsjahr 151

A Wissensspeicher

- die Bestellung zu spät eintrifft,
- die Bestellung vom Angebot abweicht,
- der Anbieter sein Angebot rechtzeitig widerruft, d.h. der Widerruf spätestens mit dem Angebot eintrifft.

(→ *Inhalte des Angebotes*).

Angebotsvergleich

In der Regel liegen einem Käufer verschiedene Angebote unterschiedlicher Anbieter vor. Das günstigste Angebot muss nun ausgewählt werden. Dabei achtet der Käufer nicht nur auf Preise und Konditionen (Preisnachlässe, Lieferungsbedingungen, Zahlungsbedingungen), sondern auch auf die Qualität der Ware, Lieferzeit, Zuverlässigkeit des Lieferanten und Serviceleistungen. Die angegebenen Preise müssen auf eine einheitliche Basis gebracht werden, wobei Preisnachlässe (Rabatt und Skonto) ebenso zu berücksichtigen sind, wie anfallende Bezugskosten (Kosten der Versandverpackung, Transportkosten). Folgendes Schema zur Ermittlung des Bezugspreises hat sich bewährt:

Listeneinkaufspreis
- Rabatt
= Zieleinkaufspreis (netto)
+ Umsatzsteuer (16%)
= Zieleinkaufspreis (brutto)
- Skonto
= Bareinkaufspreis
+ Bezugskosten
= Bezugspreis

Angst

Angst ist ein sinnvolles Gefühl, das uns vor drohenden Gefahren warnt und uns vorsichtig werden lässt. Von einer Angststörung spricht man, wenn die Angst ungewöhnlich stark und nicht der Situation angemessen ist. Sie kann dann zu einem belastenden Element werden, wenn ein Patient anfängt, Situationen, die ihm Angst einflößen, z.B. die zahnärztliche Behandlung, meidet.

Ängstlicher Patient

Die zahnärztliche Behandlung ist bei vielen Patienten mit → *Angst* vor Schmerzen, Angst vor der → *Lokalanästhesie* (Injektion), Angst vor der Enge des Körperkontaktes bei der Behandlung, Angst vor Bloßstellung, z.B. wegen unzureichender Mundhygiene, Angst durch schlechte Erfahrung und vor schmerzhaften Maßnahmen (Bohren) verbunden. Schon Tage vor dem Zahnarztbesuch geraten manche Angstpatienten in Panik (→ *„Zahnarztphobie"*). Angst ist bei diesen Patienten von körperlichem Unwohlsein, Schweißausbrüchen, Unruhe, belegter Stimme, Mundtrockenheit, zum Hals klopfender Puls, „Herzjagen", schnellem Atmen und Zittern begleitet. Die Ausschüttung von → *Adrenalin* aus den Nebennieren kann als Ursache dieser → *Symptome* angenommen werden. → *Lokalanästhetika* mit hohem Adrenalinzusatz können zusätzlich die innere Erregung der Patienten steigern und so Zwischenfälle auslösen.

Für eine gute Beziehung zwischen Praxisteam und verängstigten Patient ist es wichtig, die Ängste des Patienten ernst zu nehmen. Angstpatienten sind schwer zugänglich. Geduld, die Anteilnahme und die gehaltene Hand in angstvoll erlebten Situatione schaffen Vertrauen und geben dem Patienten ein Gefühl der Sicherheit. Das Praxisteam sollte durch sein fachliches Wissen, seine perfekte Assistenz, seine fürsorgliche, positive Ausstrahlung den Angstpatienten helfen, ihre Probleme zu bewältigen. Neben der menschlichen Betreuung und dem Gespräch mit dem Patienten kann z.B. die entspannende Atmosphäre des Wartezimmers viel zur Angstbeseitigung beitragen. Dass der Patient freundlich empfangen wird und nur kurz warten muss, sind Selbstverständlichkeiten.

Allergene

Stoffe, die einen Organismus zur Bildung einer allergischen Reaktion veranlassen.

Allergie

Überempfindlichkeitsreaktionen (allergische Reaktionen) können grundsätzlich durch jede körperfremde Substanz (→ *Allergen*), ausgelöst werden, mit der der Organismus in Kontakt tritt (durch Injektion, Einatmen, Kontakt). Die Zeit bis zum ersten Auftreten von → *Symptomen* ist bei einer allergischen Reaktion unterschiedlich lang. Man unterscheidet zwischen einer Frühreaktion, die innerhalb der ersten zwanzig Minuten einsetzt, und einer Spätreaktion, die erst nach Stunden oder Tagen auftreten kann. Je früher sich Krankheitszeichen ausbilden, desto gefährlicher ist der weitere Verlauf. Für den Zahnarzt sind vor allem Allergien gegen Medikamente (z.B. → *Antibiotika*, → *Anästhetika*), zahnärztliche Werkstoffe und → *Latex* von Bedeutung. Allergische Erscheinungen äußern sich in der Regel zuerst mit Hautveränderungen wie Rötung, Quaddelbildung (Blasenbildung), Juckreiz und mit Übelkeit, Erbrechen und Schweißausbrüchen. Durch einen erheblichen Blutdruckabfall mit einem deutlich beschleunigten Puls und durch Atemstörungen kann der Patient das Bewusstsein verlieren. Durch Herz- und Atemstillstand kann sich dann ein allergischer → *Schock* als bedrohlichste Form der allergischen Reaktion entwickeln.

Anästhetika

Örtlich (→ *Lokalanästhetika*) oder allgemein (→ *Narkotika*) wirkende schmerzstillende Mittel.

Wissensspeicher A

Angina pectoris
Die Worte bedeuten „Enge in der Brust". Es handelt sich hier um eine Erkrankung der Herzkranzgefäße, d.h. deren Einengung. Die Angina pectoris ist meist das Vorstadium eines drohenden Herzinfarktes. Es handelt sich um einen einengenden, drückenden Schmerz hinter dem Brustbein, der meist bei körperlicher oder seelischen Belastung auftritt und in den linken Arm ausstrahlt. Der Schmerz entsteht dann, wenn der Herzmuskel mehr Blut bzw. Sauerstoff benötigt, als er über die eingeengten Gefäße bekommt. Bei vermehrter Adrenalinausschüttung oder Adrenalinzufuhr durch Lokalanästhetikum kann es zur Auslösung eines Angina-pectoris-Anfalles kommen.

Annahme
→ *Bestellung*

Antibiotika
Das einzelne Antibiotikum (z.B. Penizillin) tötet Bakterien oder hemmt deren Wachstum. Die Wirksamkeit wird erst erzielt, wenn eine ausreichende Menge des Antibiotikums über eine längere Zeit die Krankheitserreger erreicht.

Antiphlogitika
Mittel zur Behandlung von Entzündungen

Antrag
→ *Bestellung*

Arbeiten im Lager
Während der Lagerhaltung muss die verantwortliche ZFA den Lagerbestand entsprechend den jeweiligen Materialerfordernissen pflegen. Die Kontrolle der Verfalldaten, der Schutz der Lagerräume vor unberechtigtem Zutritt und das regelmäßige Aufräumen und Säubern des Lagers, um den zur Verfügung stehenden Platz optimal zu nutzen und das Material zu schonen, gehören ebenfalls zu ihren Aufgaben. In regelmäßigen Abständen sollten die Lagerbestände aufgenommen werden und mit den Lagerlisten (Materialkartei) verglichen werden.

Arbeitsunfall
Jede Verletzung am Arbeitsplatz, auch wenn sie noch so klein ist, muss dokumentiert werden. Die Aufzeichnungen müssen in einem Verbandbuch, als Computerdatei oder in einer Kartei schriftlich festgehalten und fünf Jahre aufbewahrt werden. Folgendes muss angegeben werden: Unfallzeitpunkt, Unfallort, Hergang des Unfalls, Art und Umfang der Verletzung, Zeitpunkt sowie Art und Weise der Erste-Hilfe-Maßnahmen, Name des Versicherten, Ersthelfers und Namen der Zeugen.
Kommt es nach einem Arbeitsunfall zu einer Erkrankung, hilft die (BGW) mit Heilbehandlungen, Rehabilitation u.a. Diese Leistungen dürfen von der Berufsgenossenschaft für Gesundheitsdienst und Wohlfahrtpflege BGW jedoch nur erbracht werden, wenn sicher ist, dass die Verletzung durch einen Arbeitsunfall verursacht wurde. Ein Zusammenhang lässt sich leicht nachweisen, wenn der Unfall dokumentiert wurde. Eine Unfallanzeige an die BGW ist bei einer Arbeitsunfähigkeit von länger als drei Tagen erforderlich.

Arrhythmie
Unregelmäßiger Herzschlag

Aspiration
Ansaugen von Flüssigkeiten, Gasen oder festen Stoffen in Luftröhre und Lunge.

ASS
Acetylsalicylsäure, → *Analgeticum*

Asthma bronchiale
Beim Asthma bronchiale handelt es sich um eine chronische Entzündung der Atemwege mit meist anfallsweise auftretenden Atemstörungen. Die Atemwege (Verzweigungen der → *Bronchien*) sind durch Verkrampfungen, Schwellungen (→ *Ödeme*) und übermäßige → *Schleimsekretion* verengt. Ausgelöst wird ein Asthmaanfall durch → *Angst*, → *Stress* oder Kontakt mit einem → *Allergen*, insbesondere Medikamenten (z.B. → *Acetylsalicylsäure*), andere Stoffe (z.B. → *Latex*) oder durch Einatmen von Stäuben → *(Aerosolen)*. Typische Beschwerden beim Asthmaanfall sind anfallsweise Luftnot mit pfeifendem Geräusch beim Versuch, die Luft auszuatmen, schwerer Husten, Auswurf von zähem, klarem Sekret. Der Patient sitzt nach vorne gebeugt auf einem Stuhl. Seine Lippen sind blau, sein Atem keuchend. Wichtigste Maßnahme für Asthmakranke ist die Bekämpfung der Entzündungen in den Bronchien. Am besten wirken dagegen Inhalationen mit einem Kortison-Spray. Keine Angst, das Kortison wird dabei nicht vom Körper aufgenommen. Dazu kommen Medikamente gegen die Verengung der Luftwege.
Prophylaxe: Gute psychische Betreuung, keine langen Wartezeiten, Gabe der Medikamente am Behandlungstag in üblicher Weise, ggf. Erhöhung der Dosis nach Rücksprache mit dem behandelnden Arzt, Mitbringen der jeweiligen Sprays bzw. Inhalatoren.

Pumpsprays für Asthmatiker - so werden sie richtig eingesetzt:
- Vor der Anwendung das Medikament schütteln.
- Das Mundstück mit den Lippen fest umschließen.
- Tief ausatmen.
- Dosierventil betätigen.
- Anschließend langsam tief einatmen und Luft kurz anhalten.

Asystolie
Fehlende Kontraktion (Zusammenziehen) des Herzens, also Herzstillstand.

Atemstörung
Durch die → *Atmung* wird der Organismus mit dem lebensnotwendigen Sauerstoff versorgt. Gleichzeitig wird Kohlendioxid ausgeschieden. Regelrechte Atmung ist sichtbar (durch Heben und Senken des Brustkorbes und des Oberbauches), hörbar (durch Atemgeräusche) und fühlbar (durch Heben und Senken des Brustkorbes und Oberbauches).
Ein Ausfall des Atemsystems führt zu Atemnot oder im Extremfall zum Atemstillstand.
Ursächlich führen in der zahnärztlichen Praxis z.B. die akuten → *allergische Reaktionen* und die → *Intoxikationen* durch Lokalanästhesie zu Atemstörungen. Leitsymptom einer Störung der Atemfunktion ist die Luftnot (Dypnoe). Ein erstes Anzeichen für einen Atemstillstand ist das bläulich blasse Aussehen des Patienten im Gesicht, vor allem an Lippen und Ohrläppchen erkennbar. Dies ist auf den Sauerstoffmangel zurückzuführen.
Können Sie eine Atmung nicht sofort hören, fühlen oder sehen, müssen Sie die Atemwege überprüfen. Entfernen sind Sie alle Fremdkörper aus der Mundhöhle (Watterollen, Matrize, Prothese, Erbrochenes u.a.). Eine Verlegung einer zurückgerutschten Zunge wirken Sie durch eine Überstreckung des Kopfes entgegen.
Beugen Sie dann Ihre Wange über Mund und Nase des Patienten und blicken gleichzeitig auf den Brustkorb. Atmet der Patient, so können Sie das sehen durch Heben und Senken des Brustkorbes, hören durch Atemgeräusche und fühlen durch Luftbewegungen an der Wange. Bei einer ausreichenden Atmung und vorhandenem Puls lagern Sie den bewusstlosen Patient in der → *stabilen Seitenlagerung*. Bei fehlender Atmung überprüft Sie schnell den Kreislauf und beginnen sofort mit der → *Beatmung* oder bei Pulslosigkeit mit der → *Herz-Lungen-Wiederbelebung*.

Atmung
Der Mensch muss atmen, damit sein Körper mit dem lebensnotwendigen Sauerstoff versorgt wird und das Kohlendioxid abgeatmet werden kann. Dafür wird die Luft durch bestimmte Kanäle, die oberen und unteren Atemwege geleitet. Zu den oberen Atemwegen gehören die beiden Nasenhöhlen, der Rachen (Pharynx) und der Kehlkopf (Larynx). Zu den unteren gehören die Luftröhre (Trachea), die Luftröhrenäste (Bronchien) und die Lungenbläschen (Alveolen).
Die Nasenschleimhaut der Nasenhöhle erwärmt die eingeatmete Luft, feuchtet sie an und säubert sie. Bereits im Rachen (Pharynx) ist die Einatmungsluft auf die Körperkerntemperatur von 37 °C angewärmt und mit Wasserdampf durch die Tränenflüssigkeit, die in die Nasenhöhle abgegeben wird, gesättigt. Gleichzeitig hält ein Schleimfilm auf den Schleimhäuten die mit der Luft eingeatmeten Staubpartikel fest. Als nächstes passiert die Atemluft den Rachen (Pharynx) und wird in den Kehlkopf (Larynx) weiter geleitet. Der Kehlkopf schützt durch einen Hustenreflex die unteren Atemwege, die Luftröhre (Trachea), die Bronchien und die Lungenbläschen (Alveolen) in der Lunge. In der Luftröhre, etwa 20 cm lang und durch Knorpelspangen versteift, wird die Atemluft in die zwei Äste der Stammbronchien geleitet. Die Stammbronchien führen jeweils in den rechten und linken Lungenflügel, verzweigen sich zuerst in Äste und feinste Zweige bis in die kleinen Endbronchien. An diesen befinden sich die kleinen Lungenbläschen (Alveolen). Die Alveolen sind von einem engmaschigen Netz aus Blutgefäßen, die Lungenkapillaren heißen, umgeben. Die Alveolen dienen dem Gasaustausch, hier wird der eingeatmete Sauerstoff an das Blut abgegeben. (→ *Herz-Kreislauf-System*)

Aufbewahrungsfristen für Schriftgut
Für anfallendes Schriftgut gelten die folgenden Aufbewahrungsfristen:

Art des Schriftgutes	Aufbewahrungsfrist
Inventare und Bilanzen	10 Jahre
Rechnungen, Lieferscheine, Quittungen, Bankauszüge, Kassenbücher u. a. Buchungsbelege	10 Jahre
Heil- und Kostenpläne	10 Jahre
Beschäftigungspapiere, Lohnkonten, Gehaltslisten	10 Jahre
Beitragsabrechnungen zur Sozialversicherung	10 Jahre
Aufzeichnungen über Röntgenuntersuchungen	10 Jahre
Empfangene Handels- und Geschäftsbriefe	6 Jahre
Kopien von abgesandten Handels- oder Geschäftsbriefen	6 Jahre
Durchschriften von Arbeitsunfähigkeitsbescheinigungen	1 Jahr

Wissensspeicher A/B

Aufklärungspflicht
Der Zahnarzt unterliegt einer besonderen Aufklärungspflicht seinen Patienten gegenüber. Das ist eine Hauptpflicht aus dem Behandlungsvertrag, deren Erfüllung der Zahnarzt im Streitfall beweisen muss. Daher ist der Inhalt der Aufklärung sorgfältig zu dokumentieren. Jeder zahnärztliche Eingriff bzw. jede zahnärztliche Behandlung, die ohne Aufklärung und ohne ausdrückliche Zustimmung des Patienten erfolgt, erfüllt den Tatbestand der Körperverletzung.

Die Aufklärung darf nur in Form eines persönlichen Gespräches durch den Zahnarzt erfolgen. Bei chirurgischen Eingriffen mit erhöhtem Risiko ist es üblich eine schriftliche Bestätigung des Patienten einzuholen, dass er sachgemäß über die Bedeutung und medizinische Notwendigkeit der zahnärztlichen Behandlung aufgeklärt wurde. Auch bei der prothetischen Behandlung ist eine schriftliche Bestätigung üblich. Die Patientenaufklärung sollte vor Beginn der Behandlung erfolgen. Vordrucke zu bestimmten Behandlungsabläufen dienen nur zur Information des Patienten und dürfen die Aufklärung nicht ersetzen.

Die Voraussetzungen für die Rechtmäßigkeit der zahnärztlichen Behandlungen sind:
1. die sachgemäße Aufklärung des Patienten durch den Zahnarzt und
2. die ausdrückliche Einwilligung des Patienten.

Der Umfang der Aufklärung ist abhängig von der medizinischen Notwendigkeit des Eingriffs, d. h. je dringender der Eingriff, desto geringer ist die Aufklärung. Hängt von dem Eingriff die Überlebenschance des Patienten ab, so sind an die Aufklärungspflicht geringere Anforderungen zu stellen. Eine Unterlassung der Aufklärung ist nur dann nicht rechtswidrig, wenn durch die Aufklärung ein ernster, nicht behebbarer Schaden beim Patienten entsteht oder eine nicht tragbare psychische Belastung. Ein Verzicht muss dokumentiert werden. Auch der Patient kann auf die Aufklärung verzichten. Eine Verzichtserklärung ist dann allerdings zwingend erforderlich.

Auch muss die Aufklärung in einer für den Patienten verständlichen Sprache erfolgen. Der Patient muss dem Inhalt der Aufklärung geistig folgen können. Es müssen alle Umstände, die ein durchschnittlich vernünftiger Patient verstehen kann, mitgeteilt werden. Dabei sind die individuellen Möglichkeiten des Patienten einem Aufklärungsgespräch zu folgen zu berücksichtigen. Das Aufklärungsgespräch muss so erfolgen, dass der Patient in seiner Willensentscheidung noch frei ist.

Auftragsbestätigung
→ *Bestellung*
→ *Kaufvertrag*

Bakteriämie
Vorhandensein von Bakterien im Blut.

Bauchspeicheldrüse
Die Bauspeicheldrüse (Pankreas), eine → *endokrine Drüse*, liegt hinter dem Magen. Die Drüse liefert den Pankreassaft, der über Ausführungsgänge in den Zwölffingerdarm abgesondert wird und zur Verdauung der Fette, Eiweiße und Kohlenhydrate erforderlich ist. Außerdem werden in besonderen Zellen der Bauspeicheldrüse, den Langerhanschen Inselzellen, die für den Zuckerstoffwechsel wichtigen Hormone → *Insulin* und Glucagon gebildet.

Beatmen
→ *Notfalltechniken*
Um zu leben, muss der Mensch atmen. Ständig findet in den Lungen eine Aufnahme von Sauerstoff und die Abgabe von Kohlendioxid statt. Wird die Atmung unterbrochen, kommt es schon innerhalb weniger Minuten zu Schäden im Gehirn.
Verlegung der Atemwege durch Fremdkörper oder Schleimhautschwellungen im Rachen oder einen Asthma-Anfall führen zu einer Einschränkung der Atmung und schließlich zum Atemstillstand. Warnsymptome einer lebensbedrohlichen Atemstörung sind bläulich-blasses Aussehen, besonders der Lippen und Ohren, röchelnde und ungenügende Atmung, Benommenheit bis Bewusstlosigkeit. Wenn die Zeichen eines Atemstillstandes vorliegen, muss sofort mit der Beatmung begonnen werden.

BGB
Bürgerliches Gesetzbuch
→ *Schuldrechtsmodernisierung*

BGW
Berufsgenossenschaft für Gesundheitsdienst mit Wohlfahrtspflege → *Arbeitsunfall*

Benigne
Gutartig.

Beratungsgespräch
Zu Beginn einer Zahnersatzbehandlung wird in einem Preis- und Kostengespräch mit dem Patienten geklärt, welche Wünsche und Vorstellungen er bezüglich des Zahnersatzes hat. Hier ist es wichtig, dem Patienten den ästhetischen Nutzen des Zahnersatzes zu verdeutlichen. Es können weitere medizinische Aspekte wie Schmerzfreiheit, Auswirkungen auf die Gesundheit angesprochen werden, die dem Patienten verdeutlichen, dass nicht allein der Preis bzw. die Zuzahlung als Argument für oder gegen eine Lösung des zahnmedizinischen Problems sprechen.
Erscheint dem Patienten der Preis für den Zahnersatz zu hoch, so sollte in dem Gespräch auf die

B Wissensspeicher

hohe Qualität, auf die Dauer der Nutzung des Zahnersatzes oder/und auf die Auswirkungen auf die eigene Gesundheit hingewiesen werden.

An den Reaktionen während des Ablaufs des Gespräches merken Sie, wie der Patient Ihre Beratung einschätzt. So dürfen Sie ihn nicht mit Fachtermini, die er nicht verstehen kann, überhäufen. Reden Sie in einer für den Patienten nachvollziehbaren Weise und nutzen Sie die Möglichkeit, die Behandlungsziele an einer Abbildung oder besser an einem Modell zu verdeutlichen. Vermeiden Sie es als Schlaumeier aufzutreten oder dem Patienten ins Wort zu fallen. Bringen Sie dem Patienten Geduld entgegen, lassen Sie seine Fragen zur Behandlung zu und geben Sie dem Gespräch einen angenehmen Rahmen, d. h. führen Sie den Austausch nicht auf den Gängen der Praxis.

Folgt der Patient aufmerksam dem Geschehen und nickt während der Unterhaltung, so erkennen Sie, dass das Beratungsgespräch positiv verläuft. Durch spezielle Fragen zeigt der Patient sein Interesse an Ihrem Vorschlag zur Behandlung. Sollte der Patient weiterhin Ablehnung zeigen, so sollten Sie weitere Alternativen nennen, um die richtige Variante für diesen Patienten zu finden.

Berufsgenossenschaft für Gesundheitsdienst und Wohlfahrtpflege
Abkürzung: BGZ → *Arbeitsunfall*

Beschaffenheit
→ *Sachmängel*

Besitz
→ *Eigentum und Besitz*

Bestellung
Eine Bestellung ist eine Willenserklärung des Käufers, die in einem → *Angebot* aufgeführte Ware zu den dort genannten Bedingungen zu kaufen. Für die Bestellung gibt es keine Formvorschriften, jedoch sollte sie aus Beweisgründen schriftlich erfolgen. Eine Bestellung ist rechtlich verbindlich. Der Kaufvertrag muss erfüllt werden. Dennoch besteht die Möglichkeit, eine Bestellung zu widerrufen. Der Widerruf der Bestellung muss jedoch spätestens gleichzeitig mit der Bestellung beim Verkäufer eintreffen. Beispiel: Ein Zahnarzt bestellt schriftlich ein Kopiergerät. Durch eine rechtzeitige Mitteilung per Fax oder Telefon kann er die Bestellung widerrufen. Erfolgt eine Bestellung aufgrund eines dem Käufer vorliegenden verbindlichen Angebotes und bestellt dieser die Ware zu den im Angebot aufgeführten Bedingungen fristgerecht (→ *Angebot*), so ist die Bestellung nach dem Angebot die zweite Willenserklärung (= Annahme im rechtlichen Sinne). In bestimmten Fällen kann eine Bestellung aber auch die 1. Willenserklärung (= Antrag) sein, die zu einem Kaufvertrag führen soll. Für das Zustandekommen des Kaufvertrages ist dann noch eine Annahme (= Auftragsbestätigung) des Verkäufers oder Lieferung der Ware erforderlich. Eine Bestellannahme ist nötig, wenn ohne vorheriges Angebot oder aufgrund eines freibleibenden Angebotes bestellt wird, wenn der Käufer mit abgeänderten Bedingungen bestellt oder wenn er nicht fristgemäß ein vorliegendes Angebot annimmt.

Bestellsysteme
Ziel eines Bestellsystems ist es, die Wartezeiten für Patienten und Personal zu minimieren. Bestellsysteme sind nur sinnvoll, wenn sie streng beachtet werden und in der Praxis sehr diszipliniert gearbeitet wird. Wichtig ist, dass in jeder Form ausreichende Zeitpuffer eingeplant werden. Bei Verzögerungen oder Störungen sollte den Patienten allgemein der Grund mitgeteilt werden, um Verärgerungen zu vermeiden. Dabei sollten Sie den Datenschutz beachten.

Offene Sprechstunde:
In der offenen Sprechstunde kann jeder Patient nach eigenem Ermessen in die Sprechstunde kommen. Nachteil ist, dass es zu längeren Wartezeiten kommen kann. Für den Patienten entsteht aber andererseits das Gefühl immer zu seinem Arzt gehen zu können, was ein Vorteil sein kann.

Halboffene Sprechstunde:
Hier wechseln terminfreie Zeiten mit Terminvergaben ab. Z. B. am Vormittag offene Sprechstunde und am Nachmittag mit Terminvergabe. Vorteil ist hier die Planbarkeit des Sprechstundenablaufes am Nachmittag.

Terminsprechstunde:
Die Terminsprechstunde ist voll durchgeplant. Pufferzonen sollten Notfälle auffangen. In einer optimalen Terminsprechstunde sollte die Wartezeit nicht mehr als 10 bis 15 Minuten betragen. Voraussetzung ist, dass die Zeit, die ein Patient durchschnittlich den Arzt in Anspruch nimmt, ungefähr abgeschätzt werden kann. Vor der Einführung sollte daher versucht werden, diese Zeiten möglichst umfangreich zu erfassen.

Nummernsystem:
Das Nummernsystem ist ein Bestellsystem, in dem sich die Patienten zu Beginn oder während der Sprechstunde persönlich oder telefonisch eine Nummer geben lassen. Die Nummern werden der Reihenfolge nach vergeben. An einer Anzeigentafel

können die Patienten sehen, welche Nummer gerade aufgerufen ist. Bei Abholung der Nummer wird ihnen mitgeteilt, zu welchen Zeitpunkt sie etwa damit rechnen können an der Reihe zu sein.

Bewusstsein

Arbeiten die verschiednen Bereiche des Nervensystems ungestört zusammen, so ist der Mensch bei Bewusstsein. Er kann hören, sehen, fühlen, riechen und schmecken. Sein Denk-, Merk- und Reaktionsvermögen funktioniert ebenso wie die Fähigkeit, geordnete Bewegungen auszuführen. Er ist örtlich, zeitlich und der Situation entsprechend orientiert. Auch die wichtigen Schutzreflexe sind, obwohl sie nicht bewusst gesteuert werden, von einem ungestörten Bewusstsein abhängig. Der Bewusstseinszustand lässt sich an Sprache, Sensibilität (Empfindlichkeit, Empfindsamkeit), Motorik (Bewegungsabläufe des menschlichen Körpers), Pupillenreaktion überprüfen.

- Temperatur
- Atmung
- Herzkreislauf
- Bewusstsein
- sprechen
- sinnliche Warnehmung
- denken
- Bewegung

Bewusstseinsstörung

Die Bewusstseinsstörung erkennen Sie daran, dass der Patient nicht mehr ansprechbar ist. Er reagiert nicht mehr auf Fragen zu seiner Person und bei kräftigem Anfassen an der Schulter.
Bewusstseinsstörungen entseht durch unzureichende Sauerstoffversorgung des Gehirns.
Für die zahnärztliche Praxis ist neben dem Bewusstseinsverlust durch die Störung einer anderen Vitalfunktion (Atmung, Herzkreislauf) vor allem eine fi diabetische Notfallsituation, eine → Hyperventilationstetanie, einen → epileptischen Anfall oder eine → Intoxikation durch Lokalanästhetikum von Bedeutung.
Beim Bewusstlosen sind die Muskeln völlig erschlafft und die Schutzreflexe ausgeschaltet.
Die Zunge kann wegen der Muskelerschlaffung die Atemwege im Rachenraum verschließen. Erbrochenes oder Blut kann durch fehlenden Hustenreflex in die oberen Atemwege eindringen. Der Patient erstickt.
Ist ein Patient bewusstlos, müssen Sie sofort die Atemwege kontrollieren. Inspizieren Sie sofort Mund- und Rachenraum, denn manchmal sind die Atemwege durch Gegenstände (Prothesen) oder durch Erbrochenes und Blut verlegt.

bidigitale Kompression

Zusammendrücken der gedehnten, leeren Alveole mit zwei Fingern. Sie dient der Wiederherstellung der ursprünglichen Form. Durch die Kompression wird die Bildung eines stabilen Blutkoagulums begünstigt.

Blut

Funktionen des Blutes

Das Blut wird zum Transport von Nährstoffen wie Fett, Eiweiß etc., von Gasen wie Sauerstoff (O_2), Kohlendioxid (CO_2), von Wirkstoffen wie Vitaminen, Hormonen, von Abwehrstoffen wie in den weißen Blutkörperchen, von Stoffwechselprodukten wie Harnstoffen, von Salzen und von Wasser benötigt. Hat man sich verletzt und es blutet, so hat das Blut eine Schutzfunktion vor Blutverlust und stillt die Blutung (Blutstillung). Außerdem besitzt das Blut Abwehrfunktionen bei Infektionen. Das Blut setzt sich aus einer Flüssigkeit, dem sogenannten Plasma (ca. 55 %) und aus den Blutzellen (ca. 45 %) zusammen. Das Blutplasma besteht zu 91 % aus Wasser und zu 9 % aus festen Bestandteilen.

Folgende Blutzellen werden unterschieden:
- rote Blutkörper (Erytrozyten)
- weiße Blutkörper (Leukozyten)
- Blutplättchen (Thrombozyten).

Die roten Blutzellen werden im roten Knochenmark, das sich in dem Brustbein, in den Wirbeln und in den Röhrenknochen befindet, gebildet. Die Erythrozyten sind flache kernlose Scheiben, die als Transportbehälter für das Hämoglobin dienen. Das Hämoglobin ist durch seinen Aufbau in der Lage, die Sauerstoff-Atome an sich zu binden.

Die weißen Blutzellen haben alle Zellkerne mit unterschiedlichen Zellformen. Die verschiedenen Formen der Leukozyten schützen den Organismus vor Infektionen.

Die Blutplättchen dienen der Blutgerinnung.

Blutdruck

Das Herz als Pumpe erzeugt einen Druck, der das Blut durch das gesamte Gefäßsystem treibt. Der Blutdruck ist am höchsten, wenn sich das Herz zusammenziehen (systolischer Blutdruck) und am niedrigsten, wenn der Herzmuskel erschlafft (diastolische Blutdruck). Die Maßeinheit des Blutdruckes ist Millimeter Quecksilbersäule (mm Hg).

Wissensspeicher

Normalwerte des Blutdrucks nach Lebensalter

	systolisch in mm Hg	diastolisch in mm Hg
bis 10 Jahr	90	60
10 - 30 Jahre	110	75
30 - 40 Jahre	125	80
40-60 Jahre	140	90
über 60 Jahre	150	90

Der Blutdruck unterliegt starken psychischen (seelischen) Einflüssen. Bei Aufregung kann er stark ansteigen, ohne dass ein Bluthochdruck vorliegt.

Blutdruckerniedrigung
Ein niedriger Blutdruck (Hypotonie) liegt vor bei arteriellem Blutdruck unter 110 (männlich/systolisch) bzw. 100 mm Hg (weiblich/systolisch) bzw. 60 mm Hg (diastolisch). Symptome sind allgemein Leistungsschwäche, Müdigkeit und Schwindelanfälle.
→ *Adrenalin* (Zusatz zu Lokalanästhetika) kann zu überschießender Gegenregulation mit weiterer Blutdrucksenkung führen. Patienten mit niedrigem Blutdruck nach Beendigung der Behandlung nicht sofort aufstehen lassen.

Blutdruckmessung
Die Messung des Blutdruckes in der zahnärztlichen Praxis ist bei anamnestischen Hinweisen oder wenigstens bei klinischem Verdacht auf bestehenden Blutdruckveränderungen sowie vor umfangreicheren oder langdauernden Behandlungen (chirurgische Eingriffe) sinnvoll. Wichtig ist die Blutdruckmessung als diagnostische Maßnahme bei allen Notfällen.
Die Messung des Blutdruckes kann auskultatorisch und automatisch erfolgen.
Zur auskultatoriche Blutdruckmessung benötigen Sie ein Blutdruckmessgerät mit Manschette und Stethoskop.

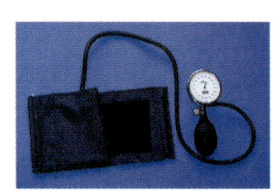

Blutdruckmanschette mit Meßgerät

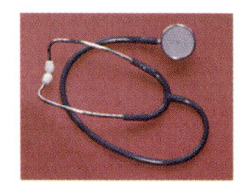

Stethoskop

Zur Messung muss der Oberarm frei von Kleidung sein.

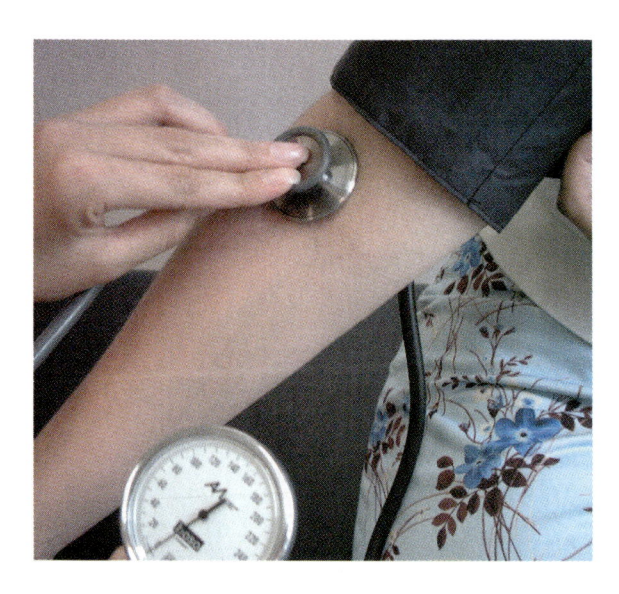

Eine luftleere Manschette wird eng um den Oberarm gelegt, so dass bis zur Ellenbeuge 2 cm Platz bleiben. Dann tasten Sie den Puls an der A. radialis. Mit der anderen Hand pumpen Sie die Manschette mit dem Blasebalg soweit auf, bis der Puls nicht mehr zu tasten ist, dann geben Sie noch 20 mm Hg Druck dazu. Das Blut fließt dann nicht mehr durch den Arm. Sie legen das Stethoskop in die Ellenbeuge des gestreckten Armes unterhalb der Manschette auf die Armschlagader und öffnen langsam das Verschlussventil der Manschette, so das der Druck maximal 3 mm Hg pro Sekunde abfällt. Mit einem Stethoskop können Sie das Strömen des Blutes hören. Wenn Sie das erste Klopfgeräusch hören, können Sie den systolischen Blutdruck ablesen. Das Geräusch wird zunächst etwas lauter, dann leiser und verschwindet schließlich ganz. Beim letzten Geräusch wird der diastolische Blutdruck abgelesen. Für die auskultatorische Messung muss Ruhe vorhanden sein, sonst wird die Messung ungenau.

Bei der automatischen Blutdruckmessung übernimmt das Gerät die komplette Messung.

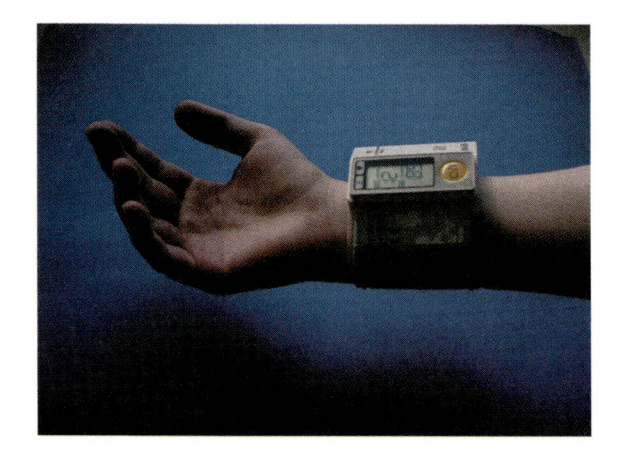

Es pumpt die Manschette auf und ein Akustikabnehmer registriert die beiden Blutdruckwerte und den Puls. Wegen der Gefahr durch Unruhe des Patienten keine korrekten Maßwerte (= ERROR) zu bekommen, sollte im Notfall die auskultatorische Methode bevorzugt werden.

Automatische Blutdruckmessung am Handgelenk
Legen Sie die Manschette so an, dass sie 1 cm von der Handfläche der linken Hand entfernt ist.
Wickeln Sie die Druckmanschette um Ihr Handgelenk. Die Anzeige (Display) muss auf der Innenseite des Arms sein. Schließen Sie die Druckmanschette so, dass sie eng anliegt.
Für exakte Werte ist die Position der Druckmanschette zum Herzen.
Anschließend schalten Sie das Gerät ein. Das Aufpumpen der Manschette und die Messung der Blutdruckwerte geschieht dann automatisch.

Blutdruckklassifikation nach der WHO

In der nachfolgenden Darstellung werden die Festlegungen für hohen und niedrigen Blutdruck, ohne Berücksichtigung des Alters angegeben. Von einer arteriellen Hypertonie spricht man, wenn der Blutdruck den Grenzwert von 160/95 mm Hg überschreitet. Eine Hypotonie liegt dann vor, wenn der systolische Druck weniger als 105 mm Hg beträgt. Diese Werte wurden von der Weltgesundheitsorganisation (WHO) festgelegt.

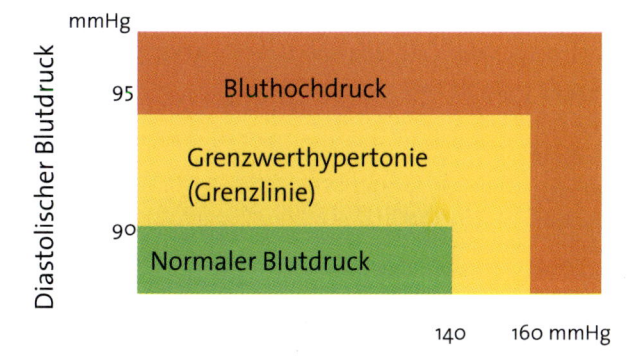

[Diagramm: Diastolischer Blutdruck (mmHg) vs. Systolischer Blutdruck
- Bluthochdruck (oberhalb 95 mmHg diastolisch / 160 mmHg systolisch)
- Grenzwerthypertonie (Grenzlinie) (zwischen 90–95 / 140–160)
- Normaler Blutdruck (unter 90 / unter 140)]

Blutgerinnungsstörungen

Die Blutgerinnung ist eine vorbeugende Maßnahme des Körpers gegen Blutverluste und leitet die Wundheilung ein. Auch bildet der Körper Antigerinnungsstoffe aus, die eine übertriebene Gerinnungstendenz des Blutes verhindern und seinen ständigen Fluss des Blutes aufrecht erhalten soll. Ist diese Regulierung gestört, erhöht sich die Blutgerinnungsfähigkeit, so dass Blutgerinnsel (→ *Thromben*) innerhalb der Gefäße entstehen können. Bei erhöhter → *Thrombosegefahr* (z. B. bei Gefäß- oder Herzklappenprothesen) kann die Gerinnungsfähig-

keit des Blutes durch Medikamente herabgesetzt werden.

Bluthochdruck

Ein Bluthochdruck, (→ *Hypertonie*), ist eine dauernde Erhöhung des systolischen (oberen) Blutdruckwertes über 140 mm Hg bzw. des diastolischen (unteren) Blutdruckwertes über 90 mm Hg. Bei einer hypertonen Krise mit systolischen Blutdruckwerten über 200 mm Hg treten pochende oder drückende Kopfschmerzen, Flimmer vor Augen, Sehstörungen, Schwindelanfall, Ohrensausen, Herzklopfen, Unruhe, Bewusstseinstörungen bis -verlust, auf.
Bei vermehrter Adrenalinausschüttung bzw. -zufuhr besteht die Gefahr eines → *Herzinfarktes* oder eines → *Schlaganfalles*.

Blutung

Geringere Blutungen werden durch das körpereigene Blutgerinnungssystem innerhalb von wenigen Minuten beendet. Bei starken Blutungen ist das Gerinnungssystem überfordert und blutstillende Maßnahmen von außen sind notwendig. Bei Blutverlust von mehr als einem Liter kommt es bereits zum Volumenmangelschock (→ *Schock*).

Blutzucker (→ *Diabetes*, → *Bauchspeicheldrüse*)

Blutzuckerbestimmung

Material zum Blutglukoseschnelltest (Handschuhe!!!)

Zunächst desinfizieren Sie Ihre Hände und legen Schutzhandschuhe an. Als Blutentnahmestelle eignet sich das Ohrläppchen (weniger schmerzhaft) als auch die Fingerbeere. Sie desinfizieren die Einstichstelle mit einem Alkoholtupfer. Nach dem Einstich mit einer Lanzette wird der erste Blutstropfen verworfen, der zweite auf die Reaktionszone des Teststreifens aufgebracht. Je nach Gebrauchsanweisung des Herstellers wird nun das Blut auf die Zone belassen und nach meist 1 Minute abgespült oder abgewischt. Auf den Behältern ist eine Farbskala angebracht, mit der die Färbung der Reaktionszone verglichen wird. Sie können nun die ungefähre Blutzuckerkonzentration ablesen. Bei starker Färbung liegt eine Überzuckerung, bei schwacher Einfärbung eine Unterzuckerung vor.
Wir müssen damit rechnen, dass Patienten aus Angst vor der Behandlung nicht ausreichend essen oder irgend etwas zu sich nehmen. Sie kommen dann unterzuckert zu uns und können dann zum Notfall werden (→ *Blutzuckerspiegel*).

Handlungsorientiertes Lernen / 2. Ausbildungsjahr

Blutzuckerspiegel

- 180 — Diabetisches Koma
- Überzuckerung
- 180
- 140 — physiologischer Bereich nach dem Essen
- 100 — physiologischer Nüchtern-Bereich
- 60
- Unterzuckerung — Hypoglämisches Koma

Blutzuckerspiegel: Angaben in mg/dl

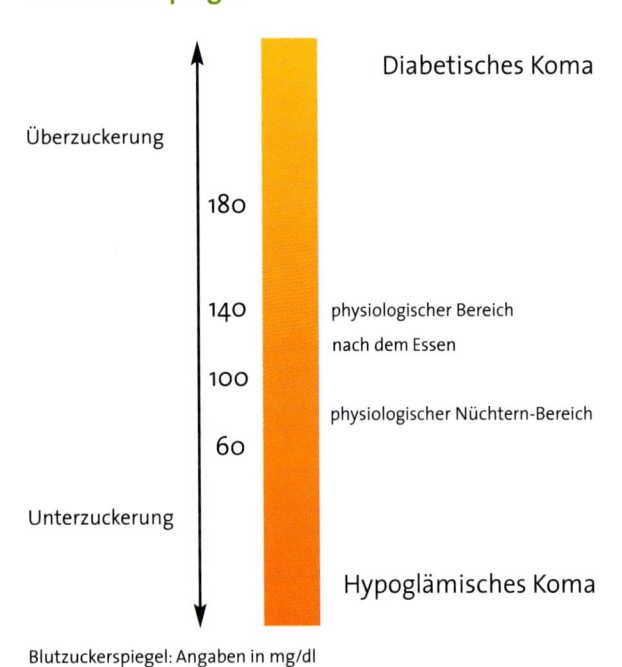

Eine Unterzuckerung (Hypoglykämie) liegt bei einem Wert unterhalb von 60 vor, oberhalb von 140 spricht man von Überzuckerung (Hyperglykämie). Ab einer Konzentration von 180 mg/dl schafft die Niere nicht mehr, die frei filtrierte Glucose zu resorbieren und ins Blut zurückzuführen. Man findet nun Glucose im Urin (Glucosurie).

Bonusheft
→ *Bonusregelung*

Bonusregelung
Der gesetzlich Versicherte ist nach Vollendung des 18. Lebensjahres verpflichtet, sich mindestens einmal im Jahr zahnärztlich untersuchen zu lassen. Versicherte, die das 6., aber noch nicht das 18. Lebensjahr vollendet haben, müssen sich einmal im Kalenderhalbjahr zahnärztlich untersuchen lassen. Zur Dokumentation, bzw. als lückenloser Nachweis, gilt das 1991 eingeführte Bonusheft. Die Gesetzesgrundlage zur Bonusregelung ist im SBG (5. Buch) § 30 Abs. 2 zu finden:
„*Versicherte leisten zu der Versorgung mit Zahnersatz innerhalb der gesetzlichen Richtlinien einen Eigenanteil von 50 %. Für eigene Bemühungen zur Gesunderhaltung der Zähne mindert sich der Eigenanteil um 10 %, d. h. 40 % zahlt der Versicherte und 60 % übernimmt die Krankenkasse. Der Versichertenanteil mindert sich um weitere 5 %, wenn der Patient seine Zähne regelmäßig pflegt und in den letzten 10 Jahren lückenlos in zahnärztlicher Untersuchung war.*"

Bradykardie
Langsame Herztätigkeit mit einem Puls unter 60 Schlägen je Minute.

Bronchien
Hauptäste der Luftröhre, die in die Lunge führen. Die weiterführenden kleinen Verzweigungen sind die Bronchiolen. Zusammen bilden sie den Bronchialbaum.

Bronchitis
Die Bronchitis ist eine Entzündung der Schleimhaut der → *Bronchien*. Besonders bei einer chronischen Bronchitis kommt es zu einer starken Einschränkung der Atemwege. Typische Krankheitszeichen sind Husten, Auswurf und Atemnot, besonders bei der Ausatmung.

Bronchospasmus
Anspannung bzw. Krampf der Muskulatur der → *Bronchien*

Chirurgische Zahnerhaltung
→ *Hemisektion*
→ *Wurzelamputation*
→ *Prämolarisierung*
→ *Wurzelspitzenresektion*

Chronisch
→ *Krankheitsverlauf*

Degeneration
Aus normalem Gewebe entwickelt sich ein minderwertiges Gewebe.

Dentitio difficilis
Erschwerter Zahndurchbruch meist bei Weisheitszähnen aufgrund von Platzmangel oder ungünstiger Lage.

Diabetes mellitus
Diabetes mellitus, auch Zuckerkrankheit genannt, ist eine Stoffwechselerkrankung durch eine Funktionsstörung der → *Bauchspeicheldrüse*. Der Körper kann den ihm zugeführten Zucker und andere Kohlenhydrate nicht ausreichend abbauen, weil eine dazu erforderliche Substanz, das Insulin, gar nicht oder nicht in ausreichender Menge zur Verfügung steht. Insulin ist ein Hormon, das beim Gesunden in der Bauspeicheldrüse gebildet wird. Die Bauchspeicheldrüse reguliert mit dem Insulin den Zuckergehalt des Blutes: Der Anstieg oder Abfall des Blutzuckerspiegels erfolgt über das Hormon. Die Höhe des Blutzuckers signalisiert der Bauspeicheldrüse, ob und wie viel Insulin ausgeschüttet werden soll. Die Diagnose wird durch die Bestimmung des Blut- und Harnzuckers gestellt. Nüch-

tern hat der Diabetiker oft mehr als doppelt soviel Zucker im Blut wie der Gesunde (Normalwerte 80-120 mg%). Bei einem Diabetiker gibt es typische Symptome, die jedoch nicht alle gleichzeitig auftreten müssen: Häufiges Wasser lassen, starkes Durstgefühl, Gewichtsverlust bei großem Appetit und gesteigerte Nahrungsaufnahme, Schwächegefühl und Schläfrigkeit, oft auch Hautjucken, schlechte Wundheilung, Infektneigung. Das ausgeklügelte System: Zuckerspiegel des Blutes → *Insulinproduktion* → *Insulinausschüttung* → *Blutzuckerregulation* funktioniert bei einem Diabetiker nicht wie bei einem Stoffwechselgesunden. Eine gefürchtete Komplikation bei einem Zuckerkranken ist ein zu hoher Blutzucker (→ *Hyperglykämie* = *Überzuckerung*), die in Bewusstlosigkeit (hyperglykämischer → *Schock*) enden kann. In dieser Situation riecht der Atem nach Azeton, nach „fauligen" Äpfeln. Im diabetischen Koma liegen die Blutzuckerwerte von 500 bis 1000 mg/dl. Die Ursachen können neben nicht eingehaltener Diät, unregelmäßig Einnahme von Insulin auch Stress und Aufregung durch zahnärztliche Behandlung sein. Eine Unterzuckerung (→ *Hypoglykämie*) besteht dann, wenn der Blutzucker auf Werte unter 60 mg/dl abfällt.

Die Gründe für eine Unterzuckerung können sein:
- zu wenig Kohlenhydrate gegessen
- zu viel Alkohol getrunken
- zu viel körperliche Bewegung ohne entsprechende vorbeugende Maßnahmen
- Nahrungsverlust durch Erbrechen oder Durchfall,
- fieberhafte Erkrankungen, versehentlich zu viel Insulin eingenommen.

Wird eine Unterzuckerung nicht rechtzeitig erkannt, kann es zu Bewusstlosigkeit kommen (→ *hypoglykämischer Schock)*. Bei einer Unterzuckerung ist es wichtig, rasch zuckerhaltige Nahrungsmittel, wie z. B. Limonade, zwei Stück Würfelzucker, zwei Teelöffel Zucker oder Traubenzucker im Munde zergehen zu lassen.

Unterzuckerungen kommen auch bei Nichtdiabetikern vor. Der Blutzucker muss unter 50 mg% absinken, damit Symptome auftreten, wie Unruhe, → *Tachykardie*, Reizbarkeit, kein Azetongeruch, Kopfschmerzen, Hungergefühl, aber keinen Durst, Sprachstörungen, Benommenheit, Schwindel, Verwirrtheit, Bewusstlosigkeit. Diagnose wird erstellt durch → *Blutzuckermessung*.

Diagnose
→ *Erkennen von Krankheiten*

Dokumentation
→ *Notfalldokumentation*

Dolor post extractionem
Die Übersetzung lautet Schmerz nach der Zahnentfernung. Der Grund dieses Schmerzes ist der infektiöse Zerfall des Blutkoagulums durch bakterielle Besiedelung. Neben dem starken dumpfen Schmerz ist ein übler Geschmack und Geruch kennzeichnend. Durch Spülung der Alveole mit 3%iger H_2O_2 – Lösung und Einlegen einer stark desinfizierenden Jodoform – Tamponade werden die Bakterien bekämpft.

Eigentum und Besitz
Eigentümer einer Sache ist, wer die rechtliche Herrschaft über die Sache ausübt. Der Besitzer einer Sache ist derjenige, der die tatsächliche Herrschaft über die Sache ausübt. So ist beispielsweise der Halter eines Fahrzeugs der Eigentümer, der Fahrer der momentane Besitzer. Der Besitzer muss mit der Sache pfleglich umgehen und trägt die Verantwortung für sie.

Einwilligungspflicht
Mit der Einwilligung des Patienten ist die Rechtsvoraussetzung für die zahnärztliche Behandlung gegeben. Die Einwilligung ist keine rechtsgeschäftliche Erklärung, d. h. ihre Gültigkeit ist nicht von der vollen Geschäftsfähigkeit des Patienten abhängig. Auch jugendliche Patienten können rechtswirksam in eine zahnärztliche Behandlung einwilligen, wenn sie die Einsichtsfähigkeit in die Tragweite ihrer Entscheidung haben. Die Voraussetzungen für eine rechtswirksame Einwilligung sind also die sachgemäße Aufklärung durch den Zahnarzt und die Einsichtsfähigkeit in die Tragweite der Entscheidung. Die Einwilligung kann vom Patienten jederzeit widerrufen werden. Der Zahnarzt muss dem Wunsch des Patienten entsprechen, soweit die Behandlung nicht lebenserhaltend ist. Bei einer prothetischen Behandlung ist zu prüfen, ob der Patient dann nicht einen Teil der Kosten tragen muss.

Eiter
→ *Pus*

Eitrige Entzündungen
Eitrige Entzündungen werden nach der Verteilung des Eiters im Gewebe oder der anatomischen Struktur eingeteilt:

Abszess - abgekapselte Eiteransammlung im Gewebe
Empyem - Eiteransammlung in einer natürlichen Körperhöhle
Phlegmone - nicht abgekapselte Eiteransammlung mit flächenhafter Verteilung im Gewebe
Furunkel - akute eitrige Entzündung eines Haarbalgs

E/F Wissensspeicher

Eklampsie
Krampfanfälle in der Schwangerschaft

Elektrokauter
Ein chirurgisches Instrument zur elektrischen Verschorfung kranken Gewebes.

Endokrine Drüse
Endokrine Drüsen, z.B. → *Bauchspeicheldrüse*, → *Nebennierenmark*, → *Schilddrüse* produzieren → *Hormone* und scheiden sie direkt in den Blutstrom aus. Im Gegensatz dazu sondern manche Drüsen ihre → *Sekrete* nach außen ab, man nennt sie → *exokrine Drüsen*.

Entzündung
Eine Entzündung ist eine Abwehrreaktion des Körpers auf schädigende Reize.
Der fachsprachliche Hinweis auf eine entzündliche Erkrankung wird mit der Wortendung –itis gekennzeichnet. Zum Beispiel Pulpitis – Entzündung der Pulpa, Ostits – Entzündung des Knochens.
→ *Wissensspeicher Lehrbuch 1. Ausbildungsjahr*.

Empyem
Eiteransammlung in einer natürlichen Körperhöhle.
→ *Eitrige Entzündungen*

Epilepsie
Krampfleiden, auch Fallsucht genannt, ist charakterisiert durch plötzliche Störungen der Hirnfunktionen, die ihren Höhepunkt im zeitweiligen Verlust des Bewusstseins mit Krämpfen der gesamten Körpermuskulatur haben. Der Anfall dauert meist wenige Minuten, danach setzt tiefer Schlaf ein. Anfälle können insbesondere durch Lärm, ungewohnte Geräusche, helles Licht, Schmerz ausgelöst werden. Die Krampfbereitschaft kann durch Lokalanästhesie erhöht werden.

Erfüllungsort
→ *Angebot*

Ersatzlieferung
→ *Rechte des Käufers bei Mängeln*

Exokrine Drüsen
Exokrine Drüsen sondern ihre → *Sekrete* nach außen ab. Speicheldrüsen sondern ihren → *Speichel* in die Mundhöhle ab.

Extraktion
Vollständige Zahnentfernung
Indikationen zu Extraktion:
- Wurzelkaries unter der Gingiva oder in der Wurzelaufzweigung
- starke Zahnlockerung
- absoluter Platzmangel
- Zahnlängsfrakturen
- verlagerte Zähne
- überzählige Zähne

Fehlerhafte Ware
→ *Sachmängel*
→ *Rechtsmängel*

Fixkauf
→ *Kaufvertragsarten*

Formvorschriften
→ *Vertragsfreiheit*

Formulare
→ *Telefonnotiz*
→ *Praxisinformation*
→ *Textbausteine*

Freihalten der Atemwege
→ *Notfalltechniken*

Freimachen der Atemwege
→ *Notfalltechniken*

Freizeichnungsklauseln
→ *Angebot*

Fristen
→ *Verjährung*

Funktionen des Lagers
Vor allem Produktions- und Handelsbetriebe betreiben eine zum Teil sehr umfangreiche Lagerhaltung. Das Lager hat bei ihnen die Aufgabe, mögliche Unregelmäßigkeiten zwischen Beschaffung, Produktion und Absatz auszugleichen (Pufferfunktion). Steigt z.B. die Nachfrage nach einem bestimmten Produkt, kann der erhöhte Bedarf durch das Lager ausgeglichen werden (Ausgleichsfunktion). Treten Störungen bei der Beschaffung auf, wird die Lieferung z.B. durch einen Transportschaden zerstört, sichert der Lagerbestand die eigene Verkaufsbereitschaft (Sicherungsfunktion). In der Zahnarztpraxis besitzen diese Funktionen großes Gewicht. Zum einen können auch die Lieferanten der Zahnarztpraxis Lieferschwierigkeiten haben, zum anderen kann der Verbrauch eines bestimmten Materials unvorhergesehen ansteigen, wenn an einem Tag z.B. außergewöhnlich viele Schmerzpatienten Hilfe suchen. Daher gilt für die Zahnarztpraxis stets der Grundsatz 'Besser eine Packung zu viel, als eine Packung zu wenig'!
Neben der Ausgleichs- und Sicherungsfunktion kann das Lager in manchen Wirtschaftsbereichen auch eine Umformungsfunktion besitzen. Die Um-

formung kann produktbezogen sein, wenn z.B. Wein in Fässern reifen muss, und sortimentsbezogen sein, wenn z.B. in einem Süßwarengeschäft aus verschiedenen Süßigkeiten 'Süße Tüten' zusammengestellt werden sollen. Produktbezogene Umformungen finden in der Zahnarztpraxis in der Regel nicht statt. Man könnte aber auch diskutieren, ob die Zusammenstellung von Prophylaxe-Sets für Kinder (Zahnbürste, Zahnseide, Zahnpasta usw.) nicht eigentlich eine sortimentsbezogene Umformung darstellt!

Oft wird in der Literatur als Lagerfunktion auch noch die Spekulationsfunktion genannt. Dabei geht man davon aus, dass Preise für Waren in der Zukunft steigen können und es für den Unternehmer deshalb sinnvoll sein kann, zusätzlich Material einzulagern. Auch in der Zahnarztpraxis kann es zu einer vergleichbaren Situation kommen. Wenn z. B. die ZFA erfährt, dass demnächst der Preis für ein bestimmtes Material, das kein Verfallsdatum besitzt, steigen wird, kann es sinnvoll sein, mehr Material einzulagern als unter normalen Bedingungen. Aber Vorsicht ist dennoch immer geboten! Man darf nicht aus dem Auge verlieren, dass einerseits Kapital (Geld) im Lager gebunden wird und andererseits im Lager stets genügend Platz vorhanden sein muss.

Furunkel
Akute eitrige Entzündung eines Haarbalgs.
→ *Eitrige Entzündungen*

Garantie
Unter Garantie versteht man die vertraglich geregelte Verpflichtung des Herstellers oder Händlers, für den vereinbarten Garantiezeitraum die Kosten für die Beseitigung der im Vertrag beschriebenen Mängel zu übernehmen, unabhängig vom Zeitpunkt der Entstehung des Mangels. Während bei der → *Schlechtleistung* der Zeitpunkt der Übergabe maßgeblich ist, kann der Käufer bei der Garantie also auch Mängel reklamieren, die nach dem → *Gefahrübergang* entstanden sind.
→ *Rechte des Käufers bei Mängeln*

Gattungskauf
→ *Kaufvertragsarten*

Gefahrübergang
Sobald die Sache oder Ware dem Käufer übergeben worden ist, geht das Risiko auf den Käufer über. Bis zur Übergabe wird z.B. das Risiko eines zufälligen Untergangs der Ware (die Ware fällt herunter und wird zerstört) vom Verkäufer getragen. Nach der Übergabe ist dies allein das Problem des Käufers! Insofern spielt die Frage nach dem Gefahrübergang v.a. bei der → *Schlechtleistung* eine große Rolle, denn auf diese Weise ist klargestellt, ob der Käufer überhaupt Ansprüche gegen den Verkäufer hat (oder auch nicht).

Gerichtsstand
→ *Angebot*

Germektomie
Chirurgische Entfernung eines Zahnkeimes.

Gewährleistung
Als Gewährleistung bezeichnete man vor der Schuldrechtsreform die im Bürgerlichen Gesetzbuch geregelte gesetzliche Verpflichtung eines Schuldners aus einem Kaufvertrag, für die Mangelfreiheit einer Sache einzustehen.
→ *Rechte des Käufers bei Mängeln*

Gewährleistungsfrist
→ *Verjährung*

Hämophilie
Die Bluterkrankheit ist eine Erbkrankheit, die durch das Fehlen der Gerinnungsfähigkeit des Blutes charakterisiert ist und bei der es zu plötzlichen oder nach geringfügigen Verletzungen zu starken Blutungen nach außen, unter der Haut oder in Körperhöhlen kommt. Die Krankheit bricht nur bei männlichen Nachkommen aus. Die Vererbung erfolgt ausschließlich durch Frauen, die selbst gesund bleiben.

Hemmung bei Neubeginn der Verjährung
Bei der Hemmung wir die Verjährungsfrist um den Zeitraum der Hemmung verlängert. Für den Zeitraum der Verhandlungen zwischen Schuldner und Gläubiger, ob der Anspruch gerechtfertigt ist, ist die Verjährung z.B. bis zum Abbruch der Verhandlungen gehemmt. In diesem Fall tritt die Verjährung frühestens drei Monate nach dem Ende der Hemmung ein. Beim Neubeginn der Verjährung beginnt die volle Verjährungsfrist von neuem. Gründe für den Neubeginn können z.B. sein, dass der Schuldner den Anspruch anerkennt (z.B. wenn er Abschlagszahlungen leistet oder um Stundung bittet) oder es zu einer gerichtlichen oder behördlichen Vollstreckungshandlung kommt.

Hemisektion
Trennung eines Molaren an der Wurzelgabelung (Bifurkation/Trifurkation) und Entfernung einer seiner Wurzeln. Der verbliebene Wurzelanteil wird anschließend überkront. Ursache ist meist eine apikale Erkrankung an einer der Wurzeln des betroffenen Zahnes.

Herzfehler
Bei Patienten mit angeboren Herzfehlern oder Herzklappenfehler nach rheumatischem Fieber besteht bei Eingriffen in die der Mundhöhle (Chirurgie, Einstich durch Lokalanästhesie, Nahtentfernung oder sogar beim Zähneputzen) Gefahr der

Entzündung der Herzklappen durch Bakterien, die bakterielle Endocarditis.
Der Zahnarzt wird zur Vermeidung einer Bakteriämie eine → *Antibiotikaprophylaxe* durchführen. Da bei diesen Patienten → *Herzrhythmusstörungen* auftreten können, ist beim Einsatz von → *Adrenalin* als Zusatz von Lokalanästhetika Vorsicht geboten.

Herzkreislaufstörung

Ursächlich sind Herzkreislaufstörungen durch Störung der Aufnahme und des Transportes von Sauerstoff, durch Herzerkrankungen, durch Veränderungen am Gefäßsystem oder durch Änderung der Blutzusammensetzung bedingt.
Zur Prüfung des Kreislaufs messen Sie am besten den Puls. Ist der Patient ansprechbar, messen Sie den fi Puls am Handgelenk. Beim Bewusstlosen tasten Sie den Puls an der Halsschlagader.
Bei einem Herz-Kreislauf-Stillstand treten folgende Symptome auf:
- Bewusstlosigkeit
- Atemstillstand
- fehlender Karotispuls
- weite Pupillen
- grau-fahle Haut

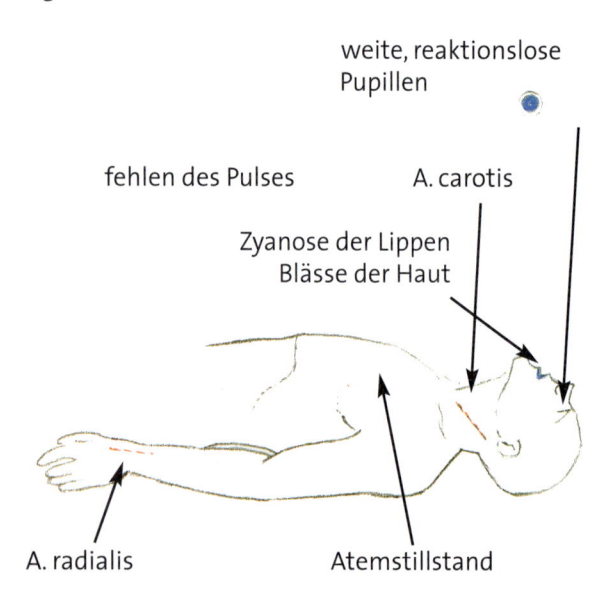

weite, reaktionslose Pupillen

fehlen des Pulses   A. carotis

Zyanose der Lippen
Blässe der Haut

A. radialis   Atemstillstand

Herz-Kreislauf-System

Beim Menschen durchströmt das Blut in einem geschlossenen System von Blutgefäßen den gesamten Körper und versorgt den Organismus mit Sauerstoff und Nährstoffen. Das Herz ist die Pumpe, die das Blut durch den Körper befördert. Das Herz ist der Start und das Ziel für das Blut. Es besteht aus zwei Hälften, linke und rechte Hälfte, die wiederum in einen Herzvorhof und einer Herzkammer mit je einer Klappe am Ein- und Ausgang unterteilt sind. Die Segelklappe am Eingang des Vorhofs verhindert den Rückfluss des Blutes in die zuführenden Gefäße (Venen), die Taschenklappen am Ausgang der Herzkammer den Rückfluss des Blutes in das Herz, wenn die Kammer sich nach der Kontraktion ausruht (= Diastole).
Das in der Lunge mit Sauerstoff angereicherte Blut wird von dem linken Vorhof in die linke Hauptkammer gepumpt. Durch die Kontraktion (= Systole) fließt das Blut über die Arterien zu den Organen und in die Muskulatur. In den Kapillaren, den kleinsten Blutgefäßen findet der Stoff- und Flüssigkeitsaustausch zwischen dem Blut und dem Gewebe statt. Der Sauerstoff wird abgegeben, das Kohlendioxid CO_2 aufgenommen. Das sauerstoffarme (= venöse) Blut wird über den rechten Vorhof, die rechte Herzkammer in die Lunge geleitet. In dem engmaschigen Netz der Blutgefäße um die Lungenbläschen (Alveolen) (→ *Atmung*) findet der Stoffaustausch statt: das Kohlendioxid (CO_2) wird an die Atemwege abgegeben und ausgeatmet, der eingeatmete Sauerstoff (O_2) wird an das Blut gegeben und zum linken Herzvorhof transportiert.

Herzmassage

→ *Notfalltechniken*
Das Herz pumpt mit jedem Schlag das sauerstoffreiche Blut aus den Lungen durch die Arterien zu den Organen. Gleichzeitig wird das kohlensäurehaltige Blut von dort wieder zur Lunge befördert. Wenn das Herz plötzlich stillsteht, bricht nach kurzer Zeit der Stoffwechsel zusammen und die lebenswichtigen Organe wie Gehirn, Herz und Niere werden nicht mehr mit Sauerstoff versorgt.
Alarmsymptome des Herzstillstandes sind Bewusstlosigkeit, Atemstillstand mit graublauer Hautfarbe, weite, reaktionslose Pupillen und fehlender Pulsschlag (Halsschlagader). Neben dem Beatmen müssen Sie dann eine Herzdruckmassage durchführen.

Hyperventilation

Eine sehr schnelle und tiefe Atmung ist häufig Ausdruck akuter Angstzustände. Durch zu schnelle Atmung wird zu viel Kohlendioxid abgeatmet. Dies führt zu Kribbeln und Mißempfindungen in den Händen, Füßen und um den Mund. Muskelverkrampfungen der Hände und Füße („Pfötchenstellung") und des Mundes („Karpfenmaul") treten auf. Der Patient schwitzt, ist blass und erregt. Schwindelgefühl, das bis zur Ohnmacht führen kann, verstärkt das Krankheitsbild.
Besonders wichtig ist es jetzt, den Patienten zu beruhigen, und immer wieder zu ruhiger, bewußt flacher Atmung anzuhalten.

Implantation

Operatives Einbringen (Einpflanzen) von Gewebe oder Fremdkörpern. In der Zahnheilkunde meist zur Verankerung von Zahnersatz (Implantat).

Wissensspeicher

Infusion
Tropfenweise Verabreichung eines Medikaments in die Venen mit einem Infusionsgerät.

Aufbau eines Infusionsgerät
1. Einstichdorn mit Verschlusskappe
2. Luftfilter inklusive Bakterienfilter
3. Tropfkammer
4. Durchflussregler
5. Anschluss für Venenverweilkanüle

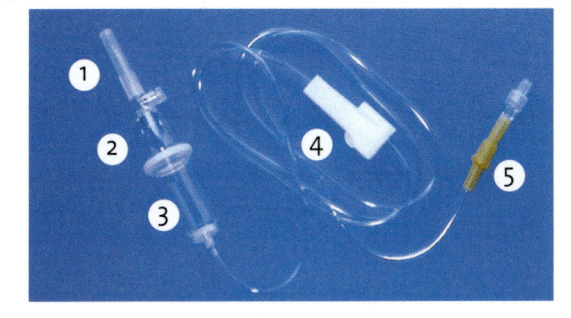

Vollständige Ausrüstung zum Legen einer Infusion
1. Stauschlauch
2. Infusionsgerät
3. Hautdesinfektionsmittel
4. Mandrin für Venenverweilkanüle
5. Venenverweilkanüle
6. Kanülenpflaster
7. Infusionsflasche

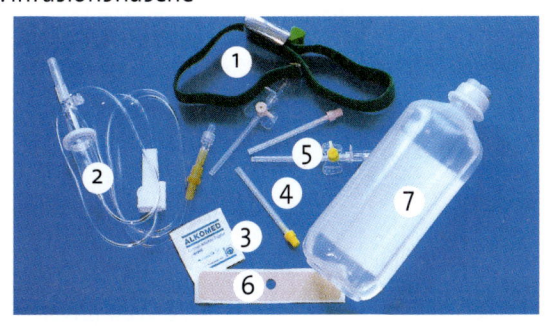

Vorbereitung einer Infusion
1. Sie nehmen eine hygienische Händedesinfektion vor.

2. Auf einer desinfizierten Arbeitsfläche reißen Sie die Lasche der Infusionsflasche ab und desinfizieren den Stopfen.

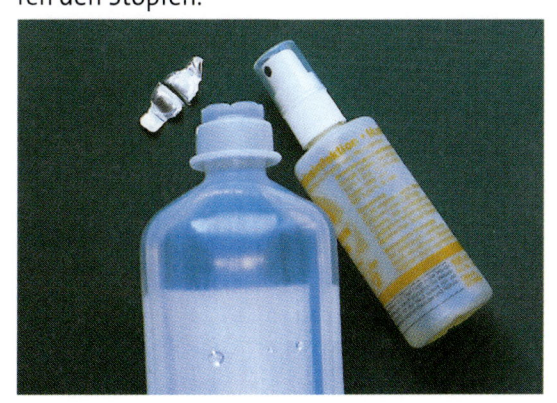

3. Sie nehmen das Infusionsgerät aus der Verpackung.

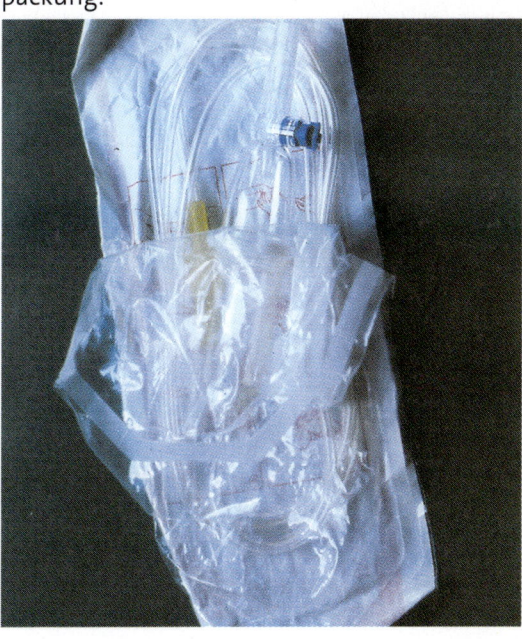

4. Führen Sie den Dorn des Infusionsgerät in die Infusionsflasche ein.

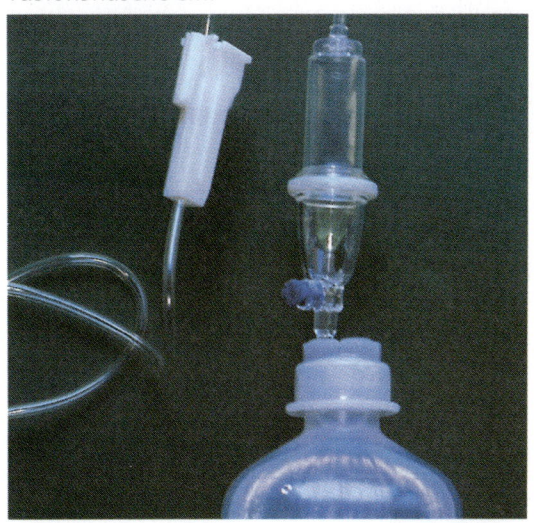

5. Die Rollklemme des Infusionsgerät wird geschlossen.

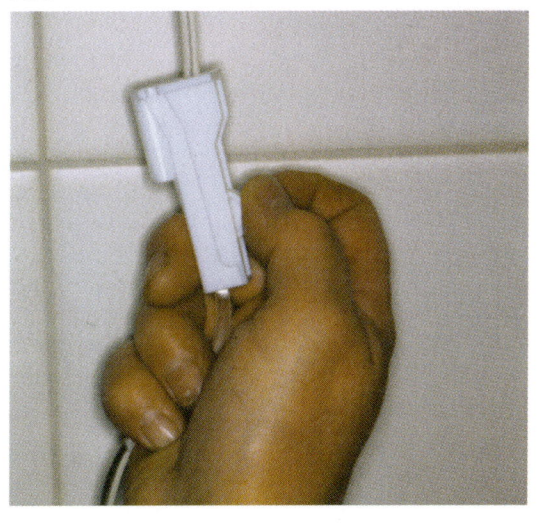

Handlungsorientiertes Lernen / 2. Ausbildungsjahr

Wissensspeicher

6. Anschließend wird die Tropfkammer gefüllt. Das Infusionsgerät wird luftleer gemacht.

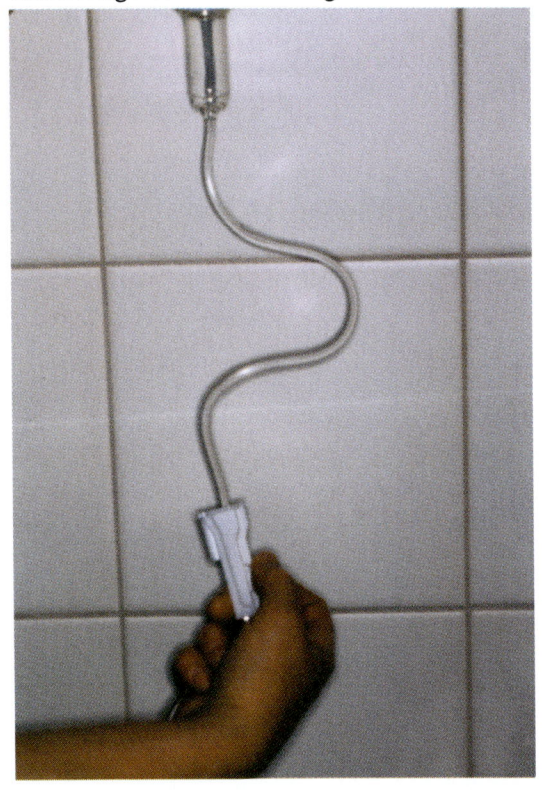

7. Anschluss des Systems an die Venenverweilkanüle

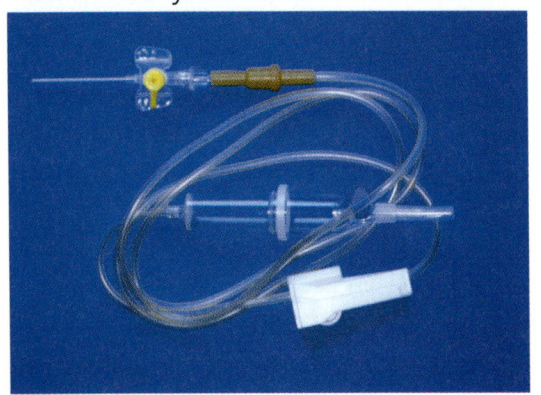

Inhalte des Angebotes

Ein Angebot sollte Vereinbarungen enthalten über Art, Beschaffenheit und Güte der angebotenen Ware, Menge der Ware, Preis und Preisabzüge, Lieferungsbedingungen (wie Kosten der Versandverpackung, Versandkosten und Lieferzeit) sowie Zahlungsbedingungen, Erfüllungsort und Gerichtsstand. Fehlen in einem Angebot entsprechende Angaben, dann gelten jeweils die gesetzlichen Bestimmungen.

1. Art, Beschaffenheit und Güte der Ware
   Art, Beschaffenheit und Güte der Ware werden genau beschrieben. Der Käufer kann sich ein genaues Bild über die Ware machen. Beschaffenheit und Güte der Ware werden häufig durch Abbildungen und Beschreibungen in Katalogen und Prospekten verdeutlicht. Beim Anbieten von Praxisinventar werden dem Zahnarzt häufig Muster oder Proben zur Verfügung gestellt. Viele Hersteller verwenden Warenzeichen, um ein sofortiges Wiedererkennen ihrer Produkte zu erzielen. Werden im Angebot jedoch keine Angaben über die Art und Güte der Ware gemacht, so ist laut → *BGB* eine Ware mittlerer Art und Güte zu liefern.

2. Menge der Ware
   Mengenangaben im Angebot erfolgen in der Regel nach handelsüblichen Maßeinheiten (z. B. kg, m, Stück). Häufig werden aber auch bestimmte Mindestbestellmengen, die abgenommen werden müssen, oder Höchstbestellmengen angegeben.

3. Preis der Ware
   Der Preis der Ware bezieht sich auf eine bestimmte Mengeneinheit (kg, m, Stück). Zur Ermittlung des tatsächlichen Bezugspreises müssen jedoch zunächst die Lieferungs- und Zahlungsbedingungen berücksichtigt werden.

4. Preisabzüge
   Rabatt ist ein Preisnachlass, der aus besonderen Gründen gewährt wird.

Rabattgrund	Erläuterung
Mengenrabatt	wird für die Abnahme größerer Mengen gewährt
Sonderrabatt	wird aus besonderen Anlässen, wie z.B. Firmenjubiläum, Räumungsverkauf usw., gewährt
Personalrabatt	wird den Angestellten eines Unternehmens gewährt
Naturalrabatt	wird als Sonderform des Mengenrabattes in Form von Waren gewährt. Als Draufgabe erhält der Kunde eine bestimmte Menge zusätzlich entgeltlich geliefert, als Dreingabe muss der Kunde weniger zahlen

Wissensspeicher

	als geliefert wurde (Bsp.: 20 Stück bestellt, 17 berechnet).
Bonus	wird als nachträglicher Rabatt in der Regel am Jahresende gewährt, wenn der Kunde einen Mindestumsatz erreicht hat).

Skonto ist ein Preisnachlass für vorzeitige Zahlung. Der Verkäufer hat den Vorteil, dass er sein Geld schneller erhält, der Käufer dass er weniger zahlen muss.

Bsp.: Zahlbar innerhalb 30 Tagen rein netto, bei Zahlung innerhalb 10 Tagen 3 % Skonto vom Bruttopreis.

5. Lieferungsbedingungen
Die Lieferungsbedingungen regeln die Lieferfristen, die Lieferkosten und die Kosten der Versandverpackung.
Wurde zwischen dem Verkäufer und dem Käufer keine Lieferfrist vereinbart, dann ist der Verkäufer laut gesetzlicher Regelung verpflichtet, die Ware unverzüglich zu liefern.
Abweichend von der gesetzlichen Regelung kann vereinbart werden:
- Lieferung innerhalb einer bestimmten Frist, z.B. Lieferung innerhalb von 10 Tagen.
- Lieferung bis zu einem bestimmten Termin, z.B. bis zum 12. November 20xx.
- Lieferung zu einem genau festgelegten Datum, z.B. 12. November 20xx fix (Fixkauf).

Haben die Vertragspartner keine Vereinbarung über die Kosten der Versandverpackung getroffen, trägt der Käufer sie.
Vertraglich kann vereinbart werden:
- Preis für Reingewicht (Nettogewicht) einschließlich Verpackung (netto inklusive Verpackung): Der Preis wird nur vom Gewicht der Ware berechnet. Die Verpackung erhält der Käufer unberechnet.
- Preis für Reingewicht ausschließlich Verpackung (netto exklusive Verpackung): Der Preis wird vom Reingewicht berechnet. Die Verpackung wird dem Käufer zusätzlich, meist zum Selbstkostenpreis, in Rechnung gestellt.
- Preis für das Bruttogewicht ausschließlich Verpackung (Brutto für netto): Für die Berechnung wird das Bruttogewicht zugrunde gelegt. Die Verpackung wird wie die Ware berechnet.

Nach dem Gesetz gilt der Grundsatz „Warenschulden sind Holschulden", d.h. der Käufer muss die Ware im Geschäft des Verkäufers abholen und damit die Kosten bezahlen. In der Regel kümmert sich aber der Verkäufer um den Transport. Er hat dabei zwei Möglichkeiten: Er (oder sein Fahrer) liefert die bestellte Ware selbst beim Käufer ab. Dies bezeichnet man als Werksverkehr. Der Verkäufer beauftragt einen Spediteur oder einen so genannten Frachtführer, den Transport der Ware für ihn zu übernehmen. Die anfallenden Versandkosten sind Rollgeld (Anfahrt bis zur Versandstation), Verladekosten, Fracht, Entladekosten und Rollgeld (Kosten des Transportes bis zum Verkäufer). Der Verkäufer (=V) und der Käufer (=K) haben verschiedene Möglichkeiten diese Versandkosten untereinander aufzuteilen.
Folgende Übersicht verdeutlicht, welchen Anteil der Verkäufer und der Käufer bei verschiedenen Vertragsregelungen übernehmen. (V=Verkäufer zahlt; K= Käufer zahlt)

Beförderungsbedingungen

	Rollgeld Anfuhr	Umladekosten	Fracht	Entladekosten	Rollgeld
Frei Haus, frei Lager	V	V	V	V	V
Frachtfrei frei dort	V	V	V	K	K
frei Waggon	V	V	K	K	K
unfrei ab hier	V	K	K	K	K
Ab Fabrik ab Lager	K	K	K	K	K

6. Zahlungsbedingungen
Laut gesetzlicher Regelung ist der Käufer verpflichtet, die Ware unverzüglich bei Lieferung zu zahlen. Vertraglich können folgende Vereinbarungen zwischen den Vertragspartnern getroffen werden:
Zahlung vor Lieferung: Vor der Lieferung muss ein Teil des Kaufpreises bezahlt werden (=Anzahlung). Der gesamte Kaufpreis muss vor der Lieferung bezahlt werden (=Vorauszahlung).
Zahlung bei Lieferung: Die Zahlung ist bei Lieferung (= netto Kasse) zu leisten. Dies nennt man

Wissensspeicher

Barkauf oder Zug-um-Zug-Kauf. Der Kaufpreis kann auch gegen Nachnahme eingezogen werden, d.h. die Ware wird erst nach Zahlung des Kaufpreises ausgehändigt.
Zahlung nach der Lieferung: Die Zahlung erfolgt vereinbarungsgemäß zu einem späteren Zeitpunkt (=Zielkauf) oder der Käufer kann den Kaufpreis nach und nach in Raten abzahlen (=Ratenkauf).

7. Erfüllungsort und Gerichtsstand
Bei Zustandekommen eines Kaufvertrages müssen sowohl der Käufer als auch der Verkäufer ihre Pflichten erfüllen. Die Vertragspflichten laut BGB lauten:

Pflichten aus dem Kaufvertrag

Käufer	Verkäufer
fristgemäße Annahme der Ware	fristgemäße Übergabe der mangelfreien Ware
fristgemäße Bezahlung der Ware	Verschaffung des Eigentums an der Ware

Der Ort, an dem diese Leistungen erbracht werden müssen, nennt man Erfüllungsort. Nach der gesetzlichen Regelung befindet sich der Erfüllungsort dort, wo der Schuldner seinen Wohnsitz hat. Da es zwei Schuldner gibt (Verkäufer =Warenschuldner und Käufer = Geldschuldner) gibt es auch zwei gesetzliche Erfüllungsorte. Der Erfüllungsort für die Ware ist der Wohnsitz/Geschäftssitz des Verkäufers. Wird nichts anderes vereinbart, muss die Ware am Wohnsitz/Geschäftssitz des Verkäufers an den Käufer übergeben werden. Der Verkäufer hat mit der Übergabe seine Vertragspflicht erbracht. Wird die Ware bei Transport beschädigt oder vernichtet trägt der Käufer das Risiko. Der Erfüllungsort für das Geld ist der Wohnsitz/Geschäftssitz des Käufers. Bei Geldschulden spricht man von Schickschulden, d.h. die Kosten und Gefahr der Übermittlung trägt der Käufer. In der Regel übernehmen die Kreditinstitute heutzutage die Aufgabe der Geldübermittlung und übernehmen die Haftung für Mängel in der Geldübermittlung. Der Käufer hat also seine Vertragspflicht erbracht, wenn er die Zahlung rechtzeitig bei seiner Bank veranlasst.
Bsp.: Ein Zahnarzt aus Gelsenkirchen bestellt Waren bei einem Händler in München. Der gesetzliche Erfüllungsort für die Lieferung ist München, für die Kaufpreiszahlung Gelsenkirchen.
Abweichend von dieser gesetzlichen Regelung können die Vertragsparteien einen gemeinsamen Erfüllungsort vereinbaren. Beispiel: Erfüllungsort für beide Parteien ist Gelsenkirchen. Dies ist häufig beim Kauf von Praxisinventar der Fall. Die Ware wird dann bis in die Praxis geliefert.
Kommt es bei der Erfüllung der Vertragspflichten zu Störungen, kann der andere Vertragspartner vor Gericht auf Erfüllung der Vertragspflicht klagen. Der Ort, an dem diese Klage eingereicht werden muss, heißt Gerichtsstand. Der gesetzliche Gerichtsstand ist dort, wo der Schuldner seinen Wohn- oder Geschäftssitz hat. Da es zwei Schuldner gibt, gibt es auch zwei gesetzliche Gerichtsstände. Erfüllt der Warenschuldner (=Verkäufer) seine Pflicht nicht und möchte der Käufer ihn daraufhin verklagen, muss er Klage am Wohnsitz/Geschäftssitz des Verkäufers erheben.
Bsp.: Der Verkäufer aus München liefert die Ware an den Zahnarzt in Gelsenkirchen nicht rechtzeitig. Der Verkäufer muss am Gericht in München Klage einreichen.
Erfüllt der Geldschuldner (=Käufer) seine Pflicht nicht, so muss der Verkäufer am Wohnsitz/Geschäftssitz des Käufers Klage erheben.
Bsp.: Der Zahnarzt aus Gelsenkirchen zahlt die Ware des Lieferanten aus München nicht. Möchte der Verkäufer den Käufer nun auf Zahlung verklagen, so muss er dies am Gelsenkirchener Gericht tun. Eine vertragliche Abänderung des Gerichtsstandes ist nur bei Verträgen zwischen zwei Kaufleuten (zweiseitiger Handelskauf) möglich.

intravenöse Injektion
Die intravenöse Injektion ist die klassische Verabreichungsform in einer Notsituation. Die Medikamente werden ohne Verzögerung in das Gefäßsystem gespült und erreichen so schnell den jeweiligen Wirkungsort. Voraussetzung für eine intravenöse Verabreichung ist jedoch die Venenpunktion. Einführung einer Kanüle in eine Vene. Typische → *Punktionsorte* sind die Venen des Handrückens, der Unterarme und der Ellenbeuge.
Oberhalb der Punktionsstelle wird mit einem Stauschlauch die zu punktierende Vene gestaut. Vor der Punktion wird der Hautbereich sorgfältig desinfiziert.

Wissensspeicher I-K

Vorbereitung einer Injektion
1. Einmalhandschuhe
2. Einmalspritzen
3. Einmalkanülen
4. Hautdesinfektionsmittel
5. Stauschlauch
6. Medikament

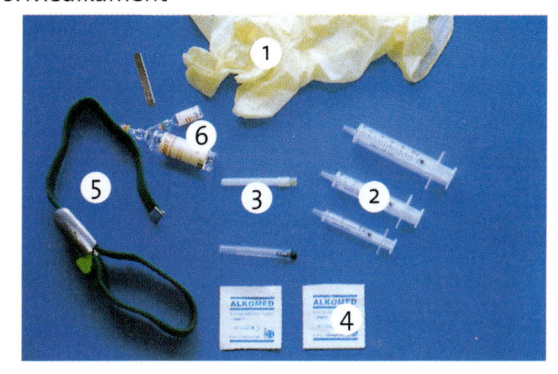

- **Ablauf**
- Öffnen der Ampulle
  Die meisten Ampullen sind mit einer Sollbruchstelle am Ampullenhals versehen. Diese erkennen Sie an dem weißen Ring oder einer Punktmarkierung. Durch leichtes Abknicken könne Sie die Ampulle problemlos öffnen.
- Aufziehen des Medikaments
  Das Medikament sollte stets mit einer dickvolumigen Kanüle aufgezogen werden, um eine sterile Verabreichung zu ermöglichen.
- Größe der Spritzen
  Die Einmalspritze muss dem jeweiligen Ampulleninhalt angepasst sein, z.B. 2 ml, 5 ml, 10 ml.
- Beschriftung der Spritzen mit einem wasserfesten Stift.
  Auch in Notfallsituationen müssen die Spritzen eindeutig mit dem aufgezogenen Inhalt beschriftet sein, um Fehlverabreichungen zu vermeiden.

Ikea-Klausel
→ *Sachmängel*

Inhalte des Kaufvertrags
→ *Angebot*

intravenös
In eine oder innerhalb einer Vene

Inzision
Einschnitt, operative Öffnung (Spaltung) eines Abszesses.

Kauf auf Abruf
→ *Kaufvertragsarten*

Kauf auf Probe
→ *Kaufvertragsarten*

Kauf nach Probe
→ *Kaufvertragsarten*

Kaufvertrag
Ein Kaufvertrag kommt, wie alle Verträge durch Übereinstimmung von Antrag und Annahme zustande. Der Antrag kann sowohl vom Käufer als auch vom Verkäufer ausgehen, d.h. es gibt verschiedene Möglichkeiten für das Zustandekommen des Kaufvertrages.

1. Bestellung aufgrund eines verbindlichen → *Angebotes*
   Liegt dem Käufer ein verbindliches Angebot des Verkäufers vor und nimmt er dieses ohne Änderungen durch eine Bestellung an, so ist ein Kaufvertrag zustande gekommen. Der Antrag ging vom Verkäufer aus (verbindliches Angebot), die Annahme erfolgte durch den Käufer (Bestellung).

2. Bestellung aufgrund eines unverbindlichen Angebotes
   Liegt dem Käufer ein freibleibendes Angebot vor, so gilt dieses Angebot nicht als Antrag. Erst durch eine Bestellung des Käufers kommt im rechtlichen Sinne ein Antrag zustande. Durch die Lieferung der Ware oder eine Auftragsbestätigung des Verkäufers erfolgt dann die Annahme des Antrages, d.h. ein Kaufvertrag kommt zustande.

3. Bestellung ohne Vorliegen eines Angebotes
   Bestellt ein Käufer Ware ohne dass ihm ein Angebot vorliegt, so stellt die Bestellung rechtlich gesehen einen Antrag dar. Durch Auftragsbestätigung oder Lieferung der Ware kommt ein Kaufvertrag zustande.

Kaufvertragsarten
Im Laufe der Zeit haben sich für verschiedene Arten des Kaufvertrages, die besondere Vereinbarungen über die Art, Beschaffenheit und Güte der Ware enthalten, festgelegte Begriffe entwickelt.

Kauf auf Probe
Wird einem Käufer Ware probeweise überlassen, d.h. er hat ein Rückgaberecht innerhalb einer bestimmten Zeit, wenn die Ware nicht seinen Erwartungen entspricht, so spricht man von einem Kauf auf Probe. Beispiel: Ein Zahnarzt kauft einen Laserdrucker und hat 14 Tage Zeit das Gerät zurückzugeben, wenn es ihm nicht zusagt.

Kauf nach Probe
Der Verkäufer legt dem Käufer ein Muster oder eine Probe vor. Entscheidet sich der Käufer für den Kauf der Ware, so ist der Verkäufer verpflichtet die Ware entsprechend dem vorgelegten Muster zu liefern.

Handlungsorientiertes Lernen / 2. Ausbildungsjahr

K Wissensspeicher

Beispiel: Ein Vertreter legt einem Zahnarzt ein Muster für einen Praxisstempel vor. Der Zahnarzt bestellt 10 Stempel gemäß dem vorgelegten Musters.

Kauf zur Probe
Eine Käufer bestellt zunächst eine kleine Warenmenge, bei Gefallen bestellt er größere Mengen nach. Beispiel: Ein Zahnarzt bestellt zunächst eine Flasche eines neuen Desinfektionssprays. Nachdem er das Spray in der Praxis getestet hat, bestellt er mehrere Kartons nach.

Stückkauf
Ist eine nicht vertretbare Sache Gegenstand des Kaufvertrages, d.h. handelt es sich um eine einmalige Sonderanfertigung, so spricht man von einem Stückkauf. Beispiel: Eine Zahnmedizinische Fachangestellte lässt sich in einem Küchenstudio eine Einbauküche nach Maß anfertigen.

Gattungskauf
Ist eine vertretbare Sache, die überall erhältlich ist, Gegenstand des Kaufvertrages, so handelt es sich um einen Gattungskauf. Beispiel: Ein Zahnarzt bestellt Büromaterial, das von verschiedenen Großhandlungen angeboten wird.
Hinsichtlich der Lieferzeit des Kaufgegenstandes unterscheidet man folgende Kaufvertragsarten:

Sofortkauf
Wird eine sofortige Lieferung der Ware nach der Bestellung vereinbart, handelt es sich um einen Sofortkauf. Beispiel: Bei der Bestellung von Einwegkanülen wird „sofortige Lieferung" vereinbart.

Fixkauf
Der Liefertag ist genau im Kaufvertrag bestimmt. Beispiel: Ein Zahnarzt bestellt neue Möbel für sein Wartezimmer und vereinbart aufgrund der bevorstehenden Praxiseröffnung Lieferung am 12. Mai fix.

Terminkauf
Wird die Lieferung innerhalb einer bestimmten Frist vereinbart, so handelt es sich um einen Terminkauf. Beispiel: Beim Kauf von Büromaterial wird „Lieferung innerhalb von 4 Wochen" vereinbart.

Kauf auf Abruf
Der Käufer hat die Möglichkeit innerhalb einer bestimmten Frist die von ihm gekaufte Ware nach seinem Bedarf abzurufen. So hat der Kunde die Möglichkeit, Lagerkosten zu sparen und trotzdem die Vorteile von Mengenrabatten auszunutzen. Beispiel: Ein Zahnarzt bestellt bei einem Dentalgroßhandel 250 Kisten Einweghandschuhe. Er vereinbart, dass die Handschuhe in beliebigen Teilmengen innerhalb von einem halben Jahr abgerufen werden können.

Ratenkauf
Beim Abschluss eines Ratenkaufvertrages verpflichtet sich der Käufer über einen längeren Zeitraum regelmäßig anfallenden Ratenzahlungen zu leisten. Er hat aber das Recht, das Ratengeschäft innerhalb von zwei Wochen zu widerrufen. Ratenkaufverträge müssen schriftlich abgeschlossen werden. Der Vertrag muss folgende Inhalte aufweisen:

- Schriftlicher Hinweis auf das Widerrufsrecht des Käufers
- Barzahlungspreis
- Teilzahlungspreis
- Höhe der einzelnen Raten
- Effektiver Jahreszins (Bei der Berechnung dieses Zinssatzes werden alle bei dem Ratenkauf anfallenden Kosten berücksichtigt, wie Zinssatz, Gebühren usw.)

Kaufvertragsstörungen
Nachdem ein Vertrag geschlossen wurde (Verpflichtungsgeschäft), muss dieser Vertrag auch erfüllt werden (Erfüllungsgeschäft). Dabei können jedoch Störungen auftreten, die sich auf die jeweiligen Pflichten beziehen, die die Vertragspartner schuldrechtlich eingegangen sind.
Beim Kaufvertrag entstehen im → *Schuldrecht* vier Pflichten: Der Käufer muss den vereinbarten Kaufpreis bezahlen und die Ware annehmen, der Verkäufer muss die vereinbarte Ware rechtzeitig liefern und das Geld annehmen. Die dazu gehörenden Störungen werden Zahlungsverzug, Annahmeverzug, Lieferung mangelhafter Ware und Lieferungsverzug genannt.
→ *Lieferungsverzug*
→ *Schlechtleistung*
→ *Schuldrecht*
→ *Schuldrechtsmodernisierung*

Kauf zur Probe
→ *Kaufvertragsarten*

Koagulum
Nach dem Einbluten in die Alveole entsteht durch die Blutgerinnung ein gallertartiges Blutgerinnsel, das Koagulum. Es verschließt die Alveole. Mit der Zeit entsteht auf der Oberfläche ein Epithel, während in der Tiefe Bindegewebe (Knochen) aufgebaut wird.
Die Blutgerinnung kann durch verschiedene Bluterkrankungen oder durch die Einnahme von Medikamenten herabgesetzt sein. Zur Vermeidung von Herzinfarkten oder Schlaganfällen werden Medikamente wie zum Beispiel Heparin, Marcumar oder Acetylsalicylsäure (ASS) verordnet, die die Blutgerinnung herabsetzen!
Das Koagulum kann auch durch Bluthochdruck aus der Alveole gedrückt werden. Hierdurch besteht die

170 Handlungsorientiertes Lernen / 2. Ausbildungsjahr

Gefahr des Nachblutens. Durch Fehlverhalten des Patienten wie übertriebenes Saugen oder Spülen oder körperliche Anstrengungen kann das Koagulum ebenso geschädigt werden.

Koma
Koma ist ein länger andauernder tiefschlafähnlicher Zustand im Gegensatz zur → *Ohnmacht*. Der Patient ist nicht erweckbar und reagiert auch nicht auf Reize aus der Umgebung. Die gesamte Muskulatur ist erschlafft, daher sind keine Bewegungen sichtbar.

Krampfanfälle
Krampfanfälle (Kontraktionen der Muskulatur) können den ganzen Körper betreffen oder auf Körperregionen beschränkt sein. Sie treten auf als Begleiterscheinungen bei Erkrankungen des Gehirns, z.B. → *Epilepsie, Sauerstoffmangel, Vergiftungen* (Intoxikationen) und → *Schwangerschaftskomplikationen* (→ *Eklampsie*).
Während eines Anfalls ist der Patient vor Verletzungen zu schützen.

Krankheitsverlauf
Man unterscheidet je nach Schwere der Reaktionen und Symptome vier verschiede Verlaufsformen:
- **Chronisch** - langsamer Verlauf, mit langsamer Entwicklung und langer Dauer
- **Akut** - plötzlich auftretend, mit heftigem und kurzem Verlauf
- **Subakut** - weniger heftiger Verlauf
- **Perakut** - besonders heftiger Verlauf

Kreditfinanzierung
Unter „Kredit" versteht man die Überlassung von Geld oder Sachen, verbunden mit einer späteren Rückzahlung oder Rückgabe in gleicher Art, Menge und Güte. Die Kreditvergabe erfolgt i. d. R. nicht kostenlos. Als Preis wird meistens ein zu zahlender Kreditzins vereinbart.
Eine Kreditfinanzierung ist demnach eine zeitlich befristete Versorgung der Zahnarztpraxis mit Geld- oder Sachmitteln, die durch Kreditinstitute oder Lieferanten gewährt werden kann.
Die Möglichkeit, durch Kunden (hier: Patienten) einen Kredit in Form einer Anzahlung zu erhalten (= Kundenkredit), ist in der Zahnarztpraxis unüblich. Allgemein unterscheidet man den Geldkredit und den Warenkredit.

Geldkredit
Ein Geldkredit kann als Darlehen oder Kontokorrentkredit vereinbart werden.

- **Darlehen**
  Bei einem Darlehen verpflichtet sich der Darlehensnehmer dem Darlehensgeber die Darlehenssumme in oder nach einer bestimmten Zeitspanne zurückzuzahlen. Folgende Arten werden unterschieden:
  – Fälligkeitsdarlehen
    Hier wird die gesamte Darlehenssumme an einem vorher vereinbarten Termin oder nach einer Kündigung zur Zahlung fällig. Während der Vertragszeit sind vereinbarte Zinszahlungen vom Darlehensnehmer an den Darlehensgeber zu leisten.
  – Abzahlungsdarlehen
    Hier erfolgt die Rückzahlung (Tilgung) in festen Raten. Die Zinsen sind nur von dem jeweiligen Rest des Darlehens zu zahlen, werden also fortlaufend niedriger.
  – Annuitätendarlehen
    Hierbei zahlt der Darlehensnehmer während der gesamten Laufzeit gleich hohe Raten, die sich aus einem Tilgungs- und einem Zinsanteil zusammensetzen. Der Zinsanteil wird laufend geringer, während der Tilgungsanteil steigt.

- **Kontokorrentkredit**
  Ein Kontokorrentkredit ist ein i. d. R. kurzfristiger Kredit, der durch die Inanspruchnahme eines von dem kontoführenden Kreditinstitut genehmigten Kreditrahmens entsteht. Überweist z. B. ein Zahnarzt einen Rechnungsbetrag, der sein Kontoguthaben übersteigt, an einen Lieferanten, so wird der überzählige Betrag als Kontokorrentkredit gewährt und zwar so, lange, bis das Konto wieder ausgeglichen ist oder ein Guthaben aufweist.
  Für die Inanspruchnahme des Kredits werden hohe Zinsen fällig, deshalb sollte von dieser Möglichkeit nur kurzfristig Gebrauch gemacht werden.

Warenkredit
Beim Warenkredit bekommt der Zahnarzt Waren, die er erst später oder in Teilbeträgen bezahlen muss. Ein Warenkredit kann als Lieferanten- oder Teilzahlungskredit gewährt werden.

- **Lieferantenkredit**
  Hier wird dem Käufer einer Ware oder Dienstleistung ein Zahlungsziel eingeräumt, d. h. der Kaufpreis ist erst nach einer bestimmten Zeit (häufig 30 Tage) zu zahlen. (Zahlungsbedingungen: „Zahlung auf Ziel"). Der Kaufgegenstand wird für diese Zeit „auf Kredit" überlassen.

- **Teilzahlungskredit**
  Beim Teilzahlungskredit (Ratenkauf) wird vereinbarungsgemäß der Kaufpreis für die Ware oder Dienstleistung nicht in einer Summe, sondern in Teilen (Raten) gezahlt. Neben Zinsen fallen häufig noch sonstige Kosten (Bearbeitungsgebühren) an.

K/L Wissensspeicher

Kreditsicherung
Kredite müssen i. d. R. abgesichert werden, d. h. der Kreditgeber benötigt vom Schuldner eine Sicherheit, in jedem Fall das Geld zurückbekommen. Solche Sicherheiten können durch die Person des Kreditnehmers (Personalkredit) und/oder andere Personen (verstärkter Personalkredit) begründet sein oder es wird ein unmittelbares Zugriffsrecht auf bestimmte (Wert-)Sachen vereinbart (Realkredit).

Personalkredit
Hier ist die persönliche Einkommens- und Vermögenssituation des Kreditnehmers die Grundlage für die Absicherung eines Kredites.

Verstärkte Personalkredite
Hier wird neben der Kreditwürdigkeit des Kreditnehmers eine zusätzliche Haftung weiterer Personen verlangt.

- Bürgschaftskredit
  - Ausfallbürgschaft
    Bürge hat die Einrede der Vorausklage, d. h. er kann verlangen, dass vor seinem Eintritt als Bürge die Kredit- und/oder Zinszahlungen auf dem Gerichtswege vom Kreditnehmer eingefordert werden.
  - Selbstschuldnerische Bürgschaft
    Der Kreditgeber kann sich am Fälligkeitstag direkt an den Bürgen wenden und von ihm die Zahlung einfordern.

- Zessionskredit
  Als Sicherheit dienen Forderungsabtretungen, d. h. Geldsummen, die der Kreditnehmer von anderen noch einfordern kann, werden an den Kreditgeber abgetreten.

Realkredite
Als Sicherheit dienen (wertvolle) Sachen.

- Lombardkredit
  Hier werden zur Absicherung des Kredites hochwertige Sachen (Schmuck u. a. bewegliche Sachen) verpfändet, d. h. der Kreditgeber wird Besitzer dieser Sachen und der Kreditnehmer bleibt Eigentümer. Im Falle einer Nichtrückzahlung erhält der Gläubiger das Verwertungsrecht, d. h. er kann die Sachen verkaufen und somit zu seinem Geld kommen.

- Sicherungsübereignungskredit
  Bei Krediten, die für Betriebseinrichtungen, Maschinen oder für Fahrzeuge benötigt werden, wird häufig das Eigentum an diesen Gegenständen zur Sicherheit auf den Kreditgeber übertragen. Der Schuldner bleibt Besitzer, kann also mit den Gegenständen arbeiten.

- Hypothekarkredit
  Auch unbewegliche Sachen (Immobilien) können als Sicherheiten für einen Kredit dienen. Ein Pfandrecht durch Eintragung in das Grundbuch sorgt dafür, dass nötigenfalls der Kreditgeber durch Zwangsversteigerung der Immobilie an sein Geld kommt. Darüber hinaus haftet der Kreditnehmer auch mit seinem übrigen Vermögen.

- Grundschuldkredit
  Die Grundschuld entsteht – wie die Hypothek – durch Eintragung in das Grundbuch. Sie ist allerdings nicht an eine Forderung gebunden.

Kulanz
Leistet der Verkäufer über den gesetzlich geregelten (→ *Rechte des Käufers bei Mängeln*) oder vertraglich vereinbarten (→ *Garantie*) Zeitraum hinaus Ersatz für die Beseitigung von Mängeln, so spricht man von Kulanz.

Lager
→ *Funktionen des Lagers*
→ *Lagerbewegungskennzahlen*
→ *Lagerprinzipien*
→ *Lagerarten*
→ *Lagerkosten*
→ *Arbeiten im Lager*
→ *Lagerrisiken*
→ *Lagerbestandsarten*

Lagerarten
Je nach Branche und Zweck des Unternehmens werden verschiedene Lager angelegt: Freilager (z.B. für Holz), Gebäudelager (z.B. Lagerhäuser), Speziallagerhäuser (z. B. Kühlhäuser), Lagerzelte (z. B. für Baumaterialien) usw..
In der Zahnarztpraxis kommen diese Lagerarten natürlich nicht in ihrer reinen Form zur Anwendung. In der Regel werden die Materialien in einem Vorratsraum in geeigneten Schränken und Regalen gelagert. Material, das unmittelbar zur Verwendung vorgesehen ist (z. B. Wundmaterial), sollte dagegen in kleineren Einheiten in einem Vorratsschrank direkt im Behandlungsraum gelagert werden, während der Hauptbestand im Vorratsraum verbleiben sollte. Der Lagerraum sollte zudem über eine Kühlungsmöglichkeit verfügen und abschließbar sein, um Diebstahl zu verhindern. Unter Umständen genügt es, wenn einzelne Schränke einbruchsicher ausgestattet werden.
Ordnung ist im Lager ein sehr wesentlicher Gesichtspunkt. Im Gegensatz zur chaotischen Lagerordnung, bei der das Material einfach nach der Reihenfolge des Wareneingangs in die Regale gelegt wird (ein Computer muss dann selbstverständlich die Lagerorte speichern und wiedergeben können), sollte die Lagerung in der Zahnarztpraxis nach Artikelgruppen erfolgen.

Wissensspeicher

Dabei ist das sogenannte FIFO-Prinzip (First-In-First-Out-Prinzip) anzuwenden. Dieses Prinzip besagt, dass immer das zuerst eingeräumte Material auch als erstes verbraucht werden sollte. Dadurch vermeidet man, dass 'ganz hinten im Schrank' Material alt wird und verdirbt, während man immer nur die Neulieferungen verbraucht. Das LIFO-Prinzip (Last-In-First-Out-Prinzip) kann in der Zahnarztpraxis dem gegenüber selbstverständlich keine Anwendung finden.

Die Auswirkungen des FIFO-Prinzips sollten schon bei der Einlagerung des Materials beachtet werden. Von Vorteil können von zwei Seiten zu erreichende Regale sein, bei denen auf der einen Seite nach der Lieferung eingeräumt und auf der anderen Seite vor dem Verbrauch ausgeräumt werden kann. Da diese Regale aber von zwei Seiten erreichbar sein müssen und daher sehr viel Platz beanspruchen, werden sie in der Zahnarztpraxis normaler Größe in der Regel kaum verwendet. Daher sollte bei der Bestückung der Vorratsregale durch sofortiges Umräumen stets gewährleistet werden, dass jeweils das zuerst eingeräumte Teil zuerst verbraucht wird. Vor allem bei verderblichen Materialien und Medikamenten sind die Verfallsdaten generell sorgsam zu beachten.

Schubladen erleichtern ebenso diese Arbeit wie Ausziehgestänge. Kleine Verpackungen sollten in Schalen gelagert werden, schwere Gegenstände gehören auf die unteren Regalböden. Auf die Sonneneinstrahlung und die Wärmestrahlung der Heizkörper ist gegebenenfalls zu achten, damit empfindliches Material geeignet geschützt bzw. umgehend an einen anderen Lagerort umgeräumt werden kann. In den Vorratsschränken sollten Verbrauchsmaterialien und selten benutztes Material niemals vermischt gelagert werden, denn bei der häufigen Entnahme der einen ist die Gefahr des Entstehens von Unordnung bei den übrigen Artikelgruppen zu groß. Daher sind gerade bei häufig benutzten Materialien sowie z.B. bei kleinen oder nicht rechteckigen Verpackungen besondere Maßnahmen zu ergreifen, um die notwendige Ordnung aufrechtzuerhalten.

Bei der nachstehenden Aufstellung handelt es sich um einen Vorschlag, wie Materialien in der Zahnarztpraxis gelagert werden können. Abweichungen sind vor allem je nach der konkreten Produktbeschreibung möglich.

Einmalartikel für die Patientenbehandlung:
- Watterollen,
- Wattepads,
- Mundschutz,
- Einmalhandtücher,
- Papierservietten,
- Becher,
- Handschuhe,
- Tray- und Filterpapier,
- Kanülen,
- Skalpelle und Klingen

Vorratsraum

Einmalartikel für die Rezeption
- Formulare,
- Computerpapier,
- Aufkleber,
- Papier

Vorratsraum

Abformmaterialien
- Alginate

Vorratsraum

- Silikone,
- Polyäther,
- Hydrokoloide,
- thermoplastische Materialien

Kühlschrank

Medikamente und Anästhetika
- Lokalanästhetika,
- Retraktionsflüssigkiet,
- ZNO-Präparate,
- Calciumhydroxid-Präparate,
- Devitalisationspasten,
- Fluoride,
- Hypochlorite

Vorratsraum

- Medikamente

Vorratsschränke

Instrumente und Kleinmaterial
- Wurzelkanalinstrumente,
- allgemeines Instrumentarium,
- Spiegel,
- Sonde,
- Füllungsinstrumente,
- chirurgische Instrumente,
- Zangen,
- Hebel,
- Scharfer Löffel,
- Scheren,
- PAR-Instrumente,
- Küretten,
- Scaler

Vorratsschränke

Füllungsmaterialien
- Füllungsmaterial und Befestigungszemente,
- Composite,
- Glasionomerzemente,
- Carboxylatzemente,
- Phosphatzemente,
- ZNO-Zemente,

Wissensspeicher

- Provisorische Zemente,
- Cavit,
- Unterfüllungszemente,
- Calcium-Hydrxyd-Zemente,
- Amalgame

Vorratsraum

Röntgen
- Filme (intra- und extraoral),
- Chemikalien

Vorratsschränke

Desinfektionsmittel
- Desinfektionsmittel für Instrumente,
- Flächen,
- Hände,
- Absauganlage etc.,
- Hygieneartikel,
- Putzmittel

Vorratsraum

Wäsche
- Praxiswäsche aller Art

Vorratsraum

Büroartikel
- Bleistifte,
- Kugelschreiber,
- Kleber,
- Radiergummi etc.

Vorratsraum

Hat das Lager eine gewisse Größe erreicht, wird das Führen einer Lagerkartei notwendig. In Erweiterung der Materialkartei nimmt die Lagerkartei, die auch elektronisch geführt werden kann, sämtliche Lagerbewegungen auf und erinnert bei Erreichen eines Mindestbestands an die Nachbestellung. (→ *Lagerbestandsarten*)

Lagerbestandsarten
Als Mindestbestand bezeichnet man den Bestand, der immer am Lager vorhanden sein muss (sogenannter „Eiserner Bestand"). Dieser Bestand darf nur angegriffen werden, wenn unvorhersehbare Ereignisse (z. B. Streiks, Transportprobleme usw.) auftreten.
Der Meldebestand lässt erkennen, ab welchem Zeitpunkt die Nachbestellung erfolgen muss. Wird der Meldebestand erreicht, ist gerade so viel Zeit übrig bis der Bestand aufgebraucht ist, dass die Nachlieferung eintrifft, bevor der Mindestbestand angegriffen wird. Die Formel zur Errechnung des Meldebestands lautet:

Meldebestand = Mindestbestand + (durchschnittlicher täglicher Verbrauch x Beschaffungszeit)

Der Höchstbestand markiert die Menge, die maximal am Lager vorhanden sein soll. Räumliche Gegebenheiten und wirtschaftliche Überlegungen (Risiko und Liquidität) beeinflussen die Höhe des Höchstbestandes.
Eine Zusammenfassung bietet das nachstehende Schaubild:

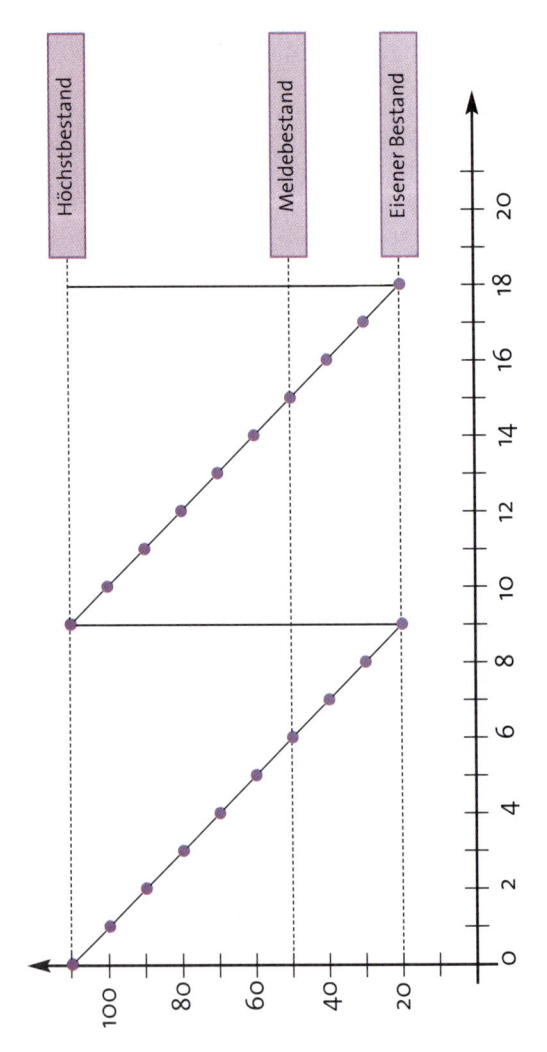

Da in einer Zahnarztpraxis Menschen mit ihren Leiden versorgt werden, muss jedoch bei allen Überlegungen zu den Bestandsarten immer die Regel gelten: Besser eine Einheit Material zu viel lagern bzw. bestellen als zu wenig vorrätig haben!

Lagerbewegungskennzahlen
Mit Lagerkennzahlen wird das Lager und seine Bestände kontrolliert. Dazu setzt man Bestandsgrößen und Verbrauchsgrößen zueinander in Beziehung.
Der durchschnittliche Lagerbestand gibt an, wie viel Ware in Stück oder € durchschnittlich gelagert wird. Die Formel zur Berechnung lautet:

$$\frac{\text{Jahresanfangsbestand} + \text{Jahresendbestand}}{2}$$

oder

$$\frac{\text{Jahresanfangsbestand} + 12 \text{ Monatsendbestände}}{13}$$

Die Lagerumschlagshäufigkeit zeigt an, wie oft der durchschnittliche Lagerbestand in einer Periode umgesetzt wird. Je höher die Umschlagshäufigkeit ist, desto geringer werden die Lagerkosten und das Lagerrisiko. Die Formel lautet:

$$\frac{\text{Materialeinsatz}}{\text{durchschnittlicher Lagerbestand}}$$

Die durchschnittliche Lagerdauer informiert darüber, wie viele Tage das Material im Durchschnitt gelagert wurde, bevor es verbraucht werden konnte. Bezieht man diese Kennzahl nicht nur auf das gesamte Lager, sondern auf bestimmte Material(-gruppen), kann man besondere Erkenntnisse erzielen. Man errechnet die durchschnittliche Lagerdauer folgendermaßen:

$$\frac{360 \text{ (Tage)}}{\text{Lagerumschlagshäufigkeit}}$$

Die letzte hier betrachtete Kennzahl ist der Lagerzins. Dabei geht man davon aus, dass im Lagerbestand Kapital gebunden ist, das für andere Verwendungsformen (Investition o.ä.) nicht zur Verfügung steht und zum Teil durch Kreditaufnahmen finanziert werden muss. Daher gibt der Lagerzins an, wie hoch die Zinsbelastung einer Ware während der Lagerdauer ist. Die Formel lautet:

$$\frac{\text{Jahreszinssatz} \times \text{durchschnittliche Lagerdauer}}{360}$$

Als Jahreszins verwendet man i. d. R. den Marktzinssatz.

Lagerkosten

Durch die Lagerhaltung entstehen Kosten, die selbstverständlich möglichst gering gehalten werden sollten.

Zu den Lagerkosten zählen z. B. die Kosten für die Lagerräume. Dazu gehören Heizungs-, Strom- und Reparaturkosten, Kosten für Versicherungen, Miete bzw. Abschreibung für das Gebäude, die Abnutzung der Einrichtung und die Zinsen, die man für das im Lagergebäude und in der Lagereinrichtung gebundene Kapital (entweder als Kreditzinsen oder als entgangene Zinsen für eine nicht getätigte Geldanlage) berechnen muss.

Zu den Lagerkosten gehören ebenfalls die Kosten der Lagerverwaltung, also Gehälter und Löhne für die Lagermitarbeiter bzw. Anteile des Gehalts der ZFA, die sich mit der Lagerhaltung der Zahnarztpraxis beschäftigt, Versicherungsprämien und Kosten der Überwachung (Diebstahlschutz).

Nicht zu vergessen sind die Kosten der Lagerbestände selbst. Da die Waren im Lager Geld gekostet haben, kann dieses Geld nicht für andere Investitionen oder eine Geldanlage, die Zinsen bringt, verwendet werden. Unter Umständen musste für die Einlagerung sogar ein Kredit aufgenommen werden. Die Zinsen für das im Lagerbestand gebundene Kapital stellen Kosten dar, daher sollte der durchschnittliche Lagerbestand in der Regel auch nicht zu hoch angesetzt werden.

Zu den Kosten der Lagerbestände muss auch der sogenannte Schwund gerechnet werden. Darunter versteht man die Kosten, die aufgrund Verderbens, Diebstahls, Veralterung der Materialien oder aufgrund von Missgeschicken (ZFA lässt beim Einräumen etwas fallen) entstehen.

Kosten der Arbeiten mit und am Lagergut entstehen, wenn Transporteinrichtungen benötigt werden, das Lagergut verändert werden muss (Gebinde müssen aufgeteilt, Material muss hergerichtet werden usw.) oder Maßnahmen zum Erhalt des Lagergutes (z.B. Kühlanlagen, Pflegemaßnahmen) ergriffen werden müssen.

Lagerprinzipien
→ *Lagerarten*

Lagerrisiken

Wird Material zu lange gelagert, entstehen Risiken wie z.B. Überalterung des Materials wegen des technischen Fortschritts, wegen Verderb oder Diebstahl. Zu große Bestellmengen bergen zudem das Risiko, dass Reste übrig bleiben, die nicht mehr verwendet werden können. Darüber hinaus wird sehr viel Kapital im Lager gebunden, dass unter Umständen für andere Investitionen, z.B. der Neugestaltung des Warteraums, fehlt und die Lagerkosten sind entsprechend hoch.

Sind die Lagermengen jedoch zu niedrig, kann wegen fehlenden Materials unter Umständen die Versorgung der Patienten leiden bzw. müssen Termine verschoben werden. Das führt zu Imageverlusten der Praxis bei den Patienten. Bei zu kleinen Bestellmengen ist zudem die Möglichkeit, Mengenrabatte auszunutzen, reduziert.

Lagerung steriler Instrumente

Nach der hygienischen Instrumentenaufbereitung werden chirurgische Instrumente steril gelagert. Die Sterilität chirurgischer Instrumente ist bei korrekter Lagerung für ein halbes Jahr gewährleistet. Zur Kontrolle der Verweildauer muss das Datum der Sterilisation auf der Verpackung notiert werden.

Wissensspeicher

Larynxödem
Anschwellen des Bindegewebes des Kehlkopfes (Larynx) mit der Gefahr des Erstickens.

Lieferungsbedingungen
→ *Angebot*

Lieferungsverzug
Liefert der Verkäufer nicht oder nicht rechtzeitig, gerät er in Lieferungsverzug.
Damit der Käufer die Rechte, die ihm gesetzlich zugestanden werden, wahrnehmen kann, müssen bestimmte Voraussetzungen erfüllt sein. Zunächst muss die Lieferung fällig sein. Wurde keine bestimmte Lieferzeit vereinbart, muss die Lieferung unverzüglich erfolgen. Liefert der Verkäufer nicht, muss der Käufer die Lieferung anmahnen (der Käufer setzt den Verkäufer in Verzug). Bereits ohne Mahnung kommt der Verkäufer in Verzug, wenn ein kalendermäßig bestimmter und vereinbarter Liefertermin überschritten wurde. Das gleiche gilt für Geschäfte, deren terminliche Bedeutung für beide Vertragsparteien offensichtlich ist und bei denen die Nichteinhaltung des Termins dazu führt, dass das Geschäft zumindest für eine Vertragspartei unsinnig wird (z.B. das zu einer Party bestellte kalte Büffet wird bis zur Essenszeit nicht geliefert).
Eine weitere Voraussetzung ist das Verschulden des Verkäufers. Ein Verschulden liegt vor, wenn der Verkäufer fahrlässig (der Verkäufer war nicht so sorgfältig, wie es notwendig gewesen wäre) oder vorsätzlich (der Verkäufer lieferte absichtlich nicht rechtzeitig) handelte.
Die letzte Voraussetzung des Lieferungsverzugs ist, dass die Lieferung grundsätzlich noch möglich ist. Wird z.B. eine einzigartige, handgefertigte Marmorskulptur verkauft, die vor der Auslieferung zerstört wird, ist eine Lieferung grundsätzlich nicht mehr möglich. Hier handelt es sich daher auch nicht um Lieferungsverzug.
→ *Rechte des Käufers beim Lieferungsverzug*

Luxation
Durch eine äußere Gewalteinwirkung wird ein Zahn vollständig aus seiner Alveole entfernt. Dies nennt man Luxation. Der luxierte Zahn muss schonend in einer physiologischen Nährlösung (Zahnrettungsbox, Gefäß mit H-Milch) transportiert werden. Nach der Inspektion der Alveole und der Spülung mit NaCl-Lösung erfolgt die Reimplantation und die Schienung des Zahnes. Eine Infektionsprophylaxe mit einem Antibiotikum ist erforderlich.

Mangel
→ *Sachmängel*
→ *Rechtsmängel*

Mangelbeseitigung
→ *Rechte des Käufers bei Mängeln*

Maligne
Bösartig

MAV
Abkürzung für → *Mund – Antrum – Verbindung*

Mehrkostenregelung
→ *Mehrkostenvereinbarung*

Mehrkostenvereinbarung
Die rechtliche Grundlage im Rahmen der Füllungstherapie ist im § 28 Abs. 2 SGB V geregelt:

„Die zahnärztliche Behandlung umfasst die Tätigkeit des Zahnarztes, die zur Verhütung, Früherkennung und Behandlung von Zahn-, Mund- und Kieferkrankheiten nach den Regeln der zahnärztlichen Kunst ausreichend und zweckmäßig ist.
Wählen Versicherte bei Zahnfüllungen eine darüber hinausgehende Versorgung, haben sie die Mehrkosten selbst zu tragen. In diesen Fällen ist von den Kassen die vergleichbare preisgünstigste plastische Füllung als Sachleistung abzurechnen... ist vor Beginn der Behandlung eine schriftliche Vereinbarung zwischen dem Zahnarzt und dem Versicherten zu treffen. Die Mehrkostenregelung gilt nicht für Fälle, in denen intakte plastische Füllungen ausgetauscht werden. ....."

Montage
→ *Sachmängel*

Mund – Antrum – Verbindung
Bei jeder Extraktion von Seitenzähnen im Oberkiefer wird mit Hilfe einer Kleeblattsonde oder mit dem Nasenblasversuch getestet, ob die dünne knöcherne Lamelle zur Kieferhöhle (Sinus Maxillaris) intakt ist. Im Falle einer Verbindung zischt Luft aus der Alveole. Zur Vermeidung einer Kieferhöhleninfektion (Sinusitis Maxillaris) muss eine plastische Deckung der Alveole vorgenommen werden. Prophylaktisch wird zusätzlich ein Antibiotikum verordnet.

Mund-zu-Mund-Beatmung
→ *Notfalltechniken*

Mund-zu-Nase-Beatmung
→ *Notfalltechniken*

Nacherfüllung
→ *Rechte des Käufers bei Mängeln*

Wissensspeicher N

Nasenblasversuch
Test zur Überprüfung, ob die Kieferhöhle eröffnet wurde. Beim Schnäuzen in die Nase entweicht Luft durch die → *Mund-Antrum-Verbindung* (MAV) in die Mundhöhle.

Nekrose
Zellen in einem lebendigen Organ oder Körper sterben ab.
Lokaler Gewebstod

Neoplasie
Darunter versteht man eine krankhafte Gewebsneubildung (Tumor). Neoplasien wachsen unkontrolliert, selbstständig und überschießend. Man unterteilt Neoplasien in gutartige (benigne) und bösartige (maligne) Formen.

Merkmale und Eigenschaften

Benigne Neoplasie
- langsames und geordnetes Wachstum
- normal aufgebaute Zellen
- verdrängen Nachbargewebe
- bleiben abgegrenzt
- bilden keine Metastasen

Maligne Neoplasien
- schnelles und ungeordnetes Wachstum
- veränderte atypische Zellen
- infiltrieren Nachbargewebe
- nicht abgegrenzt
- bilden Metastasen

Nervensystem
Beim Nervensystem unterscheidet man drei Systeme:
- das Zentralnervensystem (ZNS) mit Gehirn und Rückenmark
- das periphere Nervensystem mit Nervenbahnen, die den ganzen Körper durchziehen. Es verbindet die Außenbezirke und die Organen des Körpers mit dem ZNS.
- das vegetative (autonome) Nervensystem, das nicht dem Willen und Bewußtsein unterliegt und hauptsächlich die Funktionen der innerenn Organe reguliert.
- die Gesamtheit des Nervensystems bildet eine untrennbare funktionelle Einheit.

Nicht-Rechtzeitiglieferung
→ *Lieferungsverzug*

Notfalladressen
Jede Praxis sollte über die örtlichen Möglichkeiten einer notärztlichen Behandlung sowie über die Organisation der regionalen Rettungsdienste informiert sein. Folgende Notfalladressen und Notfallnummern sollten an der Anmeldung ausliegen: Notruf ☎ 112, nächster Arzt, nächstes Krankenhaus, Krankentransport, nächste Apotheke, Taxizentrale.

Notfalladressen	Notfallnummern
Notruf (Feuerwehr)	112
Notruf (Polizei)	110
nächster Arzt	
Krankentransport	
nächstes Krankenhaus	
nächste Apotheke	
Taxizentrale	

Notfallbehandlung
In der Zahnarztpraxis treten häufig Zwischenfälle auf, die ursächlich nicht eindeutig abzuklären sind und somit die momentane Gefährdung des Patienten schwer einzuschätzen ist. In derartigen Situationen ist es unerlässlich, eine konkrete diagnostische Richtschnur bereit zu haben, durch die man lebensbedrohende Zustände, die ein unverzügliches Eingreifen erfordern, von momentan nicht lebensbedrohenden abgrenzen kann. Eine derartige Richtschnur liegt in der Beantwortung von nur vier Fragen. (siehe Notfall-Checking)

Notfall-Checking
Dieses Notfall-Checking kann ohne Hilfsmittel innerhalb kürzester Zeit allein durch Sehen, Hören und Fühlen vorgenommen werden. Wird nur eine Frage mit „Nein" beantwortet, befindet sich der Patient in Lebensgefahr, und die im folgenden aufgeführten Sofortmaßnahmen müssen unverzüglich vorgenommen werden.
Die rot gedruckten Tätigkeiten können Sie übernehmen. Bei den blau gedruckten Tätigkeiten unterstützen Sie den Zahnarzt. Der Zahnarzt übernimmt die grün gedruckten Tätigkeiten.

Bewusstsein erhalten
Notfall-Checking

- ☑ Bewusstsein erhalten?
- ☑ Atmung erhalten?
- ☑ Puls tastbar?
- ☑ Pupillen normal?

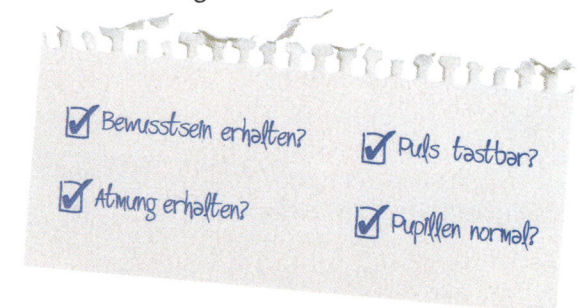

Werden sämtliche Punkte mit „Ja" beantwortet, besteht ausreichend Zeit für differentialdiagnostische Erwägungen und zur Organisation von externen Hilfsmaßnahmen.

Wissensspeicher

- gezielte Anamnese erheben
- Blutdruck messen
- Puls fühlen
- evtl. Arzt benachrichtigen
- ggf. kausal behandeln
- Notfall-Checking laufend wiederholen

Bewusstlosigkeit
Notfall-Checking

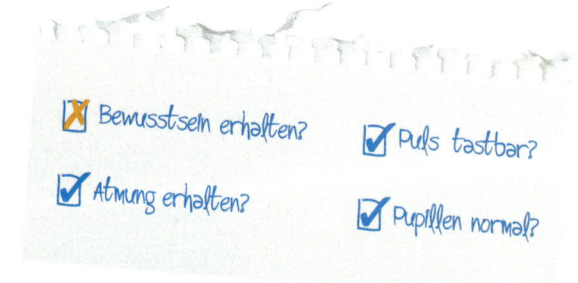

- [ ] Bewusstsein erhalten?
- [x] Atmung erhalten?
- [x] Puls tastbar?
- [x] Pupillen normal?

Mögliche Ursachen:
Ohnmacht, Schlaganfall, Intoxikation durch Lokalanästhesie, Coma diabeticum, Schock u.a..

Therapie:
Bewusstlosigkeit ist kein eigenständiges Krankheitsbild, sondern zerebrales Symptom verschiedener Grundkrankheiten. In jedem Fall besteht, unabhängig von der Grundkrankheit, akute Lebensgefahr durch Verlegung der Atemwege infolge Fremdkörperaspiration (Prothesen) oder Zurückfallen der Zunge.

sofort	• Fremdkörper aus Mund und Rachen entfernen (Prothese, Watterollen, Tupfer) • flach lagern und Beine anheben • Kopf im Nacken überstrecken
danach	• Blutdruck messen

Patient ist noch bewusstlos:

nach ca. drei Minuten	• Anlegen einer Infusion (RRsyst. < 100 mmHg) • stabile Seitenlage • Sauerstoff über Maske atmen lassen • ärztliche Hilfe anfordern • Notfall-Checking laufend wiederholen

Patient wieder bei Bewusstsein:
- langsam aufrichten
- noch einige Zeit überwachen
- ärztliche Untersuchung erwägen

Bewusstlosigkeit mit Atemstörung
Notfall-Checking

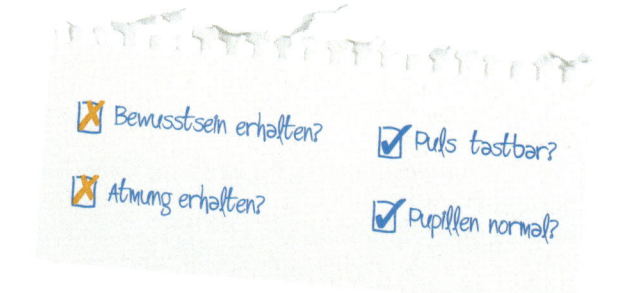

- [ ] Bewusstsein erhalten?
- [ ] Atmung erhalten?
- [x] Puls tastbar?
- [x] Pupillen normal?

Mögliche Ursachen:
Intoxikation durch Lokalanästhetika, verschiedene Formen des Herz-Kreislaufversagens, Schlaganfall, allergischer Schock, mechanische Verlegung der Atemwege u.a..

Therapie:
Die Sofortbehandlung jeder akuten Atemstörung beginnt mit dem Freimachen der Atemwege und anschließendem Freihalten der Atemwege. Danach setzt in vielen Fällen bereits eine Spontanatmung ein. Ist dies nicht der Fall, wird unverzüglich beatmet. Der geringste Zeitverlust entsteht bei direkter Atemspende.

sofort	• Fremdkörper aus Mund und Rachen entfernen (Prothese, Watterollen, Tupfer) • flach lagern und Beine anheben • Kopf im Nacken überstrecken (evtl. Kinn vorschieben) • Beatmen (Mund-zu-Mund oder Mund-zu-Nase-Beatmung)
gleichzeitig	• Pulskontrolle nach jedem 3. Atemstoß • Helferin stellt Hilfsmittel für die Beatmung bereit (Atembeutel, Maske, Sauerstoffgerät, Pharyngeal-Tuben)
danach	• Einlegen eines Pharygeal-Tubus (Wendl- oder Guedel-Tubus) • direkte Atemspende durch Sauerstoff-Beatmung mit Atembeutel und Atemmaske ersetzen (Sauerstoff-Flow = 3-4 l/min)

Patient atmet noch nicht spontan

anschließend	• Rettungswagen mit Notarzt anfordern • weiter beatmen • Pulskontrolle (achten auf plötzlichen Herzstillstand)

Wissensspeicher

Patient atmet wieder spontan
- stabile Seitenlage
- Sauerstoff über Maske atmen lassen
- Klinikeinweisung veranlassen
- Patient lückenlos überwachen

Kreislauf-Atemstillstand (Herzstillstand)
Notfall-Checking

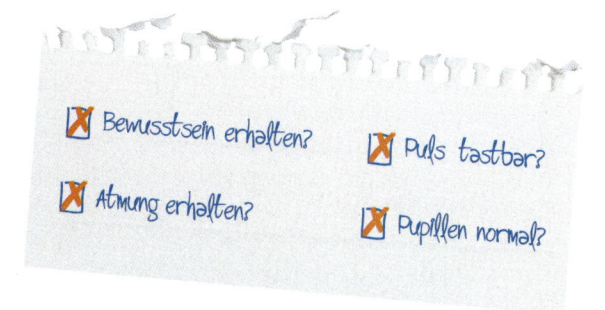

☒ Bewusstsein erhalten?   ☒ Puls tastbar?
☒ Atmung erhalten?   ☒ Pupillen normal?

Mögliche Ursachen:
Herzinfarkt, Herzrhythmusstörungen, Lungenembolie, Atemstörungen, Intoxikation Lokalanästhetika, anaphylaktischer Schock u.a..

Therapie:
Die Sofortmaßnahmen beginnen unmittelbar nach der Feststellung des Kreislaufstillstandes. Sie richten sich nach der ABC(D)-Regel der Wiederbelebung. Die Verabreichung von Medikamenten (Drugs) zählt zu den weiterführenden Maßnahmen, die nur vorgenommen werden dürfen, wenn damit keine Unterbrechung der mechanischen Reanimation (ABC) von mehr als 15 sec. verbunden ist.

sofort   A + B

                A – Atemwege freimachen
                - Fremdkörper aus Mund und Rachen entfernen
                - flach lagern auf harter Unterlage
                - Kopf im Nacken überstrecken (evtl. Kinn vorschieben)

danach   B – Beatmen
                - 3 x beatmen
                - erneut Karotispuls fühlen, wenn kein Puls tastbar, dann

                C – Circulation in Gang bringen

                - extrathorakale Herzmassage im Wechsel mit der fortgesetzten Beatmung

1 Helfer	2 Helfer
2 Beatmungen	1 Beatmung
15 Herzmassagen	5 Herzmassagen

ggf.   D-Medikamente („Drogen")

In Notfallsituationen ist die →intravenöse Verabreichung der → Notfallmedikamente vorzuziehen. Bei gleichzeitig angelegter → Infusion werden intravenös die Medikamente ohne Verzögerung in das Gefäßsystem gespült und erreichen so sehr schnell die jeweiligen Wirkorte. Voraussetzung für die intravenöse Verabreichung ist die → Venenpunktion, die mit flexiblen → Venenverweilkanülen erfolgen kann.

Da die einzelnen Maßnahmen voneinander abhängig sind, sollten die lebensrettenden Maßnahmen jederzeit in einer sinnvollen Reihenfolge geleistet werden. Die Herzmassage nutzt dem Patienten ohne Sauerstoff nicht.

Die Wirksamkeit einer kardio-pulmonären Reanimation ist an folgenden Zeichen erkennbar:

- tastbarer Karotispuls
- Verengung der zuvor erweiterten Pupillen
- positiver Lichtreflex der Pupillen
- Rückbildung der aschfahlen Hautverfärbung

Notfalldiagnostik
Instrumente der Notfalldiagnostik

Blutzuckertest Hämoglukosticks   Stethoskop

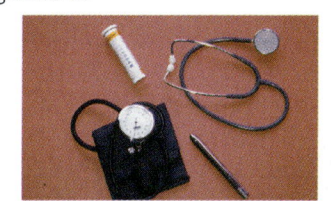

Blutdruckmessgerät Blutdruckmanschette   Pupillenleuchte

Methoden der Notfalldiagnostik

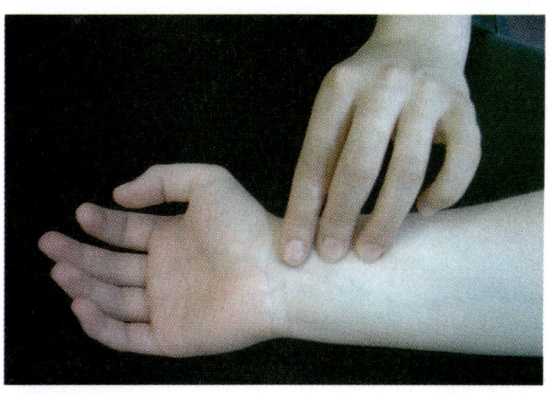

Pulsmessung

Wissensspeicher

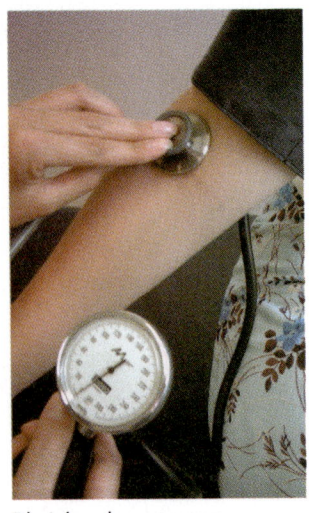

Blutdruckmessung

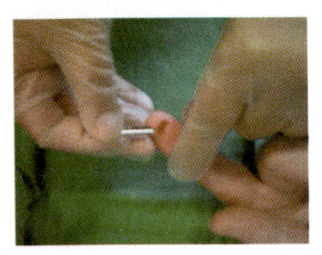

Blutzuckerbestimmung

Notfalldokumentation
Von der Praxis sollte ein Notfall schriftlich dokumentiert werden. In einem Notfallprotokoll werden Angaben über die Anamnese des Patienten, zahnärztliche Therapie, akute Notsituation, erhobene Befunde, durchgeführte Notfalltherapie der Praxis bis zum Eintreffen des Notarztes notiert.

Notfallkoffer

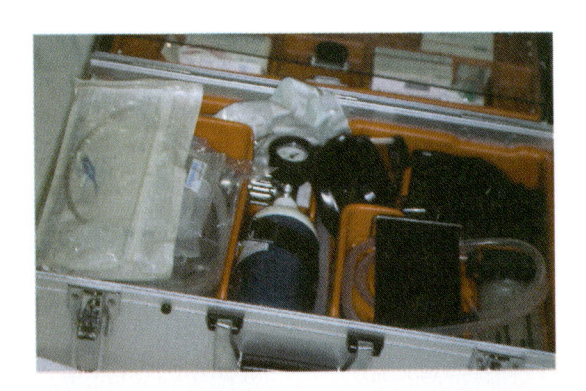

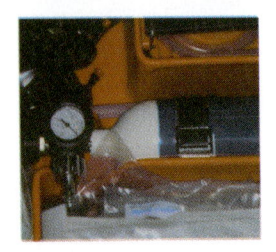

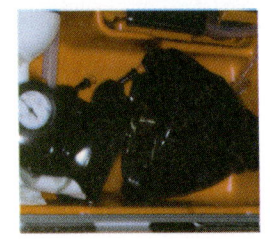

Sauerstoffflasche mit Manometer/Beatmungsbeutel

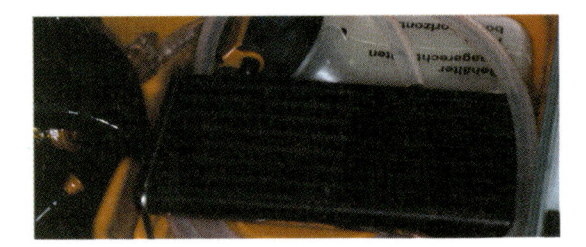

Absaugpumpe

Notfallkoffer
Die zur Erstversorgung von → *Notfällen* erforderlicher Geräte und Medikamente werden in einem Notfallkoffer zusammengefasst. Es bleibt jedem Zahnarzt überlassen, die Grundausstattung des Notfallkoffers nach seinem Bedarf zu gestalten. Für die Belange der zahnärztlichen Praxis empfiehlt sich eine Gliederung der Notfallausrüstung in die Bereiche: → *Diagnostik* (Blutdruckmessgerät, Stethoskop, Blutzucker – Testgerät), → *Atmung* (Sauerstoffflasche, Beatmungsbeutel mit Beatmungsmasken, Absaugpumpe), → *Kreislauf* (Stauschlauch, Infusionsbesteck, Spritzen, Kanülen) und → *Notfallmedikamente*.

Der Notfallkoffer sollte griffbereit an einem allen Mitarbeiterinnen bekannten Ort stehen. Der Inhalt des Koffers muss in regelmäßigen Abständen überprüft werden. Dabei werden die Geräte auf ihre Funktionstüchtigkeit und die Medikamente auf Vollständigkeit kontrolliert.

Checkliste Notfallkoffer

Diagnostik
Blutdruckmessgerät/Blutdruckmanschette
Stethoskop
Blutzuckertest/Hämoglukosticks
Pupillenleuchte

Atmung
Sauerstoffflasche
Beatmungsbeutel mit Beatmungsmasken
Absaugpumpe

Kreislauf
Stauschlauch
Infusionsbesteck
Spritzen
Kanülen

Notfallmedikamente
Epinephrin-(Adrenalin-) Lösung
Bronchospasmolytika
Glucocorticoide
Diazepam
Glyceroltrinitrat (Nitroglycerin)
Ringerlösung

Wissensspeicher O/P

Notfallmedikamente

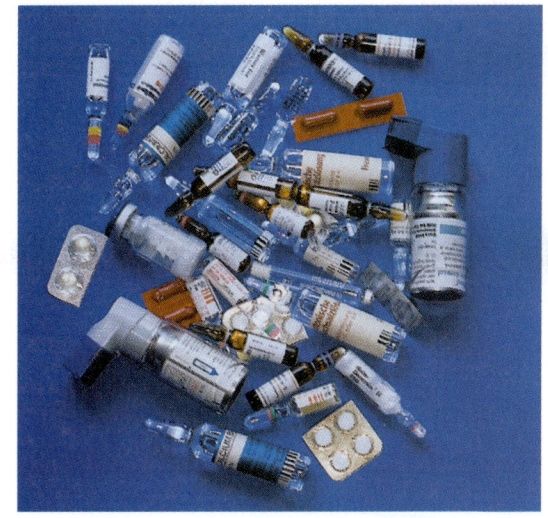

Der Zahnarzt benötigt zur Behandlung von Notfällen eine Grundausstattung von Medikamenten. In regelmäßigen Abständen müssen die Verfallsdaten der Notfallmedikamente kontrolliert werden.

Adrenalin - (Epinephrin-) Lösung
wird zur Behandlung des anaphylaktischer → Schocks, des Herzkreislaufversagens und der drohenden Erstickung bei Bronchospasmus und Larynxödem eingesetzt.

Bronchospasmolytika
stehen als Dosier-Aerosole zur Verfügung und werden bei Spasmen der Atemwege mit schwerster Atembehinderung (z. B. Asthma bronchiale oder Arzneimittelallergie) eingesetzt.

Diazepam
kann Krämpfe, die im Gefolge einer Intoxikation von Lokalanästhtika auftreten können, unterbrechen.

Furosemid
Ist ein Diuretikum, das bei Bluthochdruckkrisen verabreicht wird.

Glucocorticoide
werden in hoher Dosierung bei schweren allergischen Reaktionen gegeben.

Glyceroltrinitrat (Nitroglycerin)
ist ein gefäßerweiterndes Medikament in Form von Zerbeißkapseln oder Sprühlösung, das zur Behandlung und Prophylaxe der Angina pectoris und bei Myocardinfarkt verwendet wird.

Nifedipin
Patienten mir einer Hochdruckkrise erhalten das Medikament sublingual durch Zerbeißen einer Kapsel.

Ringerlösung
eine intravenöse Infusionslösung zur Auffüllung des Kreislaufes und der Offenhaltung einer Vene zur Verabreichung weiterer Medikamente.

Theophyllin
führt zu einer Relaxation der Mukulatur der Bronchien und der Pulmonalgefäße. Sie werden eingesetzt, wenn Bronchospasmolytika nicht ausreichend wirksam sind.

Notfallnummern
→ Notfalladressen

Notfallorganisation
- Notfallausrüstung
  detaillierte Aufstellung des Inhaltes des Notfallkoffers
  Standort und Funktion des Inhaltes kennen
- Handlungsablauf bei Notfällen
  Abstimmung individuell auf personelle und örtliche Gegebenheiten der Praxis sollte jedem Mitarbeiter bekannt sein und regelmäßig im Praxisteam geübt werden.

Rollenaufteilung des Teams

- Team - Leader (Zahnarzt)	Position am Patienten
	Verantwortung
	Weisungsrecht
	Diagnosestellung
	Therapiebestimmung und -durchführung
	Überwachung und Koordination
	Dokumentationspflicht
- Assistenz am Patienten	Position am Patienten
	Unterstützung des Team - Leader
	Durchführung delegierter Maßnahmen
- Assistenz im Umfeld	Absetzen des Notrufes
	Bereitstellung der Notfallausrüstung
	Organisation des Umfeldes

- Dokumentation
  Notfallprotokoll

Notfalltechniken
Basismaßnahmen der Erstversorgung zur Aufrechterhaltung der Vitalfunktionen (Atmung, Kreislauf, Bewusstsein)

- Lagerung des Patienten
  Die erste Maßnahme jeder Notfallbehandlung ist die korrekte Lagerung des Patienten.
  Ist der Patient bei Bewusstsein, bleibt er in Horizon-

tallagerung mit leicht erhöhten Beinen im Behandlungsstuhl, dadurch wird der Blutrückfluss aus den Beinen und dem Bauchraum zum Herzen erleichtert und die Durchblutung von Herz, Gehirn und Lunge verbessert.

Bei Hinweisen auf Störungen der Herz- und Lungenfunktion wird er mit leicht erhöhtem Oberkörper im Stuhl gelagert, dadurch wird die Bewegung der Atemmuskulatur erleichtert. Beengende Kleidung sollte gelockert werden.

Ist der Patient bewusstlos, muss er aus dem Zahnarztstuhl herausgehoben und an eine Stelle des Behandlungsraumes gebracht werden, wo die eigentliche Notfallbehandlung räumlich gut durchführbar ist: Zugang zum Patienten von allen Seiten, harte Unterlage für eine notwendige Herz-Lungen-Wiederbelebung.

Mit Hilfe des Rautek-Rettungsgriffes wird der bewusstlose Patient aus dem zahnärztlichen Behandlungsstuhl herausgehoben. Sie steht hinter dem Behandlungsstuhl und greift von hinten mit beiden Armen unter den Achselhöhlen des Bewusstlosen hindurch, winkelt einen Arm des Patienten im Ellenbogengelenk ab, legt ihn quer auf dessen Oberbauch, umgreift diesen Unterarm von oben mit beiden Händen, wobei Finger und Daumen oben liegen (Affengriff). Jetzt verlagern sie ihr eigenes Körpergewicht nach hinten, richten sich auf und ziehen dabei den Bewusstlosen auf ihre Oberschenkel. Durch Seitwärts- und Rückwärtsgehen wird der Patient aus dem Behandlungsstuhl herausgehoben. Der Patient kann jetzt getragen werden. Anschließend lassen sie den Patienten auf dem Ober – und Unterschenkel zu Boden gleiten.

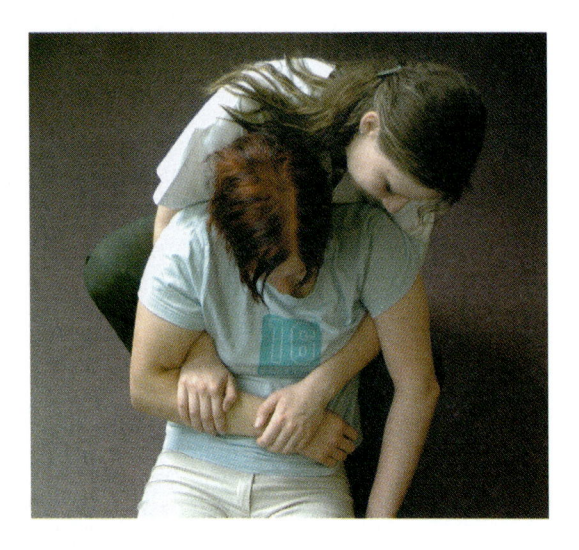

Bewusstlose mit Spontanatmung werden in eine stabile Seitenlagerung gebracht, damit ggf. Erbrochenes, Schleim, Blut etc. infolge Fehlens der Schutzreflexe nicht in die Atemwege fließen kann bzw. der Unterkiefer und die Zunge nicht durch Zurückfallen die Atemwege verlegen können. Sie treten seitlich an den Bewusstlosen heran, heben ihn in Hüfthöhe an und schieben den gleichseitigen Arm gestreckt unter das Gesäß. Das Bein der gleichen Seite wird gebeugt und an das Gesäß herangestellt. Danach wird der Bewusstlose an der Schulter und an den Hüften erfasst und auf die ihnen zugewandte Seite gedreht. Der Kopf wird im Nacken leicht überstreckt. Die Atemwege auch im Bereich des unteren Rachenraumes werden so freigehalten. Anschließend wird die eine Hand zur Fixierung der Kopfstellung unter die Wange geschoben.

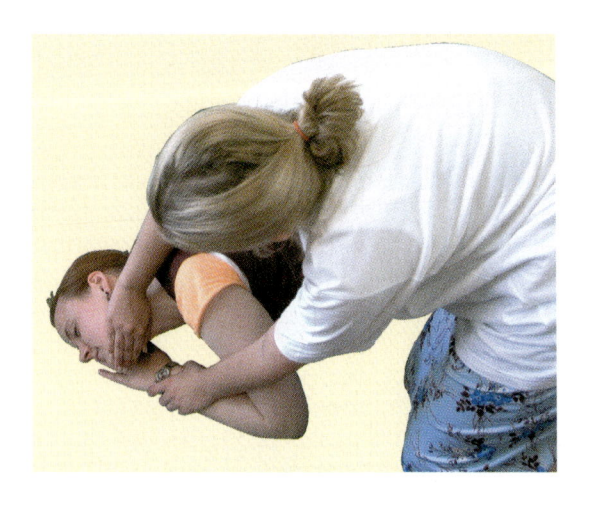

• Freimachen der Atemwege

Beim Bewusstlosen erschlafft die Muskulatur. Die Zunge sinkt gegen die Rachenhinterwand und kann die Luftwege völlig verschließen. Deshalb sind zunächst folgende Maßnahmen erforderlich:

• Überstrecken des Kopfes

Eine Hand liegt an der Stirn-Haar-Grenze, die andere flach auf dem Kinn (Daumen zwischen Unterlippe und Kinnspitze). Die Lippen bleiben geschlossen. Der Kopf wird nun soweit wie möglich nackenwärts überstreckt. Oder eine Hand liegt an der Stirn-Haar-Grenze, die andere unterstützt den Nacken. Ist damit keine Spontanatmung erzielbar, müssen die Atemwege auf eine Verlegung durch Fremdkörper kontrolliert bzw. von diesen gereinigt werden.

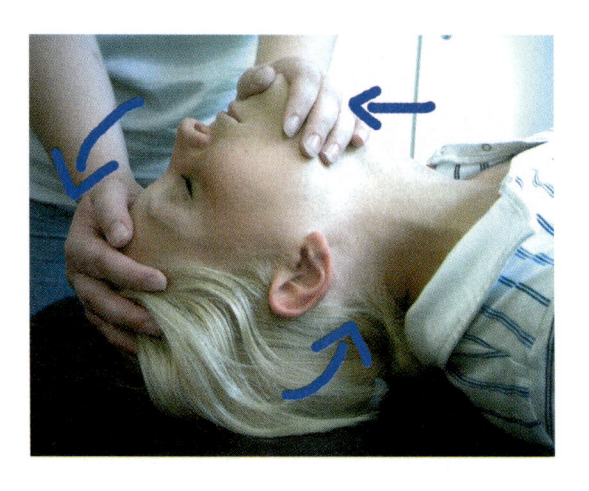

Wissensspeicher

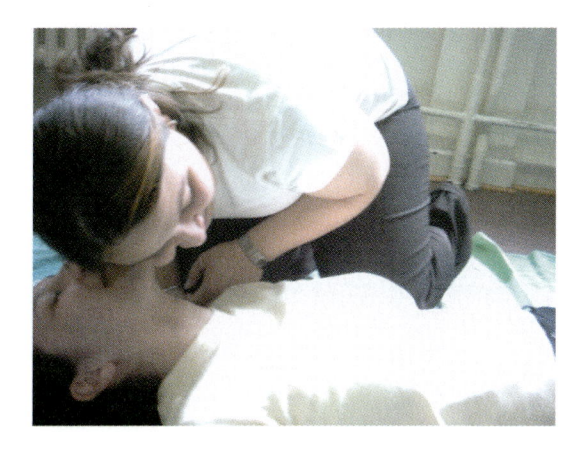

Reinigung des Mund- und Rachenraumes mit der Hand
Mit dem Handgriff nach Esmarch geschieht am besten die Mundöffnung. Mit dem Zeigefinger jeder Hand den jeweiligen Kieferwinkel umfassen, den Daumen in Eckzahnbereich zwischen Unterlippe und Kinn legen und mit Daumendruck den Unterkiefer öffnen. Zeige- und Mittelfinger einer Hand in den Mund- und Rachenraum einführen und Fremdkörper entfernen.

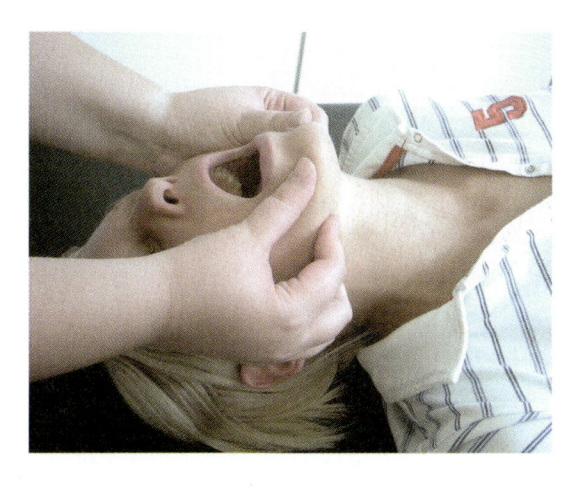

Absaugen des Mund- und Rachenraumes
Das Absaugen ist gründlicher als die manuelle Reinigung. Es ist immer angezeigt, wenn sich flüssige Sekrete (Blut, Schleim) im Rachenraum angesammelt haben.

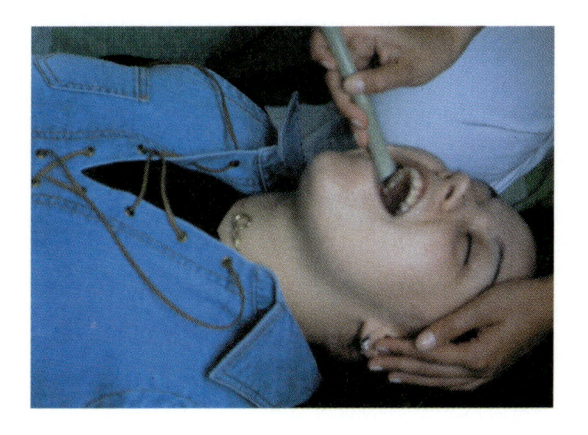

• Freihalten der Atemwege
Bei tieftbewusstlosen Patienten wird als Hilfsmittel zum Freihalten der Atemwege ein Oropharyngealtubus (Guedel -Tubus) oder ein Nasopharyngealtubus (Wendl - Tubus) eingeführt. Sie schaffen eine Luftbrücke und verhindern das Zurückfallen der Zunge.
Tritt nach dem Freimachen und Freihalten der Atemwege keine Spontanatmung ein, dann muss unverzüglich mit der Beatmung begonnen werden.

• Beatmen
Häufig ist aufgrund einer Erkrankung die Spontanatmung zur Deckung des Sauerstoffbedarfes nicht ausreichend, so dass auch in diesen Fällen eine Beatmung in Form der assistierenden Beatmung erfolgen muss. Die Beatmung erfordert weder Vorbereitung noch Hilfsgeräte und sie ist praktisch in jeder Situation anwendbar.
Im Normalfall ist bei Atemstillstand die Mund–zu-Nase Beatmung der Mund-zu-Mund Beatmung vorzuziehen.

Mund-zu-Nase-Beatmung
Der Patient ist in Rückenlage zu lagern. Sie knien seitlich am Kopf des Patienten.
Eine Hand liegt an der Stirn-Haar-Grenze, die andere flach unter dem Kinn. Der Daumen, der zwischen Unterlippe und Kinnspitze liegt, dichtet den Mund durch Druck der Unterlippe gegen die Oberlippe ab, damit die eingeblasene Luft dort nicht wieder entweichen kann.
Der Kopf wird soweit wie möglich nackenwärts überstreckt. Atmen Sie selbst etwas tiefer als normal ein, und setzen Sie ihren geöffneten Mund um die Nase des Patienten herum dicht auf, damit keine Luft entweichen kann. Nun blasen Sie die eigene Ausatmungsluft mit geringem Druck in beide Nasenlöcher des Patienten ein. Nach jeder Beatmung heben Sie Ihren Mund ab, damit der Patient ausatmen kann.

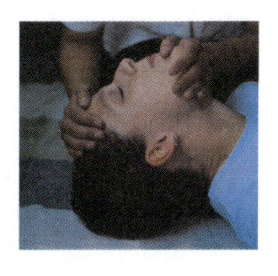

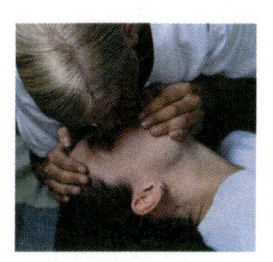

Während der Ausatmungsphase drehen Sie Ihren Kopf zur Seite, um besser das Senken des Brustkorbes beobachten und das Strömen der Luft aus den Nasenöffnungen an seiner Wange fühlen und hören zu können. Atmen Sie gleichzeitig Frischluft für die nächste Beatmung ein.

Handlungsorientiertes Lernen / 2. Ausbildungsjahr

Wissensspeicher

Zunächst wird dreimal hintereinander beatmet. Im allgemeinen ist bereits nach diesen wenigen Beatmungen ein erster Effekt, am Rückgang einer vorher vorhandenen → *Zyanose*, erkennbar. Beim Erwachsenen wird die Atemspende 15-mal pro Minute weitergeführt. Beobachten Sie die Atmung des Patienten genau und kontrollieren Sie jede Minute den Puls, damit Sie Veränderungen sofort erkennen. Gelangt die Atemluft nicht in die Lungen, sind oft die Atemwege nicht frei. Prüfen Sie dann die Kopflage. Wenn der Hals nicht ausreichend überstreckt ist, führt oft eine Korrektur der Kopflage zum Erfolgt. Evtl. untersuchen Sie nochmals den Mund-Rachen-Raum auf Fremdkörper.

Mund-zu-Mund-Beatmung
Ist die Beatmung des Patienten über die Nase nicht möglich, so erfolgt die Atemspende über den Mund. Sie knien seitlich am Kopf des Patienten. Mit Daumen und Zeigefinger Ihrer auf der Stirn liegenden Hand verschließen Sie die Nase des Patienten. Den Daumen der am Kinn liegenden Hand direkt auf die Kinnspitze legen und den Mund einen querfingerbreiten Spalt öffnen. Der Kopf ist nackenwärts überstreckt.
Dann atmen Sie ein und setzen Ihren Mund vorsichtig auf den Mund des Patienten. Blasen Sie Ihre Ausatmungsluft ohne großen Druck in den Mund des Patienten. Während der Ausatmungsphase des Patienten blicken Sie zur Brust des Patienten, Sie sehen das Senken des Brustkorbes, während Sie gleichzeitig das Strömen der Ausatmungsluft an ihrer Wange fühlen und hören.
Bei der Mund-zu-Mund Beatmung kann ein zu hoher Beatmungsdruck dazu führen, das Luft in den Magen des Patienten gelangt. Dieses kann plötzliches Erbrechen mit nachfolgender Erstickungsgefahr auslösen.

Beatmung mit Maske und Beatmungsbeutel
Zur Ausstattung der Notfallausrüstung gehören Beatmungsbeutel und -masken. Ein Beatmungsbeutel erlaubt eine weitgehend ermüdungsfreie Beatmung. Mit Hilfe eines Sauerstoffanschlusses ist eine Sauerstoffanreicherung der Beatmungsluft möglich.
Der Patient liegt in Rückenlage. Sie knien am Kopfende. Nach überstrecken des Kopfes und Vorziehen des Unterkiefers mit Klein-, Ring- und Mittelfinger wird eine passende Maske über Mund und Nase aufgesetzt. Daumen und Zeigefinger legen Sie auf die Maske rund um den Anschluss des Beatmungsbeutel (sog. C-Griff). Alle 5 Finger der Maskenhand halten den Kopf in Überstreckung.
Die andere Hand umgreift den mit der Maske verbundenen Beatmungsbeutel und drückt ihn zur Beatmung zusammen. Dabei strömt die im Beutel befindliche Luft über Ventil und Maske in die Lungen des Patienten. Nach jeder Beatmung füllt sich der Beutel selbstständig mit Frischluft. Über ein Ventil ist eine zusätzliche Sauerstoffzufuhr möglich (4 l/min).

• Herzmassage
Neben der Beatmung wird für die Wiederbelebung bei einem Kreislaufstillstand die externe Herzmassage angewandt. Keine Herzmassage ohne Beatmung!

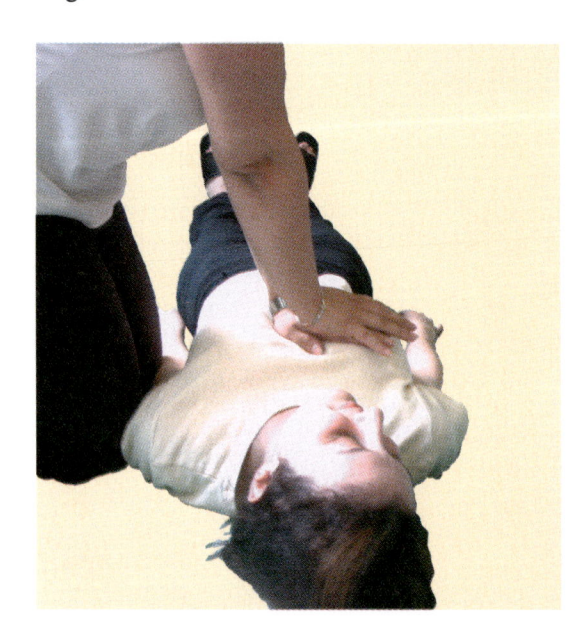

Der Patient liegt flach auf eine harter Unterlage (Fußboden). Um den exakten Druckpunkt, also die Stelle, wo das Herz des Patienten durch Ihre Körperkraft gedrückt werden soll, zu finden, ist es erforderlich, den Oberkörper des Patienten stets frei zu machen. Dabei darf das Schamgefühl keine Rolle spielen! Die Beine sind nach Möglichkeit hochzulegen, damit sich durch die Kompression des Herzens rasch ein stabiler Blutdruck entwickeln kann und das vorhandene Blut nicht in die Beine abfließt. Sie knien dicht seitlich am Brustkorb des Patienten und machen den Oberkörper des Patienten frei.

Aufsuchen des Druckpunktes
Suchen Sie den richtigen Druckpunkt auf dem Brustbein. Mit dem Mittelfinger fahren Sie am Rippenbogen entlang und tasten das Brustbeinende. Den Zeigefinger legen Sie daneben auf das Brustbein in Richtung Hals.

Auflegen des Handballens
Den Handballen der anderen Hand setzen Sie direkt neben die zwei Finger (Richtung Hals) auf die Mitte des Brustbeines auf. Den Handballen der zweiten Hand setzen Sie anschließend auf den Handballen der ersten Hand. Die Finger beider Hände sind vom Brustbein abgespreizt, nur der Handballen hat Kontakt zum Brustbein.

Wissensspeicher — N/O

Arme durchgesteckt halten
Mit gestreckten Armen drücken Sie nun das Brustbein durch Gewichtsverlagerung des eigenen Oberkörpers ein, wobei der Druck somit senkrecht von oben erfolgt. Dabei muss das Brustbein beim Erwachsenen 4-5 cm tief eingedrückt werden. Bei sachgerechter Durchführung der Herzmassage lässt sich so ein Minimalkreislauf herstellen und erhalten.
Die Herzdruckmassage und die Beatmung müssen im Wechsel erfolgen.
Bei der Einhelfermethode wird mit 3 Beatmungen begonnen und unter abwechselnder Anwendung von 15 Kompressionen (Frequenz ca. 100/min) und 2 Beatmungen (Frequenz 15/min) fortgesetzt.
Bei der Zweihelfermethode übernimmt ein Helfer die Beatmung, der zweite die Herzmassage. Der Beatmende beginnt mit 3 Atemspenden, der zweite Helfer führt fünfmal die Herzdruckmassage durch, danach erfolgt Beatmung und Herzmassage im Wechsel von 1:5 (Kompressionsfrequenz ca. 100/min, Beatmungsfrequenz 15/min). Die Beatmung wird dann zwischen jeder fünften und sechsten Herzmassage durchgeführt. Die Herzmassage soll zur Beatmung zwar kurzverzögert, aber nicht länger unterbrochen werden.

Notfallpatient

Jeder Patient, bei dem sich eine Störung der Vitalfunktionen einstellt oder auch nur zu befürchten ist, bezeichnen wir als Notfallpatient. Man unterscheidet zwischen Störungen, die den ganzen Organismus betreffen, und solchen die lokal auftreten, also auf Zähne und Mund-Kiefer-Gesichtsregion. Notfälle entwickeln sich aus Zwischenfällen, die während einer zahnärztlichen Behandlung auftreten oder durch diese sogar ausgelöst werden. Notfälle können aber auch zufällig im Behandlungsstuhl ebenso wie auf der Straße oder zu Hause auftreten.
Bei einem Notfall sollen folgende Regeln beherzigt werden, Ruhe bewahren und Ruhe ausstrahlen, sich einen Überblick verschaffen, erst nachdenken dann handeln, andere zum Mithelfen anleiten (Notruf) und psychologische Hilfe nicht vergessen.

Notfallmeldung

Bei starker Blutung oder größerem Blutverlust, Zeichen eines Schockzustandes, Atemnot oder Atemstillstand, fehlende Ansprechbarkeit oder Bewusstlosigkeit und starken Brustschmerzen (Verdacht auf Herzinfarkt) u. ä. ist der Notarzt zu alarmieren.
Die Zeit, die der Rettungsdienst benötigt, um zum Einsatzort zu gelangen, hängt von der genauen Notfallmeldung ab.

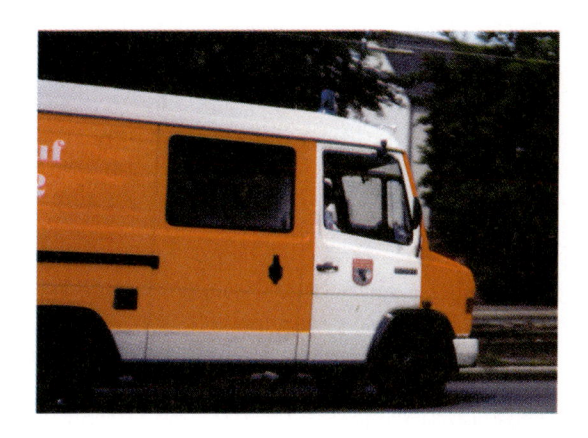

Absetzen eines Qualifizierten Notrufes

Ansprechpartner	Zuständige Rettungsleitstelle
Notrufnummer	Bundeseinheitlich 112 wählbar auch mit jedem Handy
Notfallmeldung	Meldeschema

Notruf ☎ 112

Unter dem Stichwort ›5 x W‹ können Sie sich die fünf Bestandteile des Notrufs leicht merken. Wo ist der Patient? Geben Sie Straße, Hausnummer, Etage und Name der Praxis bekannt. Wem ist etwas passiert? Nennen Sie Namen, Geschlecht und Alter des Patienten. Was ist geschehen? Beschreiben Sie die Notfallsituation. Wann ist etwas passiert? Geben Sie die Uhrzeit an. Warten Sie auf Rückfragen? Legen Sie erst auf, wenn das Gespräch von der Leitstelle beendet wurde! Vielleicht hat der Leitstellenmitarbeiter nicht alles verstanden oder hat noch eine Frage an Sie.

Ohnmacht

Kreislaufstörung mit plötzlich einsetzender Bewusstlosigkeit (Synkope) infolge mangelnder Durchblutung des Gehirns und die kurzfristige Wiederherstellung des Zustandes. Vielfach kann z.B. eine übergroße Angst vor dem Zahnarzt bzw. einem geplanten Eingriff eine Ohnmacht auslösen. Ein Patient wird nicht plötzlich ohnmächtig, sondern es kommt meist zu charakteristischen Anfangssymptomen: Blässe im Nasen- und Oberlippenbereich, oft erfolgt ein tiefer Seufzer oder ein Gähnen, Schweißausbruch, die Aufmerksamkeit läßt nach, ein Leeregefühl im Kopf tritt ein, oft auch ein Schwindel, Schwarzwerden vor Augen, der Muskeltonus sinkt, der Kopf fällt nach vorne, Hände und Füsse zittern, um später zu erschlaffen, die Ansprechbarkeit fehlt,

O/P Wissensspeicher

oft treten Übelkeit oder Erbrechen auf. Der systolische und diastolische Blutdruck sinken gleichmäßig ab, der Puls ist verlangsamt und weich.
Bei beginnender Ohnmacht lagern Sie den Patienten zunächst flach mit Anheben der Beine, besser noch Kopftieflagerung. Öffnen Sie die Fenster. Engsitzende Kleidungsstücke des Patienten werden gelockert. Legen Sie kalte Kompressen auf Stirn oder Nacken des Patienten. Evtl. direkte Gabe von Sauerstoff durch eine Nasensonde. Bei Bewußtlosigkeit den Patienten in → *stabile Seitenlage* bringen.

Osteotomie
Abtragung, Durchtrennung eines Knochens oder Entfernung eines Knochenstücks. In der Zahnheilkunde meist im Zusammenhang mit der Entfernung von Zähnen, Wurzeln, Wurzelspitzen (WSR) oder Zysten.

Ostitis
Knochenentzündung. In der Zahnheilkunde meist im Bereich der Wurzelspitze eines Zahnes als eine Reaktion auf die Entzündung seiner Pulpa.

Perakut
→ *Krankheitsverlauf*

Pflichten aus dem Kaufvertrag
→ *Angebot*

Phlegmone
Nicht abgekapselte Eiteransammlung mit flächenhafter Verteilung im Gewebe.
→ *Eitrige Entzündungen*

Postausgang
• Gewöhnliche Briefsendungen
Um einen Brief an einen Empfänger zum nächsten Tag im Inland zu versenden, bietet die Deutsche Post folgende Sendungsarten an:

(vgl. Broschüre „Service-Informationen – Produkte und Preise der Deutschen Post AG", im Internet unter www.deutschepost.de)

• Besondere Sendungsarten
(eilige und preisbegünstigte)
Im Fall eiliger Postsendungen empfiehlt sich der Express Versand. Mögliche Unterscheidungsformen können der angeführten Broschüre entnommen werden.
Neben den o. g. Briefsendungen ermöglicht die Deutsche Post in Sonderfällen auch die Zustellung zu einem günstigeren Porto. Grundsätzlich wird dabei unterschieden zwischen:

Infopost und Infobrief
Der Versand per Infopost ist nur bei Werbebriefen oder Rundschreiben möglich, sofern diese inhaltsgleich und mit einer maschinenlesbaren Anschrift versehen sind sowie eine Mindestmenge von 50 Sendungen umfassen. Dies gilt auch für den Infobrief. Hierbei gelten allerdings keinerlei Sortiervorgaben nach Postleitzahlen. Nähere Angaben zu Versendungskriterien und Mengenbestimmungen sind in der o. g. Broschüre zu finden.

Warensendungen bzw. Büchersendungen
Hierbei können Proben, Muster und Verkaufswaren bzw. Bücher, Broschüren, Notenblätter und Landkarten preisgünstig versandt werden. Sie müssen offen unter der Bezeichnung „Warensendung" bzw. „Büchersendung" aufgegeben werden.

• Handlungsablauf beim Postausgang
• Anfertigung einer Kopie des zu versendenden Schriftstückes und Einstellung in das geeignete Ablagesystem
• Prüfung der Anlagen auf Vollständigkeit
• Kontrolle der Anschrift auf Lesbarkeit (Sichtfenster beachten)
• Entscheidung für die zweckmäßige Sendungsart und Versandform
• Korrekte Frankierung des Briefes.

Um auch beim Postausgang rationell vorgehen zu können, ist zunächst zu prüfen, ob das Verfassen eines Briefes unbedingt erforderlich ist. Reicht nicht ein Anruf oder eine Kurzmitteilung (Begleitschreiben als Vordruck zum Ankreuzen)?
Sinnvoll ist das Anlegen einer Postausgangsmappe zur übersichtlichen Unterschriftsvorlage.

	Maße	Gewicht	Preis in EUR
Standardbrief	L: 140-235 mm* B: 90-125 mm H: <=5 mm	bis 20 g	0,55
Kompaktbrief	L: 100-235 mm* B: 70-125 mm H: <= 10 mm	bis 50 g	1,00
Großbrief	L: 100-353 mm B: 70-250 mm H: <= 20 mm	bis 500 g	1,44
Maxibrief	L: 100-353 mm B: 70-250 mm H: <= 50 mm	bis 1000 g	2,20
Postkarte	L: 140-235 mm* B: 90-125 mm	Papiergewicht 150 bis 500 g/m²	0,45

* Die Länge muss mindestens das 1,41 fache der Breite betragen.
Stand: 03/2003

Wissensspeicher　　P

Posteingang

• Briefannahme

Die Deutsche Post und andere Zustelldienste liefern Briefe, Päckchen, Pakete, etc. an den Empfänger.

Empfangsberechtigte sind:
a) Der Empfänger als
   – natürliche Person,
   – juristische Person, Gesellschaft oder Gemeinschaft,
   – Behörde,
   – vom Gericht ausdrücklich als Empfänger oder als Empfangsberechtigter für Andere angeordnete Person,
b) Ehepartner des Empfängers,
c) Bevollmächtigter,
   (schriftliche Vollmacht vom Empfänger für die Sendungsannahme)
d) Ersatzempfänger, z. B.
   – ein Angehöriger des Empfängers, des Ehegatten oder des Empfangsbevollmächtigten,
   – eine im Unternehmen des Empfängers angestellte Person,
   – der Wohnungsvermieter oder –inhaber,
e) Postempfangsbeauftragter
   (Sendungen an Empfänger in Behörden, Firmen, etc.).

Um den Posteingang in Unternehmen und Behörden zu vereinfachen, ist es sinnvoll einigen Mitarbeitern eine Postvollmacht zu erteilen. Dabei handelt es sich um eine einfache Erklärung in Schriftform gemäß den Anforderungen des BGB. Damit wird gewährleistet, dass Postsendungen nicht nur an den angegebenen Empfänger ausgehändigt werden, sondern in dessen Abwesenheit auch an den Empfangsbeauftragten. Mit „Eigenhändig" gekennzeichnete Sendungen bedürfen einem zusätzlichen Vollmachtsvermerk.

Ausnahme

Werden EINSCHREIBEN oder NACHNAHME-Sendungen mit „EIGENHÄNDIG" kombiniert, so werden diese ausschließlich dem Empfänger persönlich gegen dessen Unterschrift ausgehändigt. (Alternative: schriftliche Vollmacht des Empfängers für einen Dritten).

Annahmeverweigerung

Mit Ausnahme des beauftragten Ersatzempfängers können alle o. g. Personen die Annahme einer Sendung verweigern. Auch die Zahlungsverweigerung des Nachnahmebetrages, des Nachentgeltes oder Verweigerung der Empfangsbestätigung. Die Folge ist eine Rücksendung an den Absender.

• Postfach

Um die Sendungsannahme zu vereinfachen, ist es möglich ein Postfach einzurichten. Dies lohnt sich allerdings erst bei einem Empfang von mindestens 5 Briefen täglich.

• Datenschutz

Grundsätzlich dürfen private Postsendungen nur vom Empfänger, Geschäftspost hingegen auch von anderen Personen geöffnet werden. Zwischen Geschäftspost und privater Post wird dabei wie folgt unterschieden:
Steht der Name des Empfängers in der Reihenfolge der Anschriftenzeilen vor dem Firmennamen, so handelt es sich um Privatpost. Bei umgekehrter Reihenfolge handelt es sich um Geschäftspost.

• Handlungsablauf beim Posteingang
   – Aufmerksame Leerung des Briefumschlags (Berücksichtigung kleinerer Anlagen).
   – Prüfung der Anlagen auf Vollständigkeit (Fehlendes vermerken) bzw. Beschädigungen.
   – Datierung der Schriftstücke mit dem Posteingangsstempel. Achtung: Gegebenenfalls Kuvert als Beweisstück bei Terminsachen aufbewahren.
   – Um Post möglichst rationell zu bearbeiten, kann es sinnvoll sein eine Postmappe anzulegen. Dabei bieten sie folgende Verzeichnisse an: Privat, Praxis, dringend, etc..

Postvollmacht
→ *Posteingang*

Prämolarisierung
Ein Molar wird an der Wurzelgabelung geteilt und jede Wurzel mit einer Krone versorgt, die wie ein Prämolar gestaltet ist.

Preisabzüge
→ *Angebot*

Preis- und Kostengespräch
→ *Beratungsgespräch*

Prognose
Vorhersage zum Verlauf einer Krankheit oder einer Heilungschance.

Pulsmessung
Der Puls entsteht durch die Austreibung des Blutes aus dem Herzen. Es gibt einige Körperstellen, an denen der Puls leicht ertastbar ist. Leicht tastbar ist der Puls in den Gebieten, wo die Arterien oberflächlich verlaufenden. Am bekanntesten Pulsmessort wird die Speichenschlagader (A. radi-

Wissensspeicher

alis) an der Daumeninnenseite des Handgelenkes ertastet. Wenn die A. radialis nicht mehr zu fühlen ist, können Sie am Hals die Halsschlagader (A. carotis) tasten. Das Herz eines Erwachsenen schlägt normalerweise 60 bis 80-mal pro Minute, beim Säugling 120, beim Kind 90 bis 120. Die Anzahl der ermittelten Pulsschläge in einer Minute ist die Herzfrequenz. Bei einem Kranken deuten Abweichungen nach oben oder nach unten auf eine Störung des Kreislaufes hin. Weiterhin ist die Qualität des Pulses feststellbar. Ist der Puls kräftig, schwach oder kaum tastbar? Auch die Regelmäßigkeit der Herztätigkeit kann erkannt werden. Ein unregelmäßiger Puls deutet auf Herzrhythmusstörungen hin.

Pulskontrolle am Handgelenk
Am Handgelenk tasten Sie den Puls am Arm an der Daumenseite des Handgelenkes mit den Fingerbeeren von Zeige-, Mittel- und Ringfinger. Ermitteln Sie die Anzahl der Pulsschläge/15 Sekunden und multiplizieren Sie die Anzahl mit vier (Frequenz/Minute).

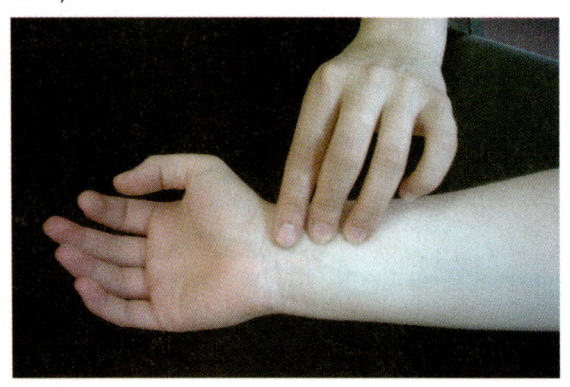

Pulskontrolle am Hals
Ist der Puls am Handgelenk schwach oder der Patient bewusstlos, führen Sie die Pulskontrolle am Hals durch.

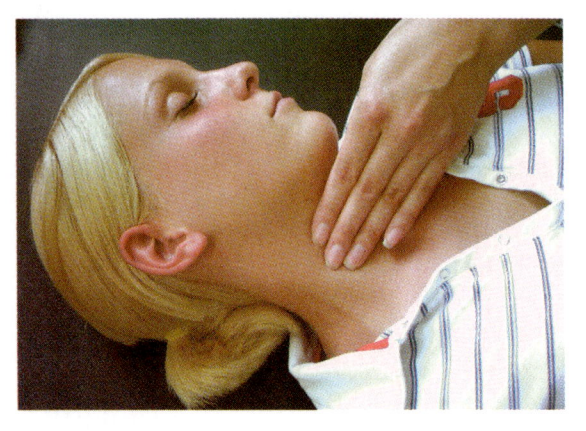

Hierzu tasten Sie mit den Fingerbeeren von Zeige-, Mittel- und Ringfinger neben den Kehlkopf („Adamsapfel") den Puls. Sollten Sie an einer Seite keinen Puls feststellen, können Sie zur Sicherheit die Kontrolle an der anderen Seite des Halses wiederholen. Ermitteln Sie die Anzahl der Pulsschläge/15 Sekunden und multiplizieren Sie die Anzahl mit vier (Frequenz/Minute).

Punktion
Einstich mit einer Kanüle zur Entnahme von Flüssigkeiten aus dem Körper oder zur Verabreichung von Flüssigkeiten in einen Körper (z.B. → *Venenpunktion*).

Pus
Pus (Eiter) besteht aus eingeschmolzenem Gewebe, Krankheitserregern oder Fremdkörpern und aus abgesonderten Leukozyten.

Rabatt
→ *Angebot*

Ratenkauf
→ *Kaufvertragsarten*

Rautek- Rettungsgriff
→ *Notfalltechniken*

Rechte des Käufers
→ *Rechte des Käufers bei Mängeln*

Rechte des Käufers beim Lieferungsverzug
Wurde nicht rechtzeitig geliefert, muss der Käufer dem Verkäufer grundsätzlich eine Nachfrist setzen. Danach kann der Käufer Schadenersatz wegen Pflichtverletzung verlangen. Der Schadenersatz umfasst neben den entstandenen Kosten auch den entgangenen Gewinn. Möglich ist zum einen die Forderung von Schadenersatz wegen Verzögerung der Leistung, zum anderen aber auch von Schadenersatz statt der Leistung.
Der Käufer kann auch vom Vertrag zurücktreten. Schadenersatz und Rücktritt schließen sich nicht aus, sondern können unter Umständen auch zusammen in Anspruch genommen werden.
Die Nachfristsetzung kann unterbleiben, wenn der Verkäufer die Lieferung endgültig verweigert hat.
Beim Rücktritt kann zudem die Nachfristsetzung unterbleiben, wenn die Lieferung zu einem bestimmten Termin erfolgen sollte und der Käufer bereits im Vertrag sein Interesse an der Lieferung an die Rechtzeitigkeit gebunden hat.

Wissensspeicher R

Rechte des Käufers bei Mängeln

Sofern ein → *Sachmangel* vorliegt, kann der Käufer Nacherfüllung verlangen (§ 439 BGB). Dabei kann er zwischen Mangelbeseitigung (Nachbesserung, d.h. Reparatur) und Lieferung einer mangelfreien Ware (Ersatzlieferung) wählen. Mögliche Aufwendungen für die Nacherfüllung (z. B. Transport-, Wege-, Arbeits- und Materialkosten) muss der Verkäufer tragen (§ 439 (2) BGB).

Der Verkäufer kann die vom Käufer gewählte Art der Nacherfüllung jedoch verweigern, wenn sie für ihn nur mit unverhältnismäßig hohen Kosten möglich wäre (§ 439 (3) BGB). Wenn z.B. ein Discountmarkt DVD-Player verkauft und der Käufer reklamiert, dass die Schublade, in die die DVD eingelegt wird, nicht ordnungsgemäß zu bedienen ist, kann der Verkäufer den Wunsch auf Nachbesserung ablehnen, da er keine eigene Werkstatt betreibt und die Ersatzlieferung für ihn unproblematischer und billiger ist. Andererseits kann ein Autohausbesitzer beim Verkauf eines Neuwagens den Wunsch nach Ersatzlieferung ablehnen, wenn lediglich der Fensterheber nicht funktioniert und die Reparatur von ihm einwandfrei durchgeführt werden kann.

Verweigert der Verkäufer generell die Nacherfüllung oder schlägt die Nacherfüllung fehl (i. A. gilt die Nachbesserung nach dem erfolglosen zweiten Versuch als fehlgeschlagen), so kann der Käufer vom Vertrag zurücktreten (§ 440 BGB) oder den Kaufpreis mindern (§ 441 BGB).

Darüber hinaus kann der Käufer den Ersatz des entstandenen Schadens verlangen (§ 280 BGB). Voraussetzung dafür ist neben der Verletzung der Pflichten aus dem Kaufvertrag, dass der Verkäufer den Schaden auch zu vertreten hat (verschuldet hat) und er die Frist zur Nacherfüllung verstreichen ließ. Der Verkäufer muss den Schaden vertreten, wenn er z.B. die Ware nicht sorgfältig genug behandelt hat oder fahrlässig war, indem er die Ware nicht rechtzeitig genug versendet hat.

Das Setzen einer Frist zur Nacherfüllung kann für den Käufer auch entfallen, wenn der Verkäufer die Leistung ernsthaft und endgültig verweigert, der Verkäufer einen vorher vereinbarten Termin nicht einhält oder aus der Natur des Geschäfts klar hervorgeht, dass eigentlich zu einem bestimmten Zeitpunkt geleistet werden musste (z. B., wenn bei Nichterfüllung von 'just-in-time'-Lieferungen die Produktion zu stocken droht und Ersatz beschafft werden muss).

Anstelle des Schadenersatzes kann der Käufer unter Umständen den Ersatz vergeblicher Aufwendungen verlangen. Bei dem Ersatz dieser 'frustrierten' Aufwendungen handelt es sich nicht im eigentlichen Sinn um ein Problem des Schaden-, sondern des Aufwendungsersatzes. Hat z.B. ein Unternehmer ein Fundament für eine Maschine gießen lassen, die dann aber nicht geliefert wird, kann er sich die für das Fundament gemachten Aufwendungen vom Verkäufer ersetzen lassen. Der Ersatz vergeblicher Aufwendungen ist wie der Schadenersatz verschuldensabhängig.
→ *Fristen*
→ *Garantie*
→ *Kulanz*
→ *Umtausch*
→ *Sachmängel*
→ *Verbrauchsgüterkauf*

Rechtsmängel

Ein Rechtsmangel liegt vor, wenn ein Dritter in Bezug auf die Sache Rechte geltend machen kann, die nicht im Kaufvertrag übernommen wurden (§ 437 BGB). Die wichtigsten Fälle des Rechtsmangels sind das fehlende Eigentum des Verkäufers und die vorherige Verpfändung der Sache.

Regeneration

Wiederherstellung, Heilung
Zellverluste, z. B. durch Verletzungen, werden durch neue Zellen ersetzt.

Reimplantation

Wiedereinpflanzung eines Zahnes, der z.B. durch einen Unfall stark gelockert oder aus dem Zahnfach entfernt wurde.
→ *Luxation*

Rettungs- oder Versorgungskette

→ *Rettungssystem*
Die Rettungskette beginnt mit lebensrettenden Sofortmaßnahmen. Es folgt das Absetzen eines Notrufs und der weiteren Ersten Hilfe bis zum Eintreffen des Rettungsdienstes. Der Rettungsdienst sorgt dafür, das die Transportfähigkeit eines Notfallpatienten hergestellt wird. Anschließend wird der Notfallpatient zum Krankenhaus transportiert. Das letzte Glied der Kette ist schließlich das Krankenhaus. Dabei gilt auch hier: Eine Kette ist immer nur so stark wie ihr schwächstes Teilstück.

R/S Wissensspeicher

Erkrankungsort

lebensrettende
Sofortmaßnahmen durch das Praxisteam
↓
Krankentransport / Notarztwagen

Versorgung
durch den Notarzt
↓
Stationäre Klinikbehandlung

Intensivmaßnahmen

Rettungssystem
Das Rettungssystem sichert die Versorgung eines Notfallpatienten vom Erkrankungsort bis zur endgültigen Behandlung in der Klinik. Lebensrettende Sofortmaßnahmen am Erkrankungsort, → *Notfallmeldung* zur Rettungsleitstelle, Transport des → *Notfallpatienten* im Notarztwagen und stationäre Klinikbehandlung sind Glieder einer Versorgungs- oder → *Rettungskette*.

Rücktritt
→ *Rechte des Käufers bei Mängeln*

Rügefrist
→ *Fristen*

Sachmängel
Eine Sache oder Ware ist mangelfrei, wenn sie zum Zeitpunkt der Übergabe (→ *Gefahrübergang*) die vorher vom Käufer und Verkäufer gemeinsam vereinbarte Beschaffenheit hat. Mangelfrei ist eine Sache oder Ware auch dann, wenn im Kaufvertrag zwar keine Beschaffenheit vereinbart wurde, die Ware oder Sache sich aber für die nach dem Vertrag vorausgesetzte oder für die gewöhnliche Verwendung eignet. Als gewöhnliche Verwendung bezeichnet man diejenige Verwendung, die normalerweise bei einer vergleichbaren Ware selbstverständlich ist.
Wenn der Hersteller in der Werbung Aussagen zu der Ware oder Sache tätigt, gehören diese Aussagen ebenfalls automatisch zu der Beschaffenheit dieser Sache. Erfüllt die Sache dann die Aussagen des Herstellers nicht, liegt ein Sachmangel vor. Eine Ausnahme liegt jedoch dann vor, wenn für jedermann erkennbar übertrieben wurde (Bsp.: „Unser Energy-Drink verleiht Flügel!").

Wenn die vereinbarte Montage durch den Verkäufer unsachgemäß durchgeführt worden ist oder die Montageanleitung mangelhaft ist (die sog. → *IKEA-Klausel*), gilt das ebenfalls als Sachmangel.
Zu den Sachmängeln gehören auch die Lieferung einer anderen als der vereinbarten Sache (aliud-Lieferung) sowie die Lieferung einer zu geringen Menge.
→ *Rechte des Käufers bei Mängeln*
→ *Rechtsmängel*

Schadenersatz
→ *Rechte des Käufers bei Mängeln*

Schlechtleistung
Als Schlechtleistung bezeichnet man die Lieferung mangelhafter Ware durch den Verkäufer.
→ *Gewährleistung*

Schmerzmittel
→ *Analgeticum*

Schröder'sche Lüftung
Trepanation des Kieferknochens im Bereich der entzündeten Wurzelspitze, um den Sekretstau im Entzündungsgebiet abzuleiten.

Schuldrecht
Nach der schuldrechtlichen Verpflichtung müssen die Vertragspartner den Vertrag sachenrechtlich erfüllen, indem z.B. die Ware dem Käufer übergeben wird. Der schuldrechtlichen Einigung folgen in diesem Fall daher in der Regel mehrere sachenrechtliche Verfügungen über Ware und Geld.
Im Streitfall ist stets zunächst zu prüfen, ob es zu einer schuldrechtlichen Verpflichtung gekommen ist (z.B.: Ist überhaupt ein Vertrag zustande gekommen, obwohl ein Vertragspartner beschränkt geschäftsfähig war?). Danach kann überprüft werden, ob die schuldrechtlichen Verpflichtungen auch erfüllt wurden (z. B.: Wurde die vereinbarte Ware zur rechten Zeit am rechten Ort zur Verfügung gestellt?) bzw. welche Rechte den Vertragsparteien bei etwaigen Störungen zustehen.
→ *Kaufvertragsstörungen*

Schuldrechtsmodernisierung
Das Bürgerliche Gesetzbuch (BGB), Herzstück des Verbraucherrechts, ist bereits über 100 Jahre alt. Schon bei seiner Schaffung hat das BGB die damals herrschenden wirtschaftlichen Verhältnisse eher schlecht abgebildet. Im Laufe der Zeit haben sich die Bedingungen noch einmal radikal verändert. Daher wurde das Bürgerliche Recht mit der Zeit

durch eine Reihe zusätzlicher Vorschriften ergänzt, z.B. durch das Fernabsatzgesetz, das Verbraucher-Kreditgesetz, das Haustür-Widerrufsgesetz und das AGB-Gesetz. Das BGB zersplitterte dadurch immer mehr.
Schließlich gab es mehrere unterschiedliche und kaum noch erklärbare Verjährungsfristen.
Zum 1. Januar 2002 wurden die Rechtsvorschriften den heutigen Gegebenheiten angepasst, indem über Jahre in der Rechtsprechung gefestigte Grundsätze eingebracht wurden. Zugleich wurde den Forderungen der EU Rechnung getragen, auch in Deutschland das Verbraucherrecht dem europäischen Niveau anzugleichen.
Da die Veränderungen weitreichend und folgenreich sind, ist bei Verwendung von Informationsquellen zu diesem Thema stets zu überprüfen, ob sie bereits nach dem neuen Schuldrecht geschrieben wurden und die neuen Vorschriften berücksichtigen.

Schriftform
→ *Vertragsfreiheit*

Sendungsarten
→ *Postausgang*

Skonto
→ *Angebot*

Sofortkauf
→ *Kaufvertragsarten*

Spasmolytika
Medikamente, die Krampfzustände lösen

Spasmus
Anspannung bzw. Krampfzustand einer Muskelgruppe, z. B. Bronchialmuskulatur. Medikamente, die die Krämpfe lösen, nennt man Spasmolytika.

Stabile Seitenlagerung
→ *Notfalltechniken*

Stückkauf
→ *Kaufvertragsarten*

Subakut
→ *Krankheitsverlauf*

Symptom
Krankheitszeichen wie z.B. Fieber, Schwellung, Schmerzen, Funktionsveränderungen, Farbveränderungen, Strukturveränderungen, Veränderungen biochemischer Parameter.

Syndrom
Zusammenfassung mehrerer Symptome. Symptomenkomplex

Synkope
Dauert eine Bewußtlosigkeit nur wenige Sekunden bezeichnet man dies nicht als → *Koma*, sondern als Synkope oder → *Ohnmacht*.

Telefonnotiz
Aufgrund komplexer Sachverhalte, die während eines Telefongespräches in kurzer Zeit abgehandelt werden, ist es sinnvoll eine Telefonnotiz über das Gespräch anzufertigen. Dies kann man auf einem Notizzettel erledigen, jedoch ist es rationaller, einen Vordruck anzufertigen, auf dem die wesentlichen Gesprächsinhalte übersichtlich und strukturiert festgehalten werden können. Ein Telefonnotizvordruck bietet zudem den Vorteil, dass wichtige Informationen nicht vergessen werden. Folgende Fragen sind u. a. im Verlauf eines Telefongespräches zu klären und können als Kriterien für einen Vordruck vermerkt werden:

- Wer hat das Gespräch entgegengenommen?
- An welchem Tag (Datum)?
- Um welche Uhrzeit?
- Von wem kam der Anruf (Ansprechpartner)?
- Von welcher Firma?
- Welche Anschrift hat die Person/Firma?
- Welche Telefonnummer?
- Um was geht es (Kurzzusammenfassung)?

Terminabsprache
Mit drei verschiedenen Gruppen müssen wir unsere Terminabsprachen bei der Durchführung einer Inlay-Arbeit treffen.

...mit dem Labor
Wann kann das Inlay frühestens fertig sein? Welcher Zeitraum zwischen den einzelnen Sitzungen (von der Präparation bis zur Eingliederung) ist erforderlich, um das Inlay herzustellen?

...mit dem Patienten
Kennen wir die nötigen Zeitspannen des Labors, können die Terminabsprachen mit dem Patienten getroffen werden. Das bringt Vorteile für den Patienten. Es entstehen für ihn (fast) keine Wartezeiten. Der Patient kann sich voll auf die Behandlung einstellen, er weiß ja, wie viel Zeit für ihn reserviert wird. Die Betreuung und Versorgung des Patienten geschieht mit weniger Stress, Nervosität und Hektik.

Wissensspeicher

...mit der Praxis
Die Praxis gibt den Termin vor. Kann der Patient zu diesem Termin kommen? Nicht zu unterschätzende Vorteile ergeben sich aus der konsequenten Behandlungs- und Terminplanung für die Praxis. Es kann eine optimale Arbeitsplatzvorbereitung erfolgen. Der Praxisablauf ist geregelt. Es gibt weniger Ballungszeiten. Die Praxiskapazität ist besser ausgelastet.

Terminkauf
→ *Kaufvertragsarten*

Terminplanung
Grundlage der Terminplanung sind die Rahmenbedingungen der Praxis. Diese Bedingungen verändern sich manchmal und es sollte darauf geachtet werden, dass sie dann in der Terminplanung berücksichtigt werden. Zu den Rahmenbedingungen gehören folgende Punkte:

- Räumliche und personelle Gegebenheiten
  Hierzu gehören:
  - Anzahl der Behandlungsräume
  - Anzahl der Helferinnen und deren Qualifikation
  - Anzahl der Ärzte

- Zeitgerüst:
  Hierzu gehören:
  - Öffnungszeit der Praxis
  - differenzierte Behandlungszeiten

- Mengengerüst:
  Damit ist die Anzahl der Patienten gemeint, auf die die Praxis aber nur indirekten Einfluss hat. Zu den möglichen Hilfsmitteln der Terminplanung gehören:

- Instrumente der Terminplanung:
  - Tagesblätter
  - Terminbücher
  - Terminplaner
  - Computer und Time-Management-Systeme

Textbausteine
Als Textbausteine werden bestimmte Textabschnitte bezeichnet, die sich im Schriftverkehr oft wiederholen und die -einmal gespeichert- immer wieder abgerufen werden können. Textbausteine werden also verwendet, damit Briefe mit gleichen oder ähnlichen Textpassagen nicht ständig neu in den Computer eingegeben werden müssen. Weitere Vorteile dieser programmierten Art der Brieferstellung liegen darin, dass Briefe weitgehend fehlerfrei und im Stil einwandfrei versandt werden. Neue Kollegen können schneller eingearbeitet werden und innerhalb eines Unternehmens bzw. einer Zahnarztpraxis werden einheitliche Formulierungen zu bestimmten Sachverhalten verwendet. Ein gespeicherter Standardbrief, bei dem z. B. nur die Anschrift geändert werden muss, ist jedoch oftmals schneller versandt als ein Brief, der aus Textbausteinen erstellt wird.

Um einen Brief mit Hilfe der Textbausteinverarbeitung zu verfassen, müssen über einen Schreibauftrag die mit Selektionsnummern versehen Textbausteine ausgewählt und zusammengestellt werden.

Handlungsschritte bei der Textbausteinverarbeitung:
1. Sichtung von geeignetem Schriftgut (Schriftgutanalyse) bzw. Formulieren eigener Textpassagen/Beauftragung eines Unternehmens,
2. Eingabe der ausgewählten Textbausteine in den Computer,
3. Vergabe von Selektionsnummern an die einzelnen Textbausteine (einzelne Sachgebiete möglichst mit Zehnernummern gliedern),
4. Überprüfung der Eingabe,
5. Entwicklung eines Texthandbuchs, das so nach Sachgebieten (Anrede, Einleitung, Briefinhalt, Briefabschluss, etc.) gegliedert ist, dass die einzelnen Bausteine schnell unter einem Stichwort gefunden werden können,
6. Entwerfen eines Schreibauftrages, der genau die zum Briefinhalt passenden Textbausteine enthält.

Vorgehensweise bei Eingabe und Speichern der Textbausteine (bei Microsoft Word)
- Erfassen der Textbausteine
- Markieren dieser Textbausteine
- Öffnen des Menüs „Bearbeiten Autotext"
- dem Textbaustein einen Namen oder o. g. Selektionsnummer geben
- durch „Hinzufügen" zu vorhandenen Textbausteinen aufnehmen
- mit „Strg + F9" Haltepunkte setzen (Ansteuern mit „F11" oder rückwarts „Shift + F11"), um individuelle Eingaben einfügen zu können
- Speichern der Datei unter „Datei Speichern".
- durch „Entf" werden die Bausteine auf dem Bildschirm gelöscht.

Vorgehensweise bei Erstellung eines Texthandbuchs bzw. Vorgehensweise beim Ausdruck der Textbausteine
Eine Möglichkeit besteht darin, die erfassten und gespeicherten Textbausteine mit ihren Selektionsnummern auszudrucken.

Menü: Datei → Drucken, unter Drucken: → Autotext-Einträge, dann → OK.

Der Ausdruck enthält alle Eingaben, so dass er sofort als Handbuch eingesetzt werden kann.

Wissensspeicher U/V

Vorgehensweise beim Abruf der Textbausteine
Der Abruf der Textbausteine bei der Brieferstellung kann unterschiedlich erfolgen:

a. **Ist der Name bzw. die Selektionsnummer bekannt:**

> Eingabe des Namens bzw. der Selektionsnummer und Funktionstaste F3.

b. **Ist der Name bzw. die Selektionsnummer nicht bekannt:**

> Menü Bearbeiten → Autotext → Baustein anklicken → Einfügen.

Therapie
Behandlung von Symptomen und Ursachen einer Krankheit

Tumor
Die korrekte Übersetzung von Tumor heißt: Schwellung. Im Allgemeinen wird darunter eine krankhafte Gewebsneubildung verstanden, die medizinisch korrekt → *Neoplasie* heißt.

Umtausch
Während der Käufer mangelhafter Ware gesetzlich festgelegte Rechte besitzt (→ *Rechte des Käufers bei Mängeln*), geht es beim Umtausch um einen gänzlich anderen Sachverhalt.
Liegt ein Mangel schon bei Übergabe der Sache vor, kann der Käufer „Ersatzlieferung" fordern.
Als „Umtausch" wird jedoch das kundenfreundliche Verhalten des Verkäufers verstanden, bei Nichtgefallen einwandfreie Ware gegen Geld oder andere Ware zu tauschen. Ein Anspruch des Kunden darauf besteht nicht.
Daraus folgt auch, dass z.B. Bademoden, die in der Regel „vom Umtausch ausgeschlossen" sind, zwar nicht umgetauscht werden können, wenn dem Käufer plötzlich Farbe oder Form nicht mehr gefällt, aber in jedem Fall reklamiert werden können, wenn sie Mängel besitzen.

Unbestellte Ware
→ *Zusendung unbestellter Ware*

Verbrauchsgüterkauf
Von einem Verbrauchsgüterkauf spricht man, wenn ein Verbraucher von einem Unternehmer eine bewegliche Sache erwirbt.
Zeigt sich bei einem Verbrauchsgüterkauf ein Mangel in den ersten sechs Monaten nach → *Gefahrübergang*, so wird vermutet, dass dieser Mangel bereits bei Übergabe existiert hat. In diesem Fall muss der Hersteller oder Händler beweisen, dass der Mangel bei Ablieferung der Sache noch nicht vorlag. Hier gilt die sogenannte Beweislastumkehr.
Danach, vom siebten Monat an bis zum Ende der → *Gewährleistungsfrist*, muss der Käufer beweisen, dass der von ihm festgestellte Fehler bei Übergabe bereits vorlag.

Venenpunktion
→ *intravenöse Injektion*

Venenverweilkanüle
Diese Kanülen bestehen aus einem Stahlmandrin und der darauf aufgeschobenen Platikkanüle. Die → *Infusion* wird am Ende der Plastikkanüle angeschlossen (Norm: Luer-Lok), oben ist ein Zuspritzventil zuerkennen. Über die Zuspritzpforte ist es möglich, zusätzliche Medikamente direkt in die Vene zu geben. Innenseitig sind hier Bakterienfilter eingesetzt, um eine Kontamination zu minimieren.

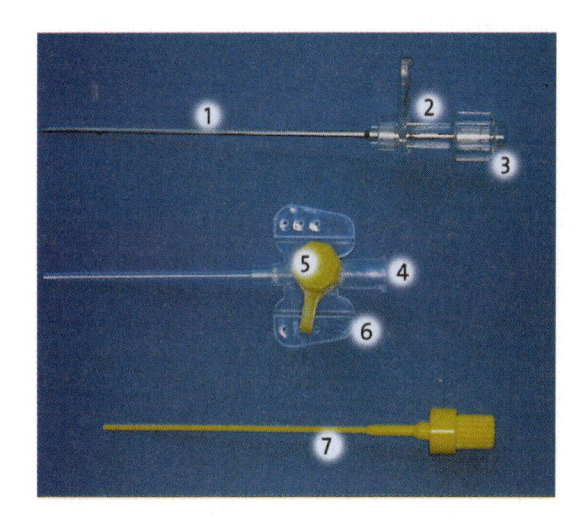

1. Stahlkanüle mit scharfem Schliff
2. Hohlkammer für Blutrückfluss
3. Verschlusskappe
4. Luer-Look-Anschluss
5. Zuspritzpforte
6. Fixationsplatte
7. Verschlussmandrin

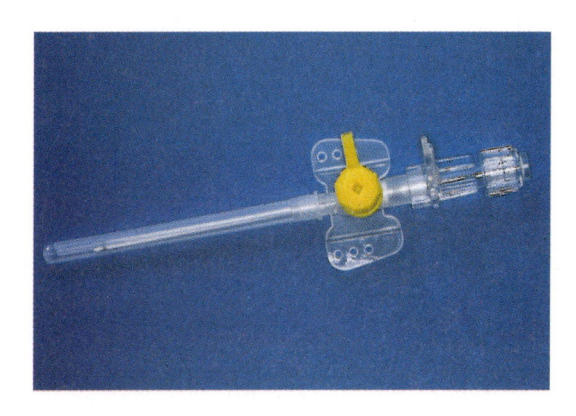

Verbandbuch
→ *Arbeitsunfall*

Handlungsorientiertes Lernen / 2. Ausbildungsjahr

V Wissensspeicher

Verjährung

Die Ansprüche aus einem mangelhaften Kaufvertrag verjähren in zwei Jahren nach Ablieferung der Sache (§ 438 BGB). Ist die Forderung verjährt, kann der Schuldner die Leistung verweigern.

Die Verjährungsfrist von zwei Jahren kann durch die Verwendung von → *AGB* verkürzt werden. Bei gebrauchten Produkte kann im → *Verbrauchsgüterkauf* auf diese Weise die Verjährungsfrist auf ein Jahr schrumpfen.

Die Verjährung kann gehemmt werden und neu beginnen.

Wichtige Verjährungsfristen können der nachfolgenden Tabelle entnommen werden:
→ *Hemmung und Neubeginn der Verjährung*

Verjährungsfrist	betroffene Ansprüche	Beginn der Verjährungsfrist	Beispiele
3 Jahre	Regelverjährungsfrist	mit dem Ablauf des Jahres, in dem der Anspruch entstanden ist, z.B. zum 31. Dezember 20xx	Ansprüche aus mangelhafter Lieferung (Mängel wurden arglistig verschwiegen)
2 Jahre	Verbrauchsgüterkäufe	in der Regel mit dem Entstehen des Anspuchs, z.B. zum 10. Mai 20xx	Ansprüche aus mangelhafter Lieferung
5 Jahre	Bauwerke und Sachen, die für ein Bauwerk verwendet worden sind		Baumängel an Gebäuden
10 Jahre	Rechte an Grundstücken		Kaufpreisforderung
30 Jahre	Ansprüche aus rechtskräftigen Urteilen und vollstreckbaren Urkunden		Gerichtsurteile Vollstreckungsbescheide

Verlegung der Atemwege

Jeder Bewusstlose ist dadurch gefährdet, dass die Zunge nach hinten gegen die Rachenhinterwand fällt, weil die Muskulatur erschlafft. Dadurch werden die Atemwege vollständig versperrt oder verlegt, und ohne Hilfe erstickt der Patient. Durch den → *Esmarch´schen Handgriff* lässt sich diese Gefahr schnell beheben.

Eine Verlegung der Atemwege kann aber auch durch Blut, Erbrochenes, das Gebiss des Patienten, verschluckte Fremdkörper verursacht werden. Maßnahmen: Mundhöhle reinigen - Bewusstlose in stabile Seitenlage lagern - bei Atemstillstand Atemspende durchführen.

Verpackungskosten
→ *Angebot*

Versandformen

Im Rahmen des Postausganges ist neben der Entscheidung für die geeignete Sendungsart auch die zweckmäßigste Versandform zu wählen. Dabei handelt es sich um zusätzliche gebührenpflichtige Leistungen.

Als wichtigste Versandformen lassen sich der Versand als Einschreiben oder als Nachnahme unterscheiden.

Einschreiben

Mit Hilfe des Einschreibens kann der Absender eines Schriftstückes sowohl dessen Ein- als auch Auslieferung nachweisen. Beim „Einwurf Einschreiben" erhält der Absender eine schriftliche Bestätigung über die Einlieferung, die Auslieferung wird lediglich dokumentiert. Daneben werden noch das „Einschreiben Eigenhändig" und das „Einschreiben Rückschein" unterschieden. Bei diesen Einschreibeformen erhält der Absender ebenfalls einen Einlieferungsbeleg, die Auslieferung erfolgt jedoch gegen Unterschrift des Empfängers oder einer vom Empfänger beauftragten Person.

Nachnahme

Kennzeichen dieser Versandform ist die Aushändigung der Postlieferung an den Empfänger nur nach Zahlung eines vom Absender bestimmten Nachnahmebetrages (Höchstgrenze beachten). Diesen Betrag sowie einen Nachweis über die Ein- und gegebenenfalls Auslieferung der Postlieferung erhält der Absender. Als weitere Formen gibt es die „Nachnahme Eigenhändig" und die Nachnahme mit Rückschein.

Versandkosten
→ *Angebot*

Vertragsfreiheit

Vertragsfreiheit bedeutet, dass die Vertragspartner ihre Verträge in der Regel nach ihrem Willen gestalten können. Die Vertragsfreiheit beinhaltet:
- Abschlussfreiheit, d.h. jeder kann frei entscheiden, ob, wann und mit wem er einen Vertrag abschließen möchte,
- Inhaltsfreiheit, d.h. Vertragsinhalte können frei vereinbart werden,
- Formfreiheit, grundsätzlich können Verträge in beliebiger Form abgeschlossen werden.

Diese Grundsätze erfahren jedoch erhebliche Einschränkungen, z.B. durch Gesetze, wie das Jugendschutzgesetz, das → *BGB*, Arbeitsschutzgesetze usw.. Darüber hinaus bestehen für bestimmte Vertragsarten Formvorschriften, d.h. diese Verträge müssen in einer vorgeschriebenen Form abgeschlossen werden. Durch Gesetz ist die Schriftform vorgeschrieben für Miet- und Pachtverträge mit Dauer von über einem Jahr oder Abzahlungsgeschäfte mit Recht auf Widerruf. Die öffentliche (notarielle) Beurkundung, d.h. eine protokollierte Aufnahme der Willenserklärung durch einen Notar ist z.B. vorgeschrieben bei Eheverträgen oder Grundstückskäufen. Die öffentliche Beglaubigung, d.h. die Unterschrift des Erklärenden wird vom Notar oder vom Amtsgericht beglaubigt, ist z. B. notwendig bei Anträgen auf Eintragung in ein öffentliches Register (z.B. Handels- oder Vereinsregister). Kaufverträge können durch mündliche Vereinbarungen geschlossen werden. Im Geschäftsleben werden sie aus Beweisgründen trotzdem häufig schriftlich abgeschlossen.

Vitalfunktionen

Die vitalen (lebensnotwendigen) Funktionen sind → *Atmung* (Lunge, Atemwege), → *Kreislauf* (Herz, Gefäße, Blut) und → *Bewusstsein* (Zentralnervensystem). Sie stellen sicher, dass der menschliche Körper ununterbrochen mit Sauerstoff versorgt wird.

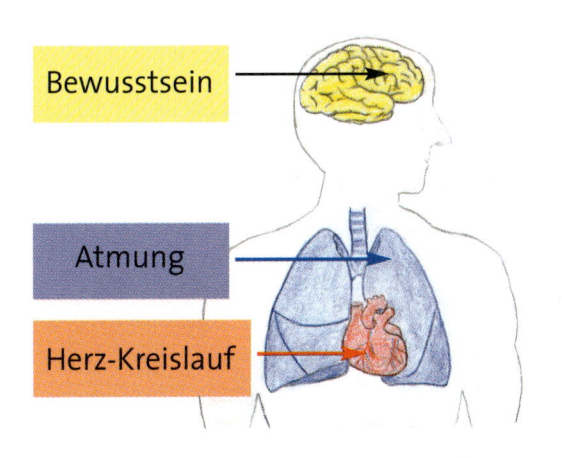

Jeder Patient, bei dem sich eine Störung der Vitalfunktionen einstellt oder auch nur zu befürchten ist, bezeichnen wir als Notfallpatient. Unbehandelt führt das Versagen auch nur einer vitalen Funktion in eine lebensbedrohliche Situation.

Vordrucke

→ Telefonnotiz
→ Praxisinformation
→ Textbausteine

Warenannahme

Um umgehend eigene Rechte geltend machen zu können, die der Zahnarztpraxis aus der Lieferung mangelhafter Ware zustehen, muss die Zahnmedizinische Fachangestellte die Warenlieferung sorgsam überprüfen.

Bei der Anlieferung ist die Anzahl der Pakete mit dem Lieferschein zu vergleichen und zu prüfen, ob nach dem ersten Anschein die äußere Verpackung eines Pakets beschädigt ist. Beschädigungen könnten auf einen Schaden des Inhalts hinweisen. Wird daher ein vergleichbarer Schaden festgestellt, sollte die Beschädigung auf dem Lieferschein vermerkt und vom Spediteur quittiert werden. Sollte sich beim Einräumen herausstellen, dass der Inhalt ebenfalls beschädigt wurde, können danach die einzelnen Schritte mit dem Lieferanten vereinbart werden.

Sind soweit alle Arbeiten erledigt, geht es an das Auspacken der Ware. Die Packstücke sind mit dem Lieferschein nach Art, Beschaffenheit, Güte und Menge zu vergleichen. Abweichungen sollten unbedingt auf dem Lieferschein notiert werden. Es ist ebenso zu überprüfen, ob die Angaben des Lieferscheins mit denen der Bestellung übereinstimmen. Da vor der Bezahlung der Rechnung die Angaben des Lieferscheins mit denen der Rechnung verglichen werden, ist die Prüfkette letztlich lückenlos: Das Bestellte wurde geliefert, wurde abgerechnet, wird bezahlt. Es wurde weder weniger Ware geliefert, noch mehr Ware bezahlt als tatsächlich geordert war.

Nach der Prüfung wird der Lagereingang vermerkt und die Ware eingelagert.
→ *Lager*
→ *Lagerarten*

Wiederbelebung

Die beiden lebensrettenden Maßnahmen der Atemspende und Herzmassage werden Wiederbelebung (Reanimation) genannt. → *Notfalltechniken*
→ *ABCD - Schema*

Wissensspeicher

Unterschiede	Erwachsene	Kinder	Kleinkinder Säuglinge
Druckpunkt	Drei Finger über dem Brustbeinende	Zwei Finger über dem Brustbeinende	Ein Finger mittig unter der Brustwarzenlinie
Druckmittel	2 Handballen	1 Handballen	2 Finger
Drucktiefe	4-5 cm	3-4 cm	1-2 cm
Rhythmus	2:15 1 Helfer 1:5 2 Helfer	1:5 2 Helfer 3:15 1 Helfer	3:15 1 Helfer 1:5 2 Helfer
Frequenzen	Herz 100/min Atem 15/min	Herz 100-120 120/min Atem 25/min	Herz 120-140/min Atem 40/min

Wundversorgung
Nach der Extraktion wird die Wundversorgung durchgeführt:
- Kontrolle der leeren Alveole auf Knochensplitter, Sequester und Wurzelfragmente.
- Kürettage des Granulationsgewebes mit dem scharfen Löffel.
- spülen des Wundgebietes mit steriler physiologischer Kochsalzlösung.
- bidigitale Kompression der gedehnten Alveolenwände.

Zahlungsbedingungen
→ *Angebot*

Zahlungsformen
Je nachdem, ob für Zahlungsvorgänge Bargeld und /oder Bankkonten benutzt werden, unterscheidet man folgende Zahlungsformen (-arten):

a) Barzahlung
b) Halbbare Zahlung
c) Unbare Zahlung

Die nachfolgende Tabelle gibt einen Überblick über die wichtigsten Möglichkeiten bei den Zahlungsformen:

Barzahlung
- Weder der Gläubiger noch der Schuldner verfügen über ein Konto
- Schuldner zahlt mit Bargeld, Gläubiger erhält Bargeld
- Zahlung von Hand zu Hand
- Zahlung mit Express-Brief
- Postbank-Minuten-Service

Halbbare Zahlung
- Nur der Gläubiger verfügt über ein Konto
- Schuldner zahlt mit Bargeld, Gläubiger erhält Gutschrift auf seinem Konto
- Zahlschein
- Nachnahme

- Nur der Schuldner verfügt über ein Konto
- Abbuchung vom Konto des Schuldners, Gläubiger erhält Bargeld
- Barscheck

Unbare Zahlung
- Sowohl der Gläubiger als auch der Schuldner verfügen über ein Konto
- Abbuchung vom Konto des Schuldners, Gutschrift auf dem Konto des Gläubigers
- Überweisung
- Verrechnungsscheck
- Kreditkarte
- Electronic Cash
- Geldkarte
- Home Banking

zu a) Barzahlung
Zahlung von Hand zu Hand
Diese Zahlungsmöglichkeit kommt häufig in Einzelhandelsgeschäften aber auch (bei kleineren Beträgen) in einer Zahnarztpraxis zum Einsatz. Als Beleg für die geleistete Zahlung erhält der Schuldner einen Kassenzettel bzw. eine Quittung.

Zahlt ein Patient seine Zahnarztrechnung bar, erhält er i. d. R. einen Quittungsvermerk auf seinem Rechnungsformular.
Bei größeren Summen ist diese Zahlungsform recht unbequem und unsicher.

- Zahlung mit Express-Brief
Die Deutsche Post AG bietet die Möglichkeit per Express-Brief Bargeld auch über größere Entfernungen zu übermitteln. Allerdings ist hier eine Wert-

höchstgrenze bei gültigem Bargeld von 500,00 € pro Empfänger zu beachten. Außerdem werden recht hohe Gebühren fällig.

- Postbank-Minuten-Service

Durch Ausfüllen und Abgabe eines entsprechenden Vordrucks an einem Postbankschalter in Verbindung mit der Einzahlung des Geldbetrages kann Bargeld an einen in- oder ausländischen Geldempfänger übermittelt werden. Der Empfänger erhält das Bargeld gegen Vorlage seines Personalausweises bei einer Vertragsagentur der Postbank.

zu b) Halbbare Zahlung
- Zahlschein

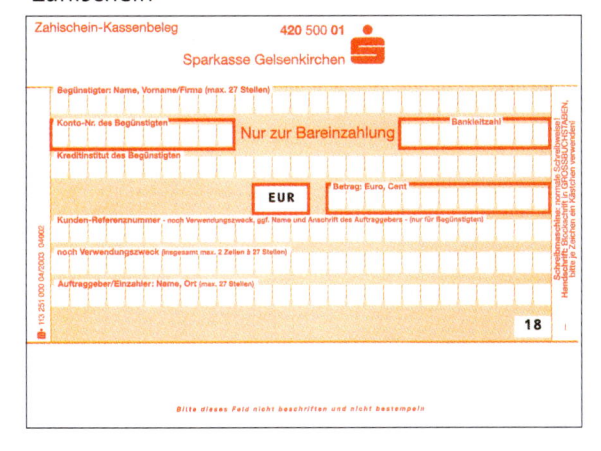

Möchte ein Patient seine Rechnung mit Hilfe eines Zahlscheines begleichen, so füllt er das Formular aus und zahlt den Rechnungsbetrag und die fällige Gebühr bar an einem Bankschalter ein. Der Rechnungsbetrag wird dann dem Konto des Zahnarztes (Empfängers) gutgeschrieben.

- Nachnahme

Bei der Nachnahme wird eine Sendung an den Empfänger ausgeliefert und der auf der Sendung angegebene Nachnahme-Betrag (in Höhe von bis zu 1.600 EUR) vom Empfänger direkt bar einkassiert. Nachnahme-Beträge überweist die Deutsche Post anschließend auf das vom Absender benannte Konto. Zudem erhält der Absender einen Nachweis über Ein- und Auslieferung der Sendung.

- Barscheck

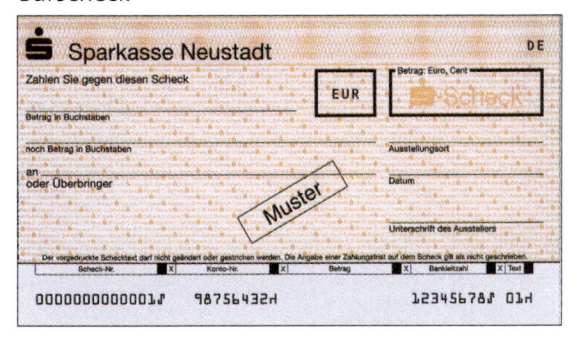

Mit einem Barscheck kann ein Schuldner von seinem Konto einem Gläubiger Bargeld übermitteln, indem er einen Scheck ausfüllt und ihn dem Gläubiger übergibt. Der Gläubiger bekommt bei Vorlage des Schecks Bargeld oder kann den Scheckbetrag seinem Konto gutschreiben lassen.

zu c) Unbare Zahlung
- Überweisung

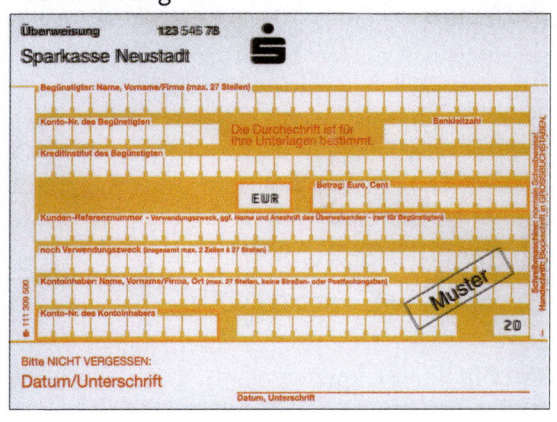

Bei der Überweisung füllt der Kontoinhaber einen Überweisungsvordruck aus und weist damit seine Bank an, einen bestimmten Geldbetrag von seinem Konto auf das Konto des Zahlungsempfängers zu übertragen.
Hierbei gibt es einige Sonderformen, die zur Vereinfachung der Zahlungsübermittlung dienen. Sie sollen nun noch kurz vorgestellt werden:

- Dauerauftrag

Zahlungsempfänger geleistet werden, kann man bei seinem Kreditinstitut dies durch einen Dauerauftrag durchführen lassen (z. B. Mietzahlungen, regelmäßige Einzahlungen auf Sparkonten, Abzahlungen usw.). Ein Vergessen der Zahlungen wird vermieden und man braucht sich nicht immer wieder zur Bank begeben und Überweisungsvordrucke ausfüllen.

- Sammelüberweisung

Die Sammelüberweisung ist eine vereinfachte Möglichkeit zu einem Zeitpunkt eine Vielzahl von Zahlungen an verschiedene Empfänger durchzuführen (z. B. Gehaltszahlungen). Die häufig per EDV aus-gefüllten Überweisungsträger werden mit einem Sammelauftrag zur Bank gebracht, wobei hier nur der Sammelauftrag vom Zahlungspflichtigen unterschrieben werden muss. Der Gesamtzahlungsbetrag wird vom Konto des Zahlungspflichtigen abgebucht und in Höhe der einzelnen Überweisungsbeträge auf die jeweiligen Konten der Zahlungsempfänger übertragen.

- Lastschriftverfahren
Hierbei wird der Zahlungsvorgang nicht vom Schuldner, sondern vom Gläubiger eingeleitet. Man unterscheidet zwei Formen:

Einzugsermächtigung
Der Zahlungspflichtige erteilt einem Gläubiger die Erlaubnis, bestimmte Forderungen von seinem Konto einzuziehen. Die abgebuchte Zahlungssumme wird wieder zurückgebucht, wenn der Zahlungspflichtige innerhalb von 6 Wochen widerspricht.

Abbuchungsauftrag
Hier erteilt der Zahlungspflichtige seiner Bank die Erlaubnis, von einem bestimmten Gläubiger alle eingehenden Lastschriften einzulösen. Ein Widerrufsrecht besteht nicht.

- Verrechnungsscheck
Ein normaler Scheck (Barscheck) wird durch den angebrachten Zusatz „nur zur Verrechnung" zum Verrechnungsscheck. Der Schuldner füllt den Scheck ordnungsgemäß aus und übergibt bzw. übersendet ihn dem Gläubiger. Der Zahlungsbetrag wird nach Einreichen des Schecks bei der Bank vom Konto des Zahlungspflichtigen abgebucht und dem Konto des Zahlungsempfängers gutgeschrieben.

- Unbare Zahlung mit Karten
- Kreditkarte
Durch einen Vertrag mit einem Kreditkartenunternehmen (Eurocard, VISA, American Express, Diners Club) erhält man eine Kreditkarte, mit der Rechnungen bei Gläubigern, die entsprechende Karten akzeptieren, bargeldlos bezahlt werden können. Dazu wird die Karte mit Hilfe eines Erfassungsgerätes eingelesen. Außerdem muss der Zahlungspflichtige einen Beleg unterschreiben und erhält eine Durchschrift. Der Rechnungsbetrag wird später vom Kreditkartenkonto abgebucht. Eine Bargeldbeschaffung am Geldautomaten ist ebenfalls möglich. Der Karteninhaber muss i. d. R. eine Jahresgebühr an die Kreditkartengesellschaft entrichten, bekommt dafür aber einen vertraglich vereinbarten Kreditspielraum und wird üblicherweise monatlich über seine Kreditkartenumsätze informiert.

- Bankkarte / Electronic Cash / Geldkarte
Besitzer eines Girokontos bei einer Bank oder Sparkasse können mit ihrer Bankkarte ebenfalls bei vielen Gläubigern bargeldlos zahlen.
Beim POS-Verfahren (POS = engl.: Point of Sale = Ort des Verkaufs) wird die Karte über ein Gerät eingelesen und der Zahlungsvorgang durch Eingabe der Geheimzahl (PIN = Persönliche Identifikationsnummer) des Zahlungspflichtigen abgewickelt. Die Bank garantiert hierbei die Zahlung.
Beim POZ-Verfahren (POZ = Point of Sale ohne Zahlungsgarantie) entfällt die Eingabe der PIN, stattdessen muss der Zahlungspflichtige eine Einzugsermächtigung über den Rechnungsbetrag unterschreiben. Die Bank garantiert hier aber nicht die Einlösung des Betrages.
In Verbindung mit einem Geldchip auf der Karte kann der Inhaber seine Bankkarte auch als Geldkarte oder "elektronische Geldbörse" benutzen. Dazu muss er an einem Geldautomaten seine Karte "aufladen", d. h. auf dem Mikrochip wird ein Geldbetrag (maximal 200 €) gespeichert, der dann beim Bezahlen an den mit dem Geldkarten-Logo versehenen Automaten oder Kassenterminals nach und nach entladen wird.
Sollte die Karte allerdings verloren gehen oder gestohlen werden, ist trotz Sperrung der Karte der aufgeladene Betrag verloren. Außerdem gibt es für diese Geldsumme keine Zinsen und über die Einzelverwendung keinen Kontoauszug.

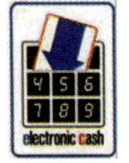

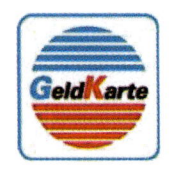

- Home Banking
Um Zahlungsvorgänge und andere Bankgeschäfte von zu Hause aus vornehmen zu können, benötigt man einen Computer und einen Internetzugang (per Modem oder ISDN). Der Zugang zum Online-Konto wird durch eine Geheimnummer (PIN) geschützt und jeder Auftrag mit einer nur einmal nutzbaren Transaktionsnummer (TAN) abgeschlossen.
Statt über das Internet kann man Bankvorgänge (z. B. Überweisungen) auch telefonisch erledigen (Telefon-Banking). Dazu ruft man seine Bank oder Sparkasse an und nennt eine persönliche Telefon-Geheimzahl und seine Kontonummer. Häufig per Sprachcomputer wird man dann durch verschiedene Menüs geführt und kann über Sprach- oder Telefontasteneingabe seine Bankgeschäfte erledigen.

Zahlungsüberwachung
Die Überwachung des Zahlungsverkehrs ist eine wichtige Aufgabe einer Zahnmedizinischen Fachangestellten. Einerseits ist darauf zu achten, dass fällige eigene Rechnungen rechtzeitig und unter Ausnutzung eines möglichen Skontoabzugs bezahlt werden. Andererseits müssen die Zahlungseingänge registriert und mit den Ausgangsrechnungen hinsichtlich sachlicher und rechnerischer Korrektheit verglichen werden. Überschrittene Zahlungstermine sind festzustellen und gegebenenfalls anzumahnen.

Zahnersatzleistungen
Die Versicherten haben Anspruch auf eine medizinische, notwendige Versorgung mit Zahnersatz (zahnärztliche Behandlung und zahntechnische

Leistungen). Der Zahnersatz umfasst auch Zahnkronen. Die Leistungen unterliegen einem Wirtschaftlichkeitsgebot (SGB V § 12), d. h., der Zahnersatz muss ausreichend, zweckmäßig und wirtschaftlich sein; er darf das Maß des Notwendigen nicht überschreiten. Die gesetzlichen Zahnersatzrichtlinien findet man im SGB V § 30 Abs. 1:

- Bei großen Brücken ist die Versorgung auf den Ersatz von bis zu 4 fehlenden Zähnen je Kiefer und bis zu 3 fehlenden Zähnen je Seitenzahngebiet begrenzt.
- Bei Kombinationsversorgungen ist die Versorgung auf 2 Verbindungselemente je Kiefer, bei Versicherten mit einem Restzahnbestand von höchstens 3 Zähnen je Kiefer auf 3 Verbindungselemente je Kiefer begrenzt.
- Die Verblendung von Kronen und Brücken ist im Oberkiefer bis einschließlich Zahn 15 und 25 und im Unterkiefer bis einschließlich Zahn 34 und 44 begrenzt.

Zahnersatzrichtlinien
→ *Zahnersatzleistungen*

Zentralnervensystem
Aufbau:
Der menschliche Organismus wird von Nerven durchzogen. Die Nerven haben die Aufgabe, die Muskeln und inneren Organe in Funktion zu setzen, zu halten und während ihrer Tätigkeit zu kontrollieren. Das zentrale Nervensystem befindet sich im Großhirn und bildet mit den Nervenzellen und -fasern des Rückenmarks eine Einheit. Als peripheres (= am Rande befindliches) Nervensystem bezeichnet man die Nervenzellen und die Fortsätze außerhalb des Gehirns und des Rückenmarks. Hier werden die Informationen vom Gehirn weiter zu den Organen oder der Muskulatur geleitet.
Will sich der Mensch bewegen, so wird vom Großhirn der Befehl über die Nervenbahnen des Rückenmarks an das periphere Nervensystem geleitet, bis die Enden der Nervenzellen die entsprechende Muskulatur für die Bewegung zur Arbeit veranlassen. Solange die Bewegung andauert, erhält das Gehirn über die Nervenbahnen eine Rückmeldung über die Bewegung.

Zinsrechnung
Die Zinsrechnung ist eine angewandte Prozentrechnung, die häufig im Kredit- und Zahlungsverkehr zum Einsatz kommt. Zinsen sind Geldforderungen von Gläubigern an Schuldner für geliehenes Geld.
Der Zinssatz gibt an, wie viel Zinsen für 100 € in einem Jahr gezahlt werden müssen, z. B. bedeutet ein Zinssatz von 3%, dass ein Betrag von 100,00 € in einem Jahr 3,00 € Zinsen erbringt.

Im Vergleich mit der Prozentrechnung werden folgende Größen unterschieden:

Begriffe d. Prozentrechnung	Begriffe d. Zinsrechnung
Grundwert	Kapital (K) entspricht 100 %
Prozentsatz	Zinssatz (p) gibt an, wie viel Zinsen für 100 € in einem Jahr gezahlt werden müssen
Prozentwert	Zinsen (z) Preis für die Überlassung von Geld Zeit (t) Zeitraum, für den Zinsen zu zahlen sind

Bei der Zinsrechnung sind immer drei Größen gegeben und die vierte Größe wird gesucht!

Berechnung der Zinsen

Beispiel: Patientin Müller hat den fälligen Rechnungsbetrag in Höhe von 2.250,00 € immer noch nicht überwiesen, obwohl sie schon 2 Mahnungen erhalten hat. Berechnen Sie die Verzugszinsen für 95 Tage bei einem Zinssatz von 8%!

Hier sind folgende Größen gegeben:
Kapital: 2.250,00 €
Zinssatz: 8%
Zeit: 95 Tage
Zinsen: ?

Lösung mit Dreisatz:
100% - 2.250,00 €
1% - 2.250,00 € : 100
8% - 2.250,00 € : 100 € 8 = 180,00 €
(für ein Jahr = 360 Tage!)

für 360 Tage - 180,00 €
für 1 Tag - 180,00 € : 360
für 95 Tage - 180,00 € : 360 x 95 = 47,50 €

Antwort: Frau Müller muss 47,50 € Verzugszinsen zahlen.

Für die Berechnung der Zinsen ist folgende Formel hilfreich:

$$\text{Tages(Zinsen)} = \frac{\text{Kapital} \times \text{Zinssatz} \times \text{Zinstage}}{100 \times 360}$$

oder

Wissensspeicher

$$z = \frac{K \times p \times t}{100 \times 360}$$

Lösung mit Hilfe der Formel:

$$z = \frac{2.250{,}00 \times 8 \times 95}{100 \times 360} = 47{,}50\ €$$

Berechnung der Zinstage
Häufig muss die Anzahl der Tage, für die Verzugszinsen berechnet werden sollen, noch ermittelt werden. Dabei geht man davon aus, dass alle Kalendermonate 30 Zinstage haben.

Beispiel 1: Ein Rechnungsbetrag ist am 24.10. fällig und wird erst am 31.12. bezahlt. Wie viele Zinstage müssen für die Ermittlung der Verzugszinsen berechnet werden?

Lösung:
Vom 24.10. bis 24.12. = 2 Monate = 60 Zinstage
Vom 24.12. bis 30.12. =   + 6 Zinstage
                                       = 66 Zinstage

Beispiel 2: Ein Geldbetrag ist am 24.01. auf ein Sparkonto eingezahlt worden und wird am 11.10. abgehoben. Für wie viele Zinstage erhält der Sparer Zinsen?

Lösung:
Vom 24.01. bis 24.10. = 9 Monate = 270 Zinstage
Vom 11.10. bis 24.10. =   – 13 Zinstage
                                    = 257 Zinstage

Berechnung des Kapitals
Beispiel: Ein Zahnarzt hat versehentlich eine Lieferantenrechnung noch nicht bezahlt. Jetzt muss er für 95 Tage 8% Verzugszinsen zahlen. Das sind 19,00 €. Wie hoch ist der Überweisungsbetrag einschließlich Zinsen?

Hier sind folgende Größen gegeben:
Zinsen: 19,00 €
Zinssatz: 8%
Zeit: 95 Tage
Kapital: ?

Für die Berechnung des Kapitals wird die o. g. Formel wie folgt umgestellt:

$$\text{Kapital} = \frac{\text{Zinsen} \times 100 \times 360}{\text{Zinssatz} \times \text{Zinstage}}$$

oder

$$K = \frac{z \times 100 \times 360}{p \times t}$$

Lösung mit Hilfe der Formel:

$$K = \frac{19 \times 100 \times 360}{8 \times 95} = 900{,}00\ €$$

Der Überweisungsbetrag errechnet sich wie folgt:
900,00 € + 19,00 € = 919,00 €

Berechnung des Zinssatzes
Beispiel: Ein Zahnarzt hat versehentlich eine Lieferantenrechnung noch nicht bezahlt. Jetzt muss er für 120 Tage Verzugszinsen zahlen. Er überweist 462,00 € einschließlich 12,00 € Zinsen. Wie hoch war der Zinssatz?

Hier sind folgende Größen gegeben:
Zinsen: 12,00 €
Zeit: 120 Tage
Kapital: 450,00 × (462,00 € - 12,00 €)
Zinssatz: ? %

Für die Berechnung des Zinssatzes wird die o. g. Formel wie folgt umgestellt:

$$\text{Zinssatz} = \frac{\text{Zinsen} \times 100 \times 360}{\text{Kapital} \times \text{Zinstage}}$$

oder

$$p = \frac{z \times 100 \times 360}{K \times t}$$

Lösung mit Hilfe der Formel:

$$p = \frac{12 \times 100 \times 360}{450 \times 120} = 8\ \%$$

Der Zinssatz lautet 8%!

Berechnung der Zeit
Beispiel: Emel soll die Überweisung einer Patientin überprüfen. Diese hat am 18.02. insgesamt 1.071,00 € überwiesen. Darin enthalten waren 8% Verzugszinsen in Höhe von 21,00 €. Vor wie vielen Tagen war die Rechnung fällig? An welchem Datum war das?

Hier sind folgende Größen gegeben:
Zinsen: 21,00 €
Kapital: 1.050,00 x (1.071,00 € - 21,00 €)
Zinssatz: 8%
Zeit: ? Tage

Für die Berechnung der Zeit wird die o. g. Formel wie folgt umgestellt:

$$\text{Zeit (t)} = \frac{\text{Zinsen} \times 100 \times 360}{\text{Kapital} \times \text{Zinssatz}}$$

oder

$$t = \frac{z \times 100 \times 360}{K \times p}$$

Lösung mit Hilfe der Formel:

$$t = \frac{21 \times 100 \times 360}{1050 \times 8} = 90 \text{ Tage}$$

Die Rechnung war vor 90 Tagen fällig und zwar am 18.11. des vergangenen Jahres!

Zusendung unbestellter Ware
Häufig geschieht es, dass Unternehmen ohne das Vorliegen einer Bestellung Ware an Privatpersonen verschicken. Ob ein Kaufvertrag zustande kommt (→ *Kaufvertrag*), hängt von der Reaktion des Käufers ab. Das Zusenden der Ware stellt rechtlich einen Antrag auf Abschluss eines Kaufvertrages dar. Benutzt oder bezahlt der Empfänger die Ware, so nimmt er den Antrag des Verkäufers an, es ist ein Kaufvertrag zustande gekommen.

Zyanose
Blaurote Verfärbung der Haut als Folge einer mangelnden Sauerstoffsättigung des Blutes.

Zyste
Ein mit Flüssigkeit gefüllter Hohlraum, der von einer Kapsel (Balg) umgeben ist. Die in der Kapsel enthaltene Flüssigkeit ist in der Regel steril, kann aber auch z.B. durch einen infizierten Wurzelkanal mit Keimen belastet sein. Durch allmählich steigenden Innendruck wachsen Zysten langsam und verdrängen dabei anderes Gewebe.

Radikuläre Zyste: Zyste an der Wurzelspitze eines pulpatoten Zahnes.
Follikuläre Zyste: Zyste an der Zahnkrone eines retinierten Zahnes durch Wucherung des Zahnsäckchens.

Notizen

Kopiervorlagen

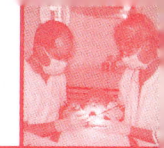

Karteikarte

A	B	C	D	E	F	G	H	I	J	K	L	M	N	O	P	Q	R	S	Sch	St	T	U	V	W	X	Y	Z

Patient
Herr/Frau/Fräulein/Kind .... Name .... Vorname .... geb. ....

Mitglied
Name .... Vorname .... geb. ....

Anschrift
Straße .... Nr. .... Telefon ....
Postleitzahl .... Ort ....

Krankenkasse .... Mitglieds-Nr. ....

Beruf ....

Arbeitgeber .... Telefon ....

Anschrift Arbeitgeber
Straße .... Nr. .... Ort ....

Bemerkungen:
....

Handlungsorientiertes Lernen / 2. Ausbildungsjahr

Kopiervorlagen

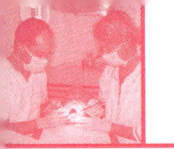

Krankenblatt

Name:		Vorname:	geb.	Kasse:
Jahr	Datum	Bereich Zahn	Behandlung	

Kopiervorlagen

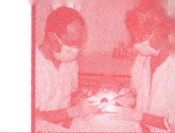

Zahnschema

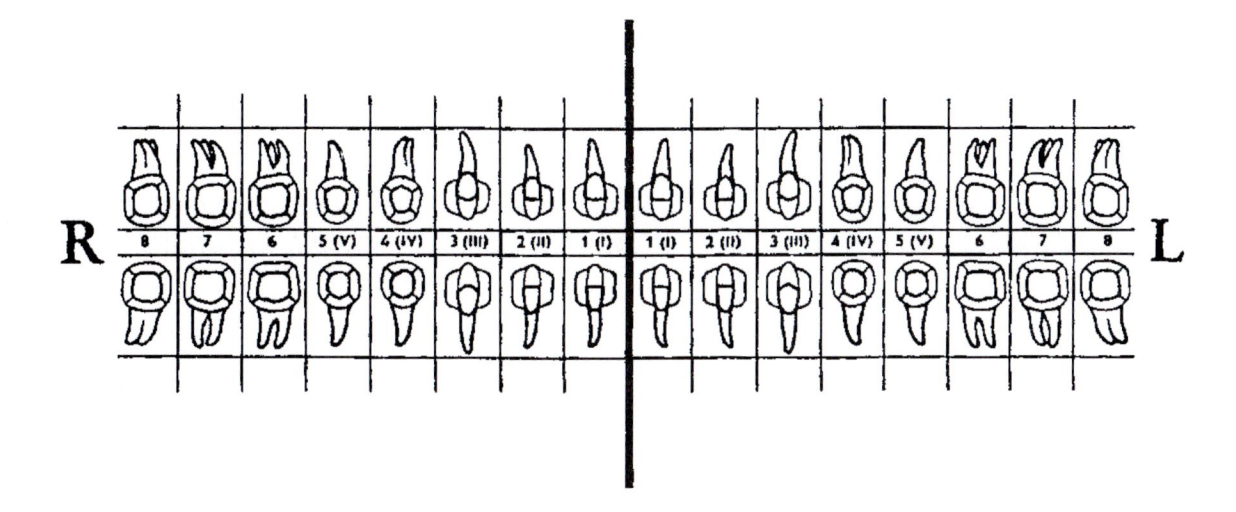

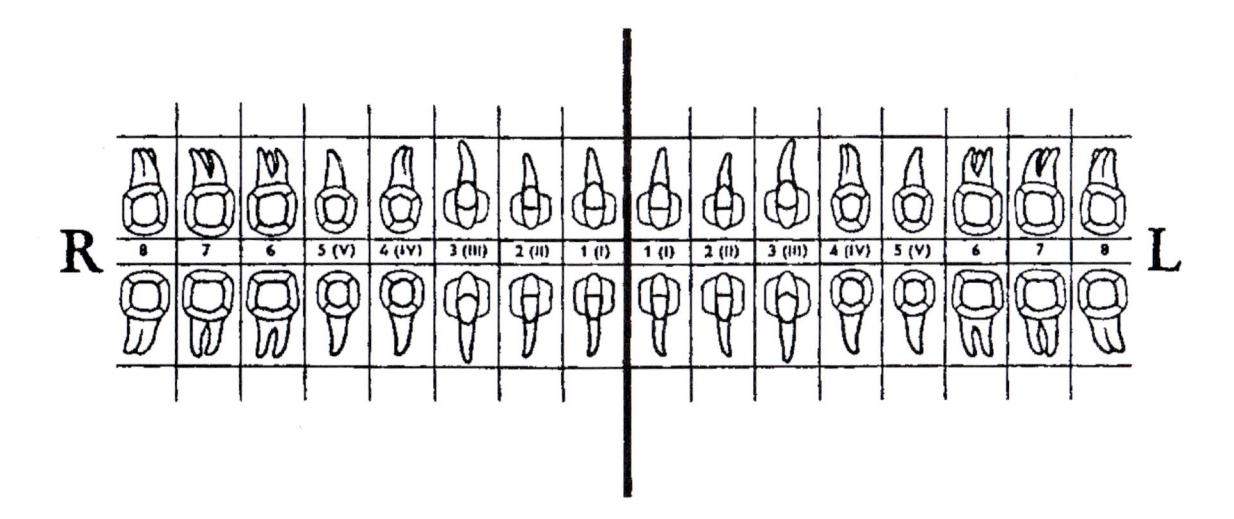

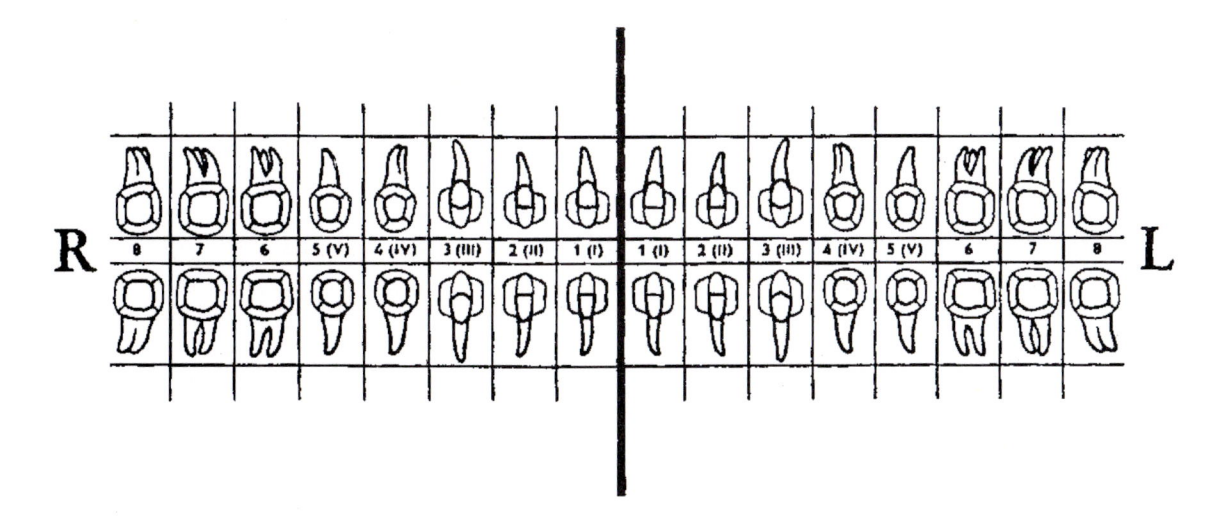

Kopiervorlagen

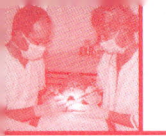

Abrechnungsposition
BEMA

Text	Geb.-Nr.	Abkürzung	Leistungsnummer

Leistungsinhalt

Abrechnungsbestimmungen

Beispiel

Erfassungsschein

Datum	Zahn	Leistung	Bemerkung

Kopiervorlagen

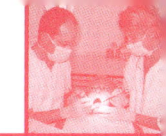

Abrechnungsposition
GOZ / GOÄ

Text	GOZ / GOÄ-Nr.

Leistungsinhalt

Abrechnungsbestimmungen

Beispiel

Liquidation						
Datum	Zahn	GOZ / GOÄ-Nr.	Leistung	Anzahl	Steigerungssatz	Betrag

Kopiervorlagen

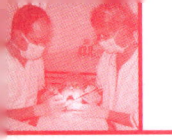

Gegenüberstellung BEMA/GOZ

BEMA		GOZ / GOÄ	
Geb.-Nr.	Abkürz.	Geb.-Nr.	besondere Abrechnungshinweise

Kopiervorlagen

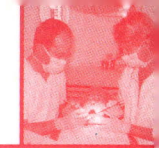

- Erfassungsschein

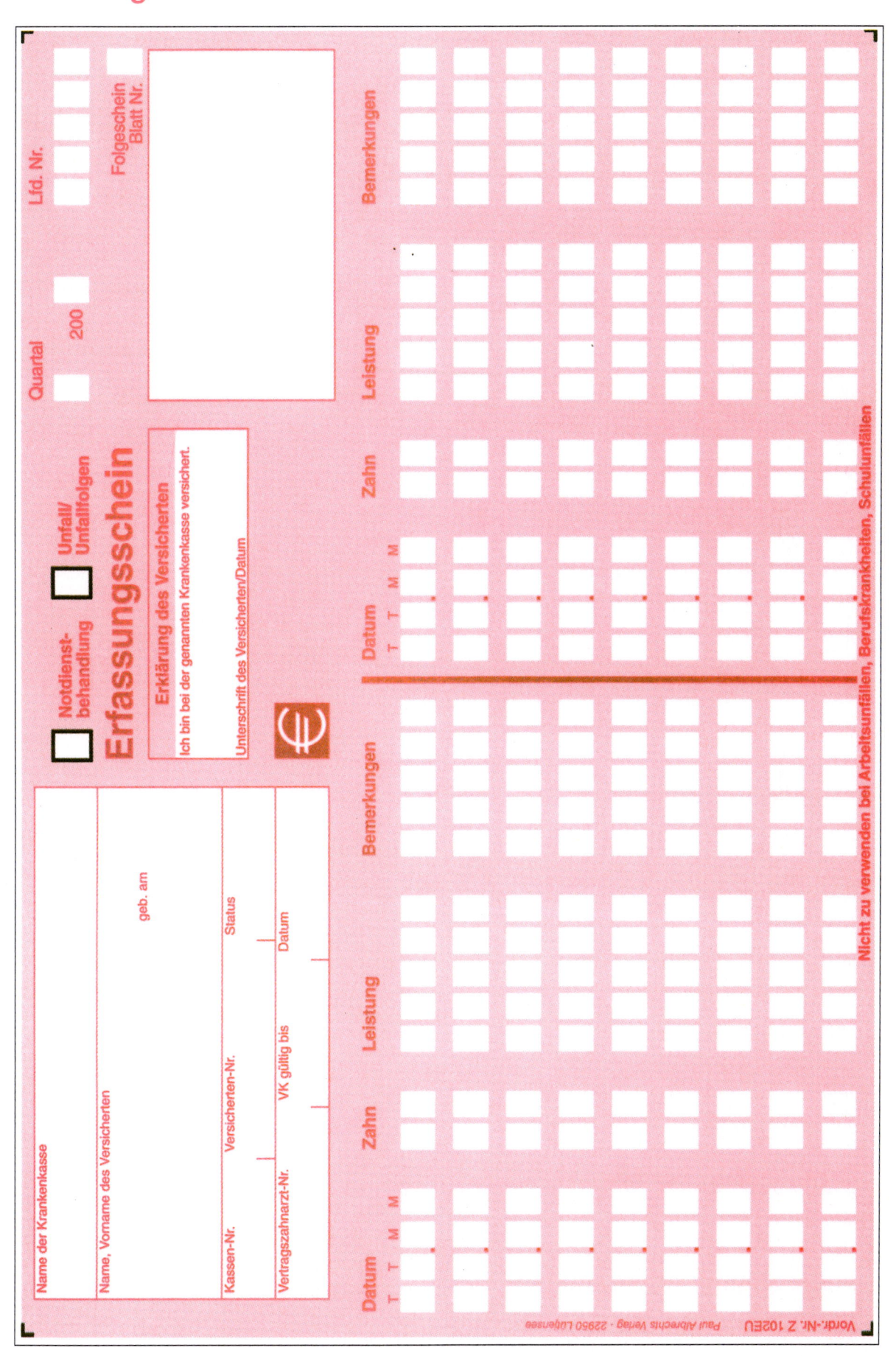

Kopiervorlagen

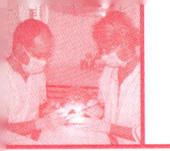

Privatliquidation

Datum	Gebiet/Zahn	GOZ/GOÄ	Leistungsbeschreibung	Anzahl

Scherenblatt

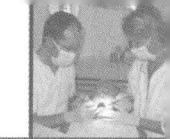

- Sie greifen von hinten unter den Schultern des Patienten durch und ergreifen mit den Händen einen angewinkelten Unterarm. Damit haben Sie den Körper des in der Regel hilflosen Patienten in der Gewalt. Man kann ihn notfalls vom Behandlungsstuhl ziehen. Die Muskeln der Arme, des Schultergürtels und des Rumpfes reichen aber nicht oder nur für eine kurze Strecke aus, das Gewicht des Patienten zu tragen. Mit dem Griff unter den Achseln durch an einen angewinkelten Unterarm kann man den Patienten kurzfristig auf die eigenen Knie anheben. Ihre Unterschenkel und Füße tragen das Körpergewicht. In der Notsituation können wir über unsere Knochen und die tragfähigen Gelenke einen Patienten ohne nennenswerte Muskelarbeit skelettal tragen und dabei langsam rückwärts schreiten. Die Muskelarbeit wird nur noch zum Balancieren des Patientenkörpers auf den Knien und zum Rückwärtsgehen benötigt.

- Bewusstlose mit Spontanatmung werden so gelagert, damit ggf. Erbrochenes, Schleim, Blut etc. infolge Fehlens der Schutzreflexe nicht in die Atemwege fließen bzw. der Unterkiefer und die Zunge nicht durch zurückfallen die Atemwege verlegen können. Sie treten seitlich an den Bewusstlosen heran, heben ihn in Hüfthöhe an und schiebt den gleichseitigen Arm gestreckt unter das Gesäß. Das Bein der gleichen Seite wird gebeugt und an das Gesäß herangestellt. Danach wird der Bewusstlose an der Schulter und an den Hüften erfasst und auf die ihnen zugewandte Seite gedreht. Der Kopf wird im Nacken leicht überstreckt. Die Atemwege auch im Bereich des unteren Rachenraumes werden so freigehalten. Anschließend wird die eine Hand zur Fixierung der Kopfstellung unter die Wange geschoben.

- Eine Hand liegt an der Stirn-Haar-Grenze, die andere flach auf dem Kinn (Daumen zwischen Unterlippe und Kinnspitze). Die Lippen bleiben geschlossen. Der Kopf wird nun soweit wie möglich nackenwärts überstreckt. Oder eine Hand liegt an der Stirn-Haar-Grenze, die andere unterstützt den Nacken. Ist damit keine Spontanatmung erzielbar, müssen die Atemwege auf eine Verlegung durch Fremdkörper kontrolliert bzw. von diesen gereinigt werden.

- Mit dem Handgriff nach Esmarch geschieht am besten die Mundöffnung. Mit dem Zeigefinger jeder Hand den jeweiligen Kieferwinkel umfassen, den Daumen in Eckzahnbereich zwischen Unterlippe und Kinn legen und mit Daumendruck den Unterkiefer öffnen. Zeige- und Mittelfinger einer Hand in den Mund- und Rachenraum einführen und Fremdkörper entfernen.

Scherenblatt

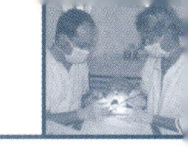

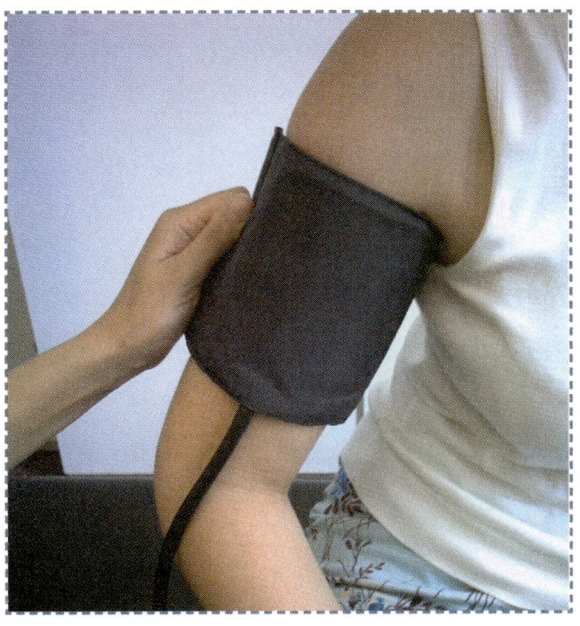

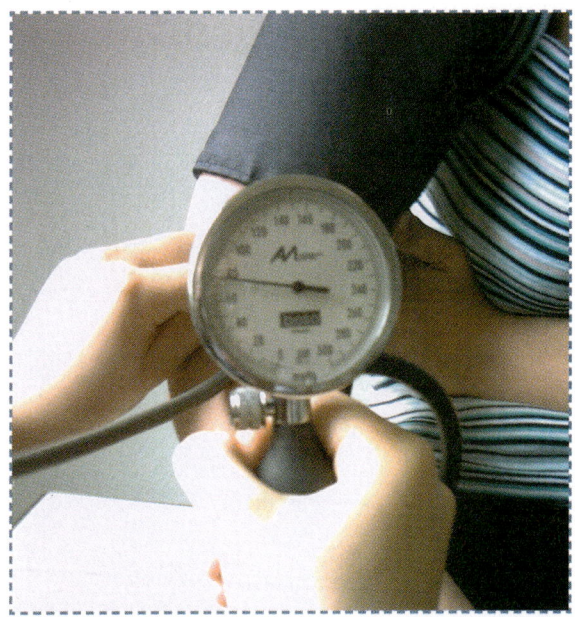

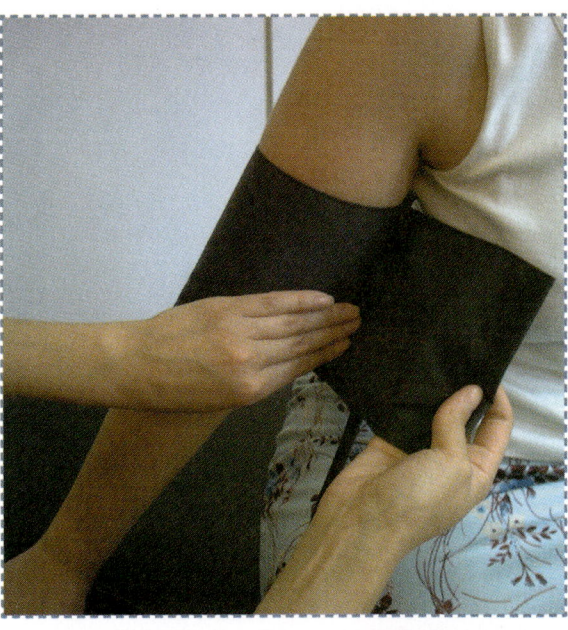

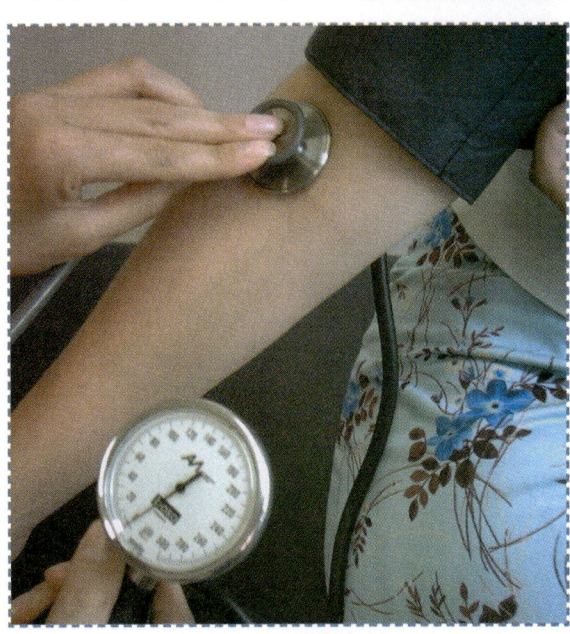

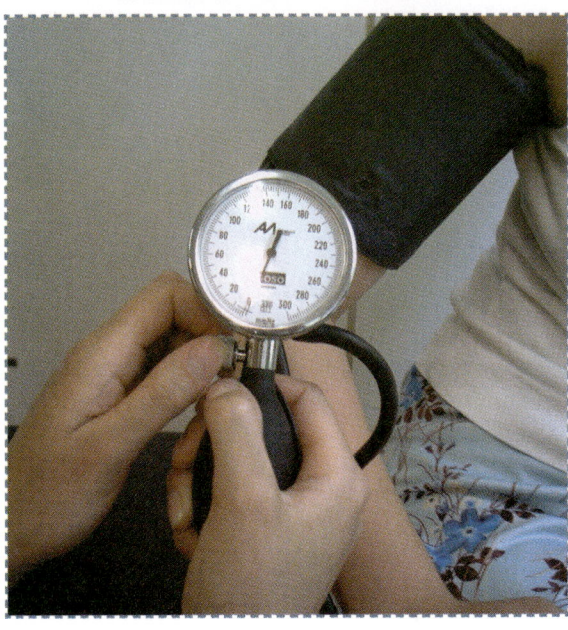

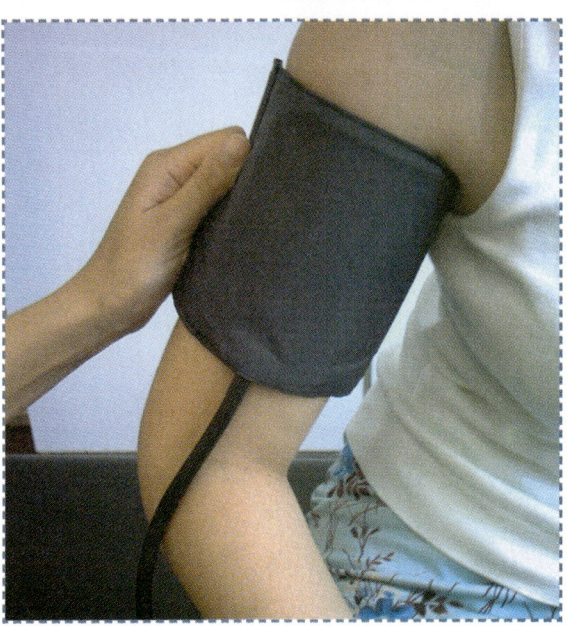

Handlungsorientiertes Lernen / 2. Ausbildungsjahr

Scherenblatt

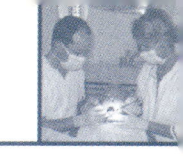

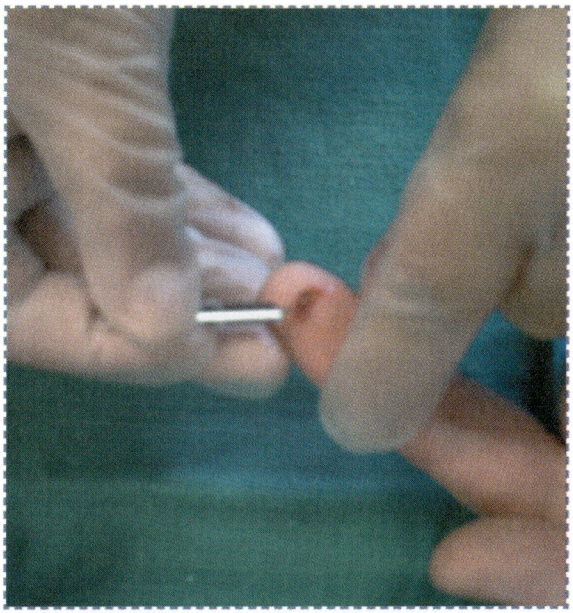

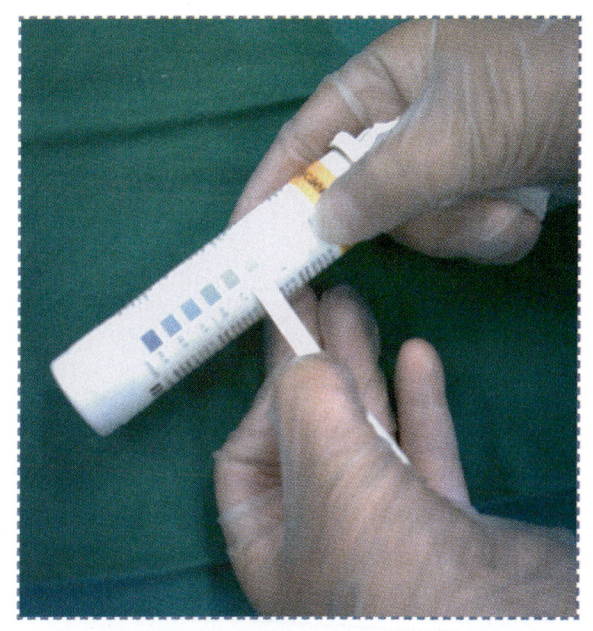

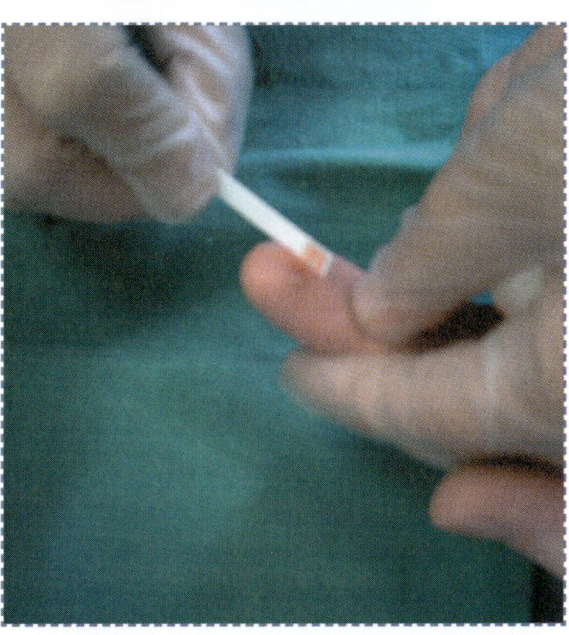

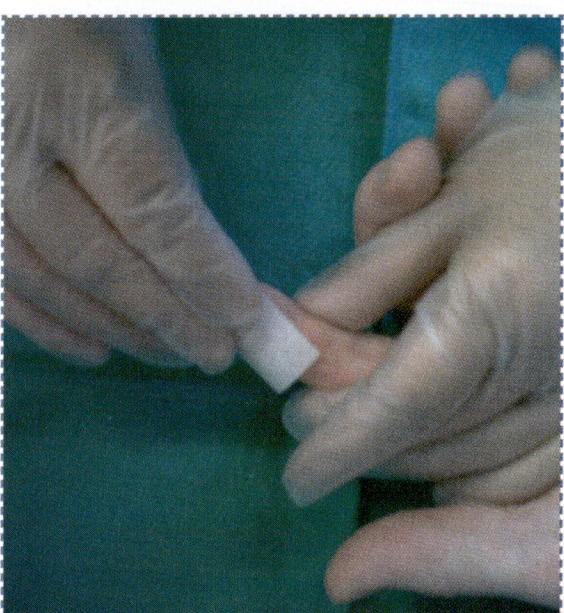

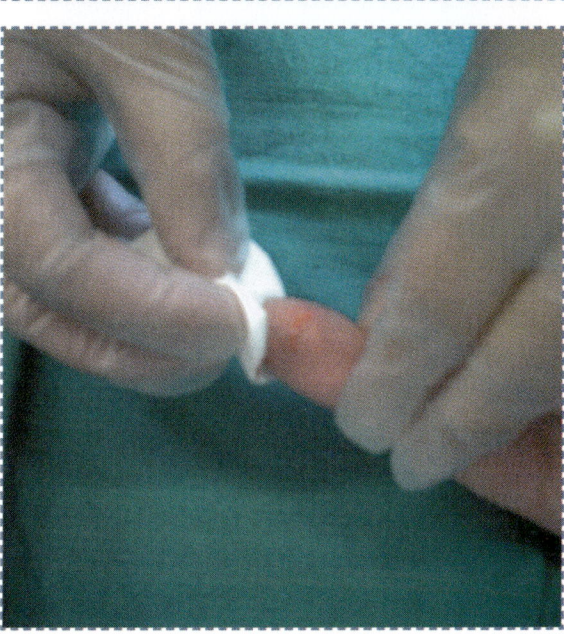

Handlungsorientiertes Lernen / 2. Ausbildungsjahr

Scherenblatt

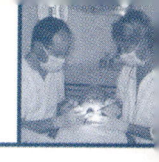

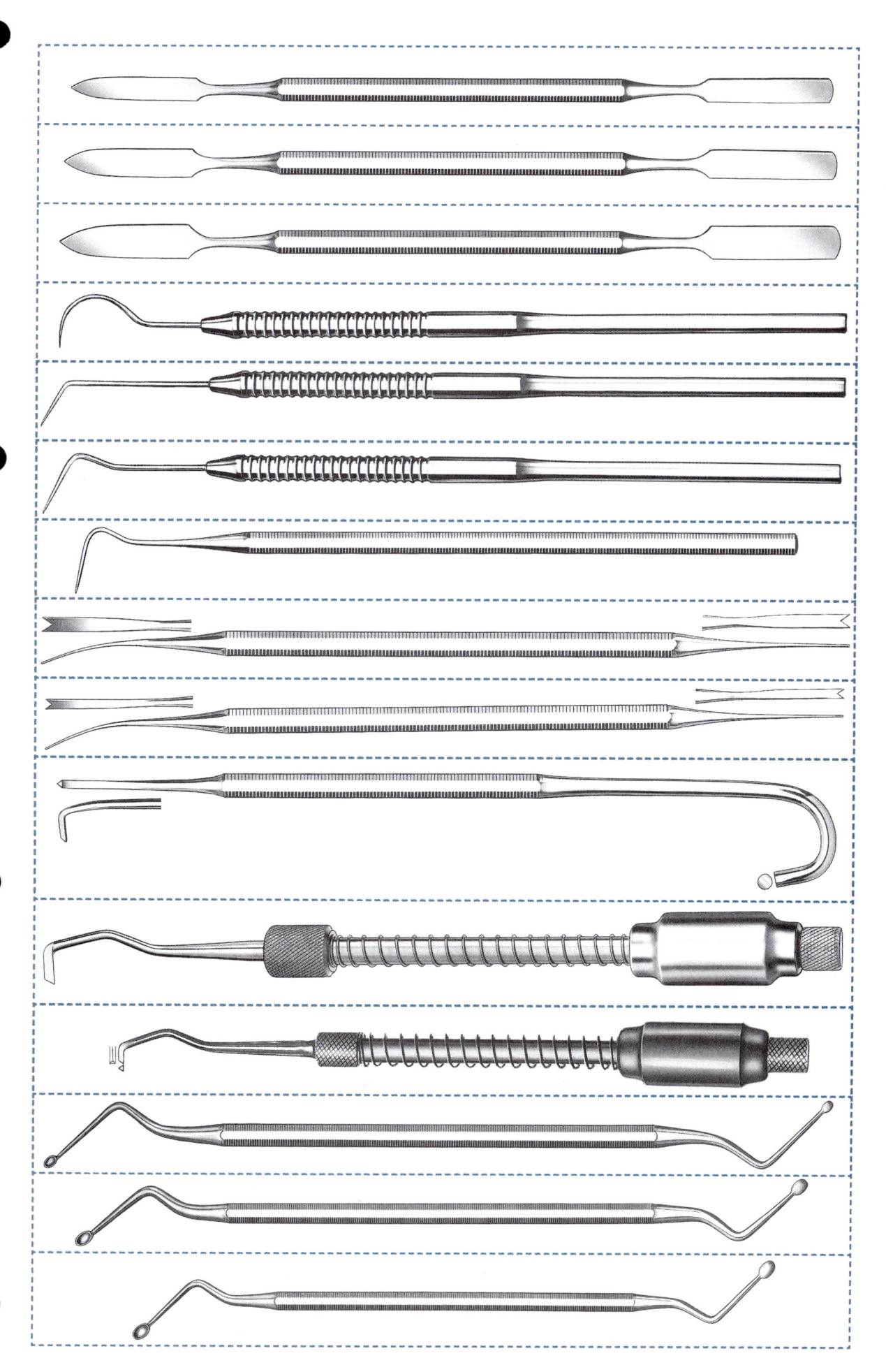

Handlungsorientiertes Lernen / 2. Ausbildungsjahr

Scherenblatt

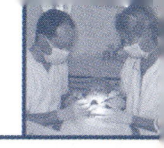

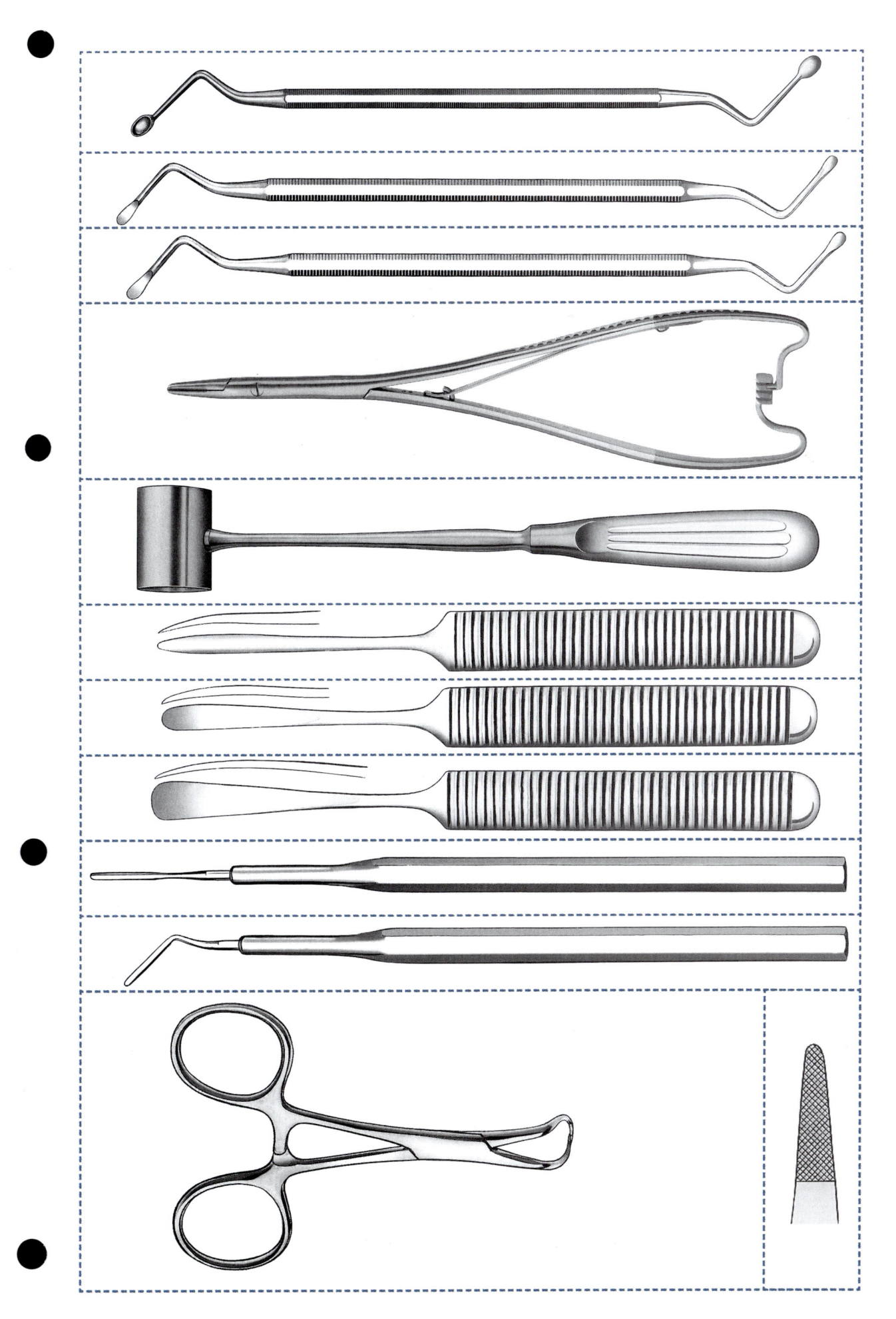

Handlungsorientiertes Lernen / 2. Ausbildungsjahr

Scherenblatt

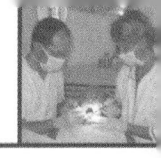

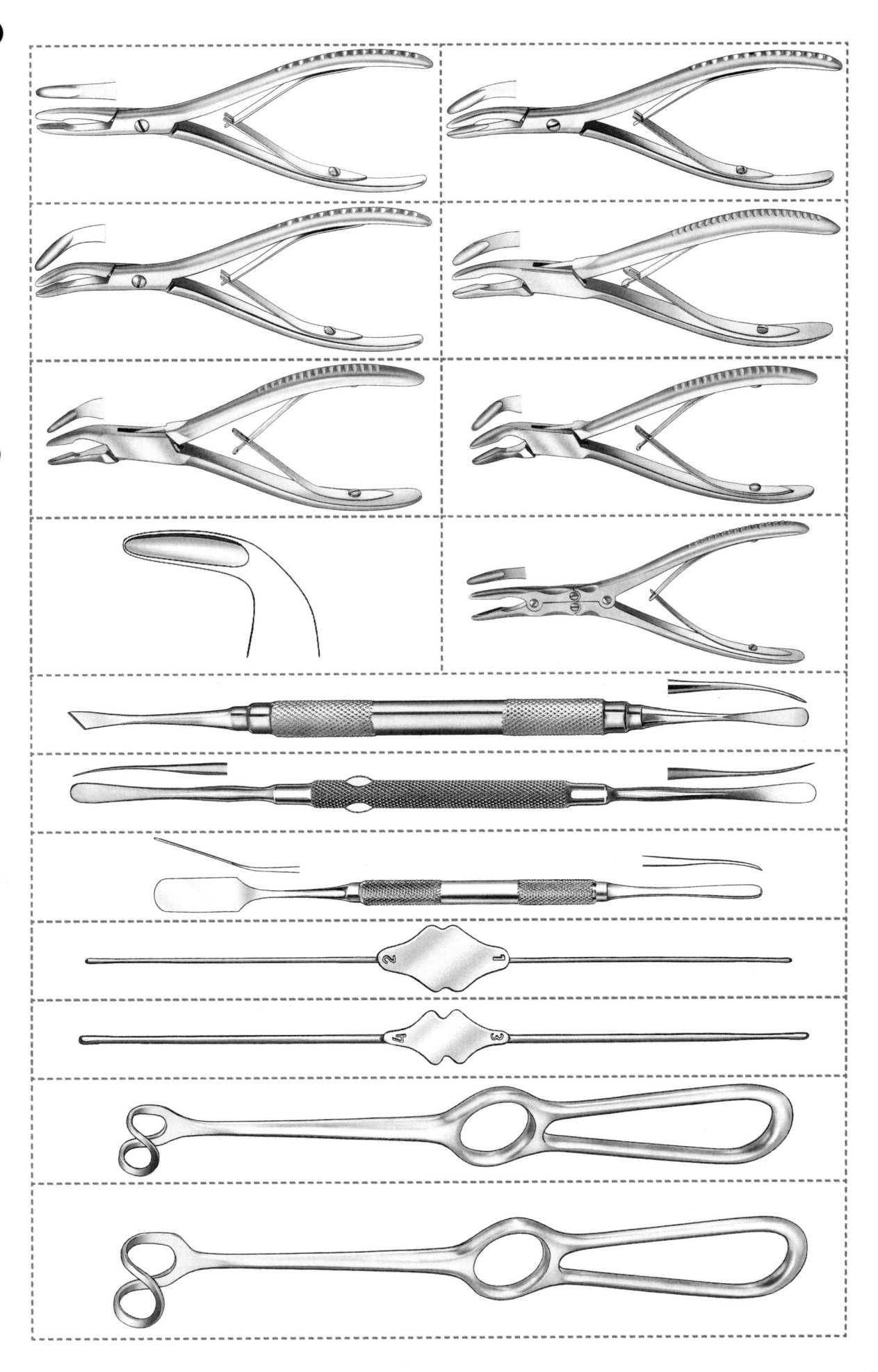

Scherenblatt

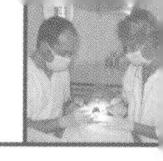

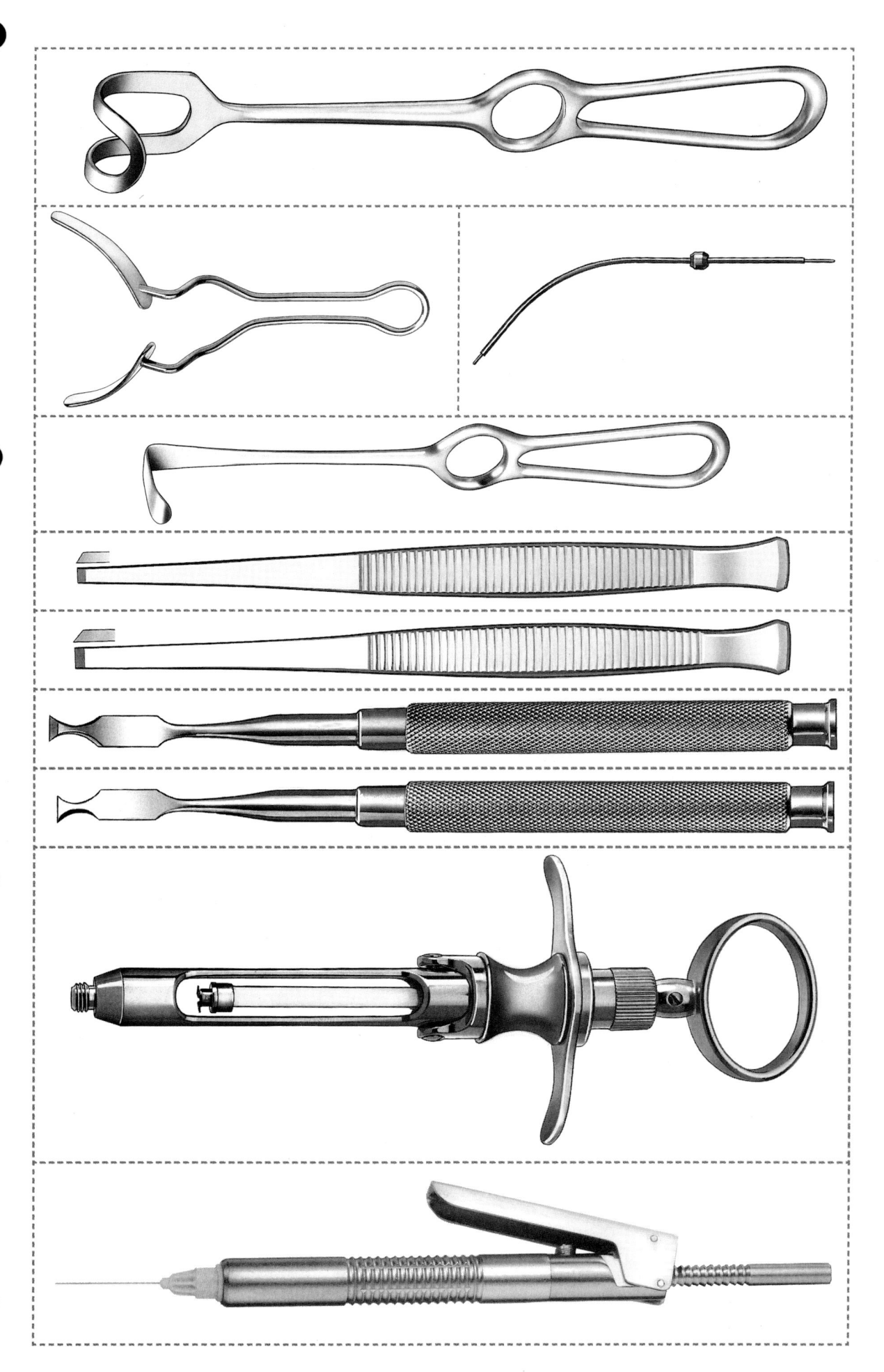

Handlungsorientiertes Lernen / 2. Ausbildungsjahr

Scherenblatt

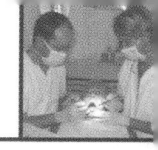

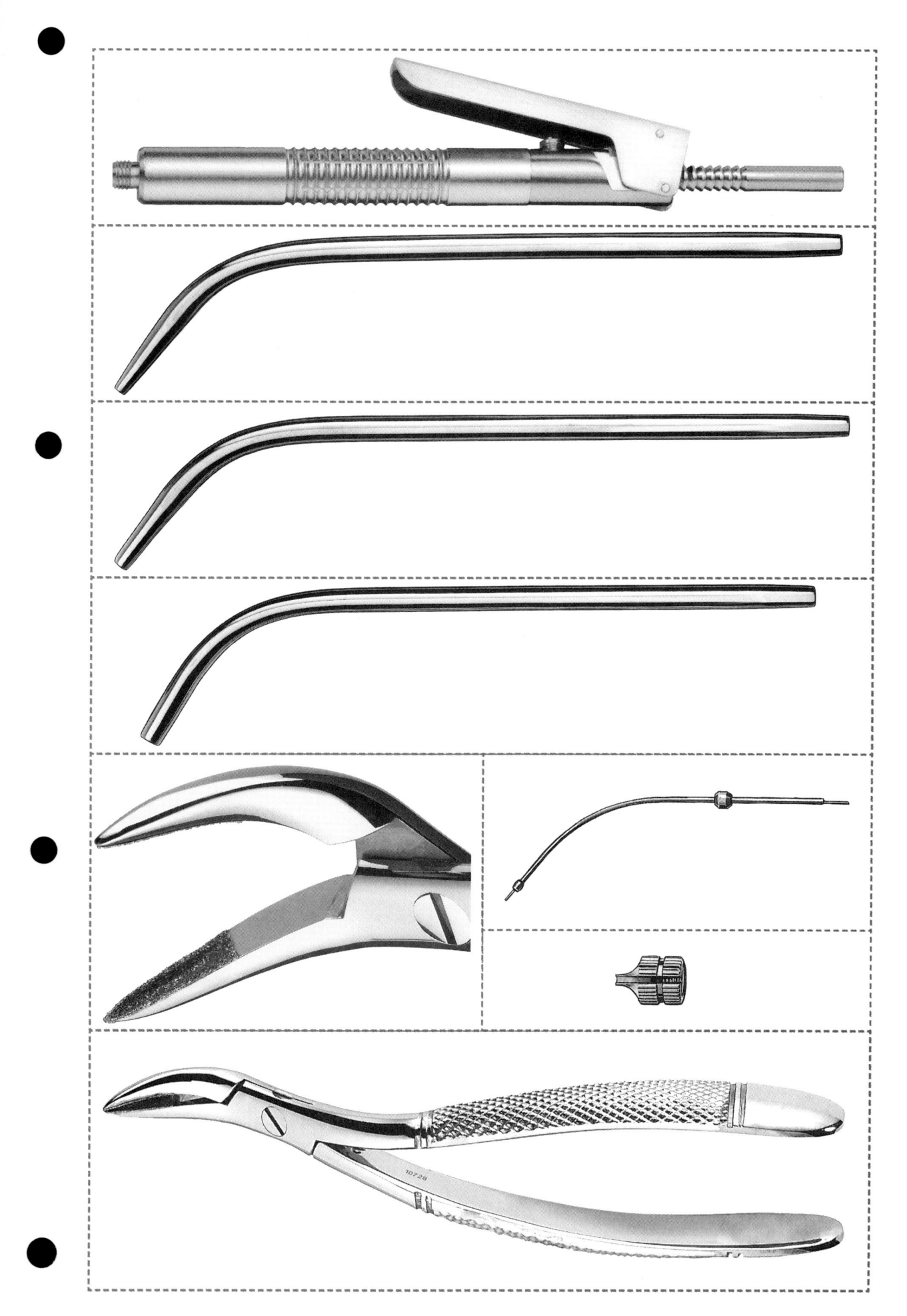

Handlungsorientiertes Lernen / 2. Ausbildungsjahr

Scherenblatt

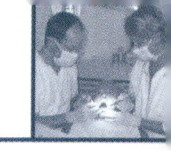

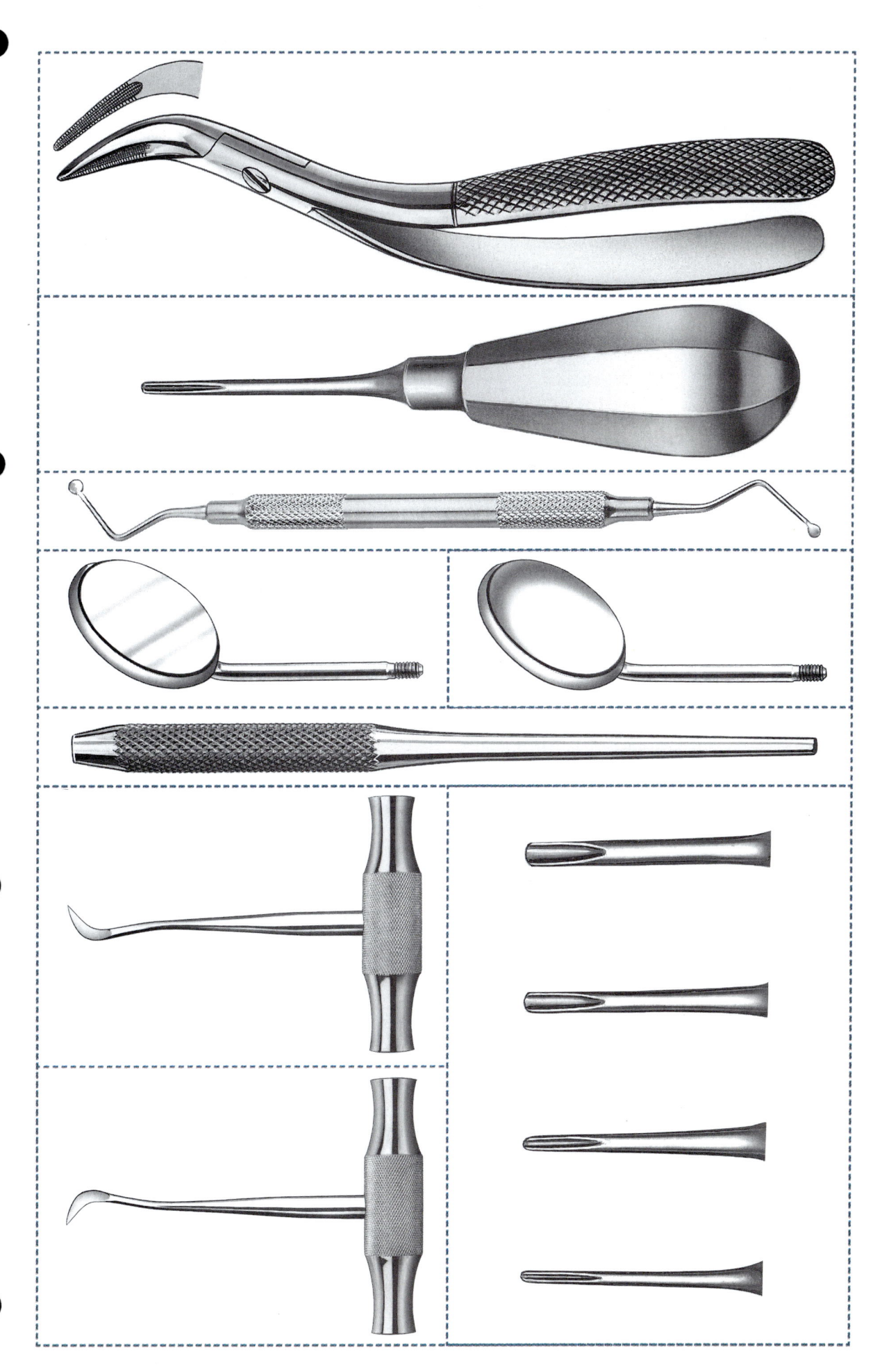

Scherenblatt

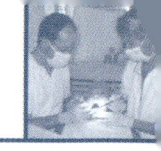

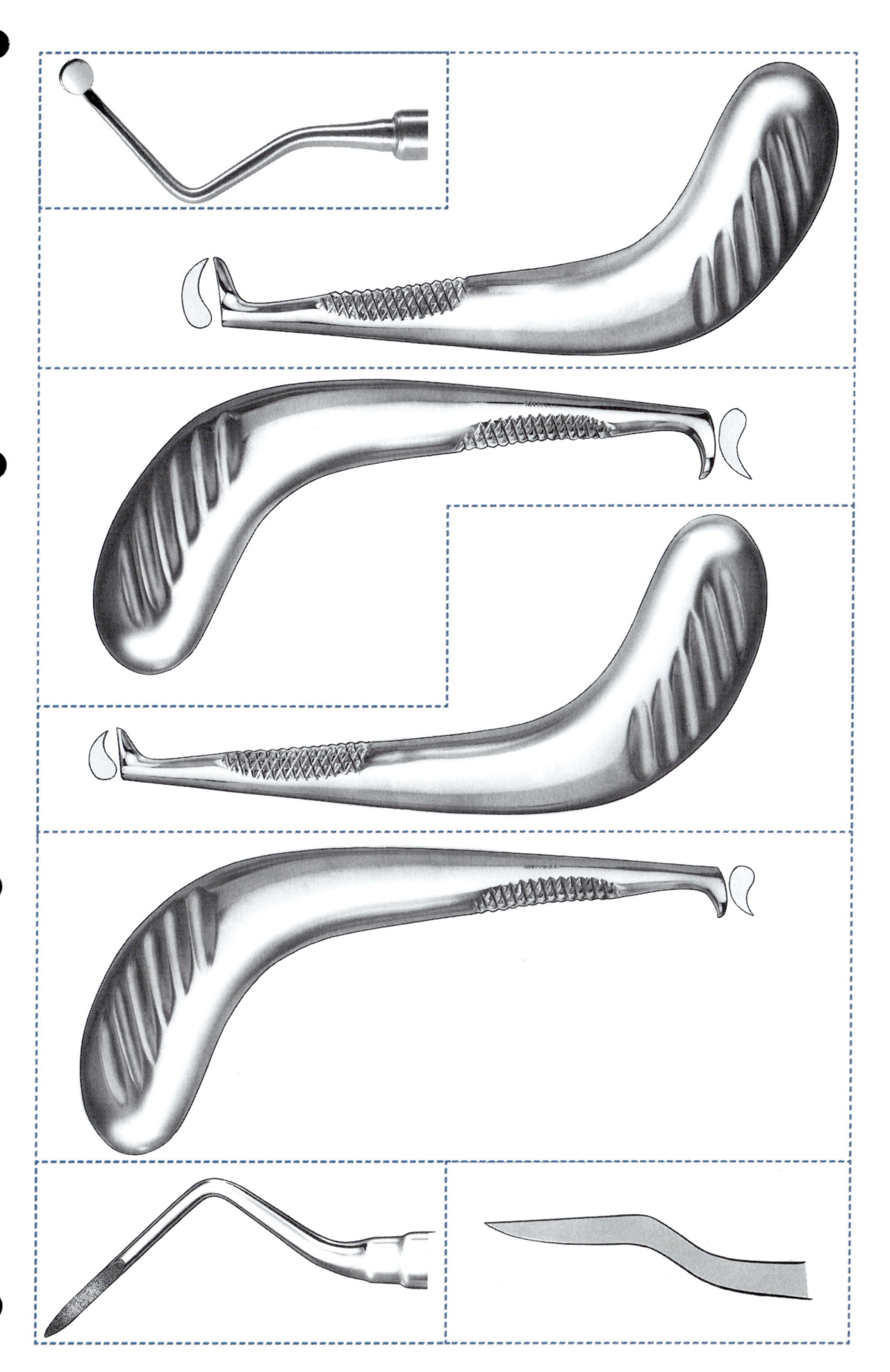

Handlungsorientiertes Lernen / 2. Ausbildungsjahr

Scherenblatt

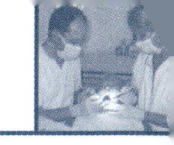

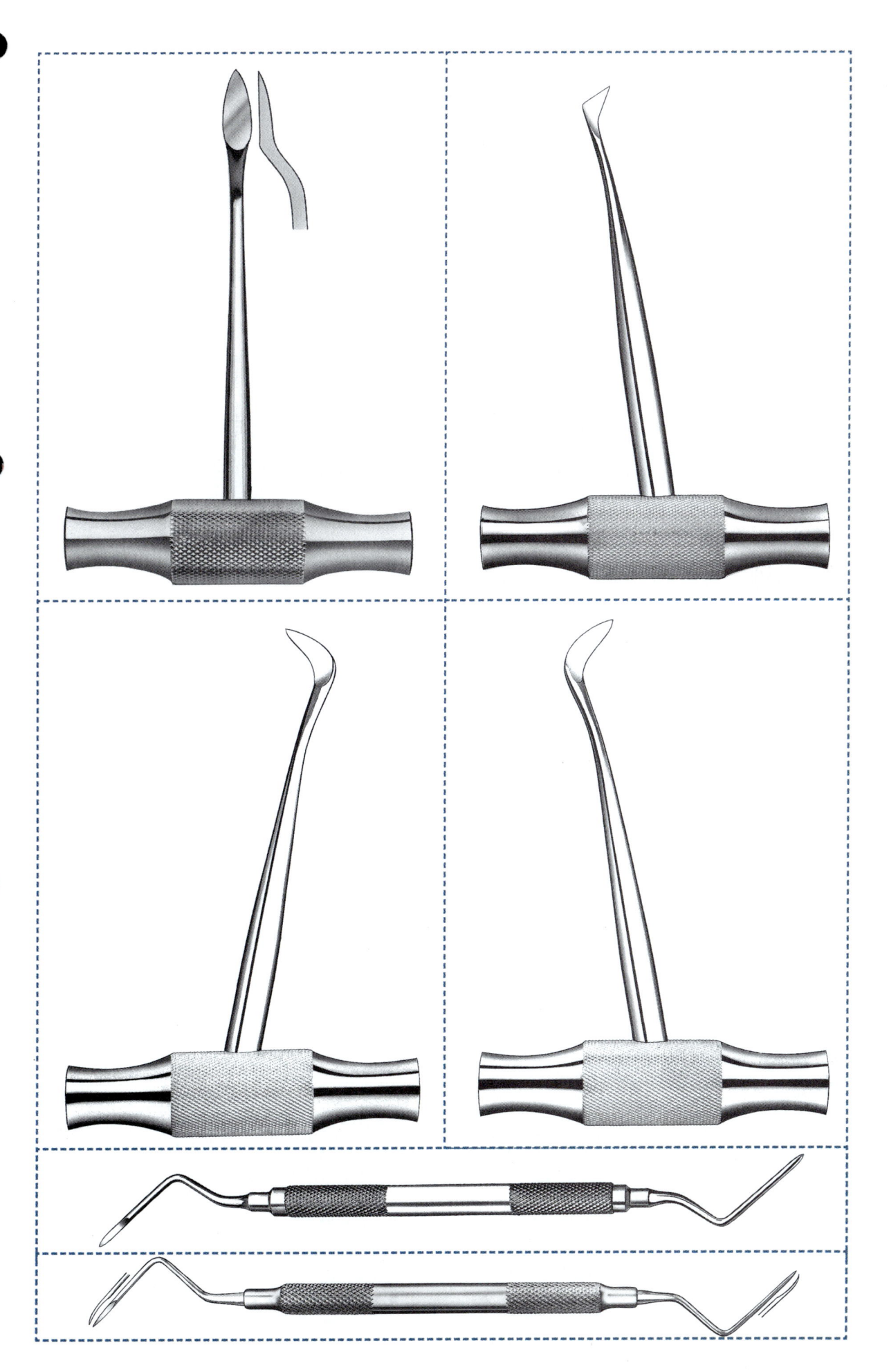

Scherenblatt

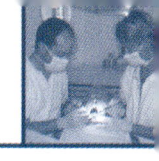

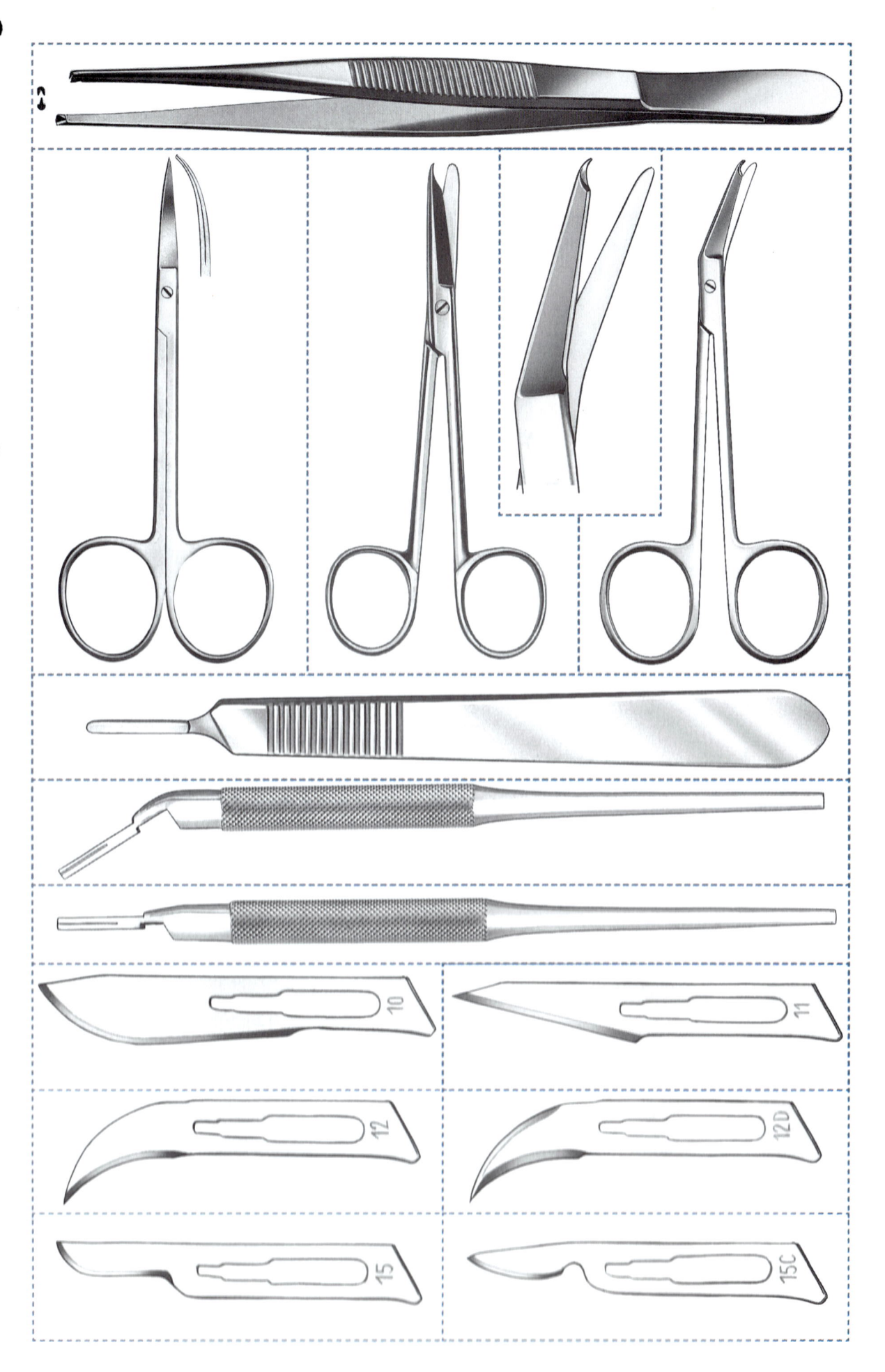

Handlungsorientiertes Lernen / 2. Ausbildungsjahr

Scherenblatt

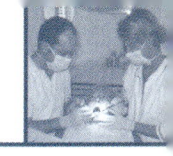

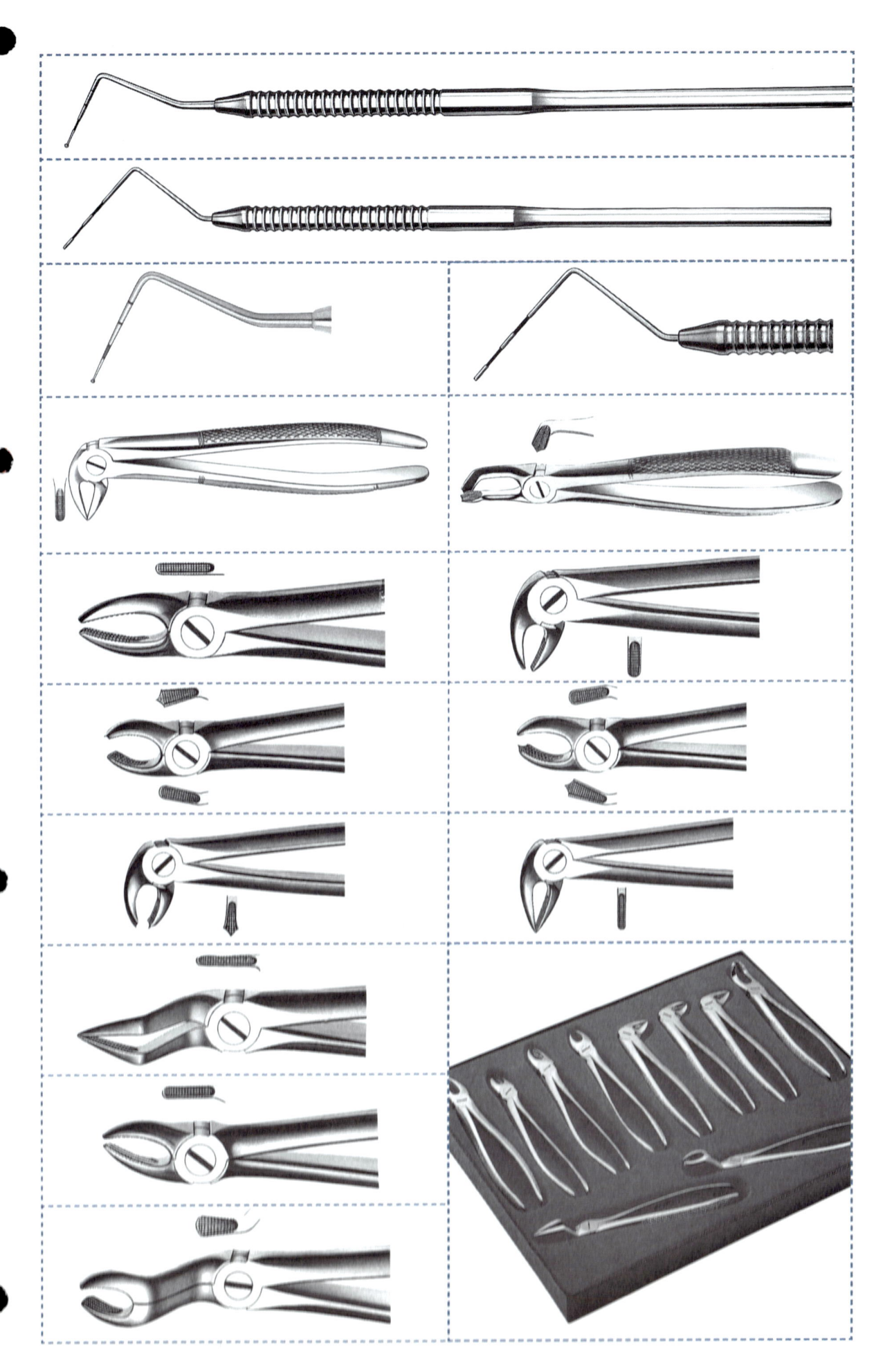

Scherenblatt

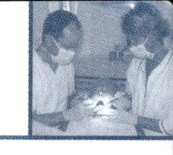

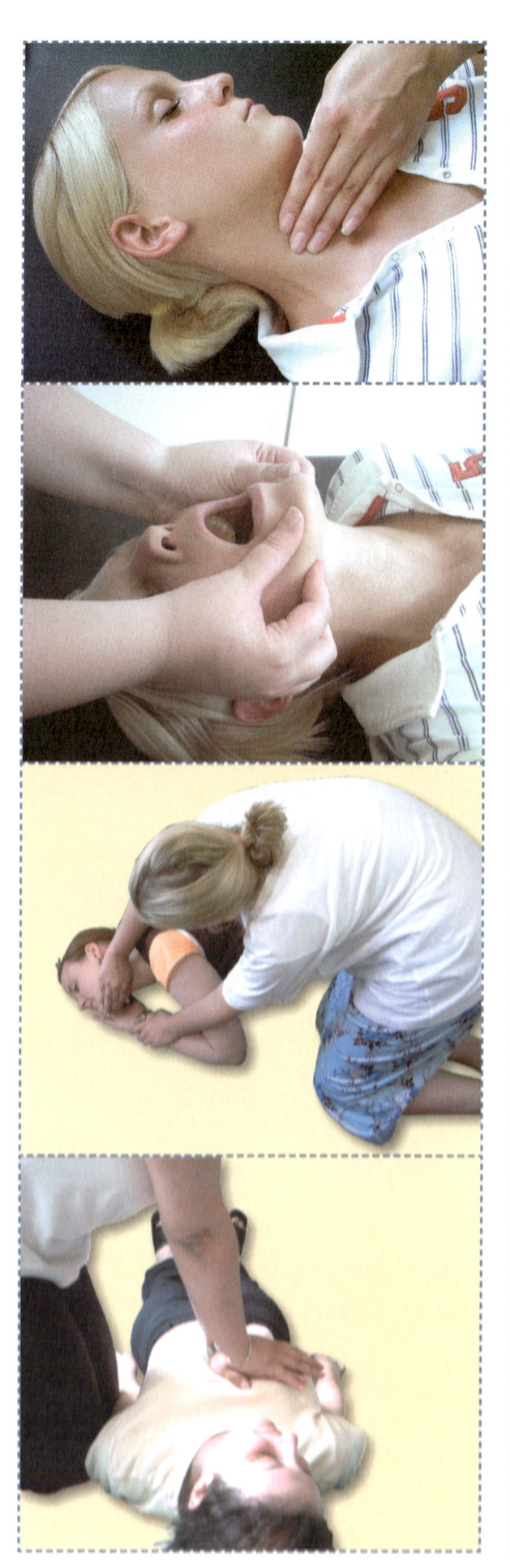

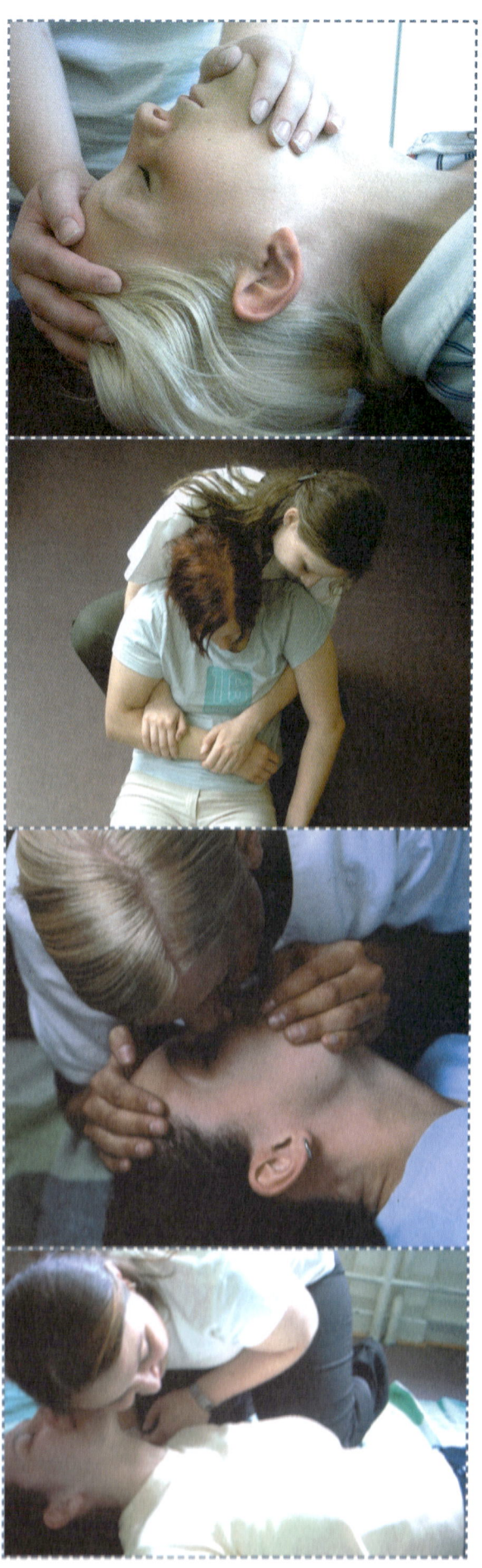

Handlungsorientiertes Lernen / 2. Ausbildungsjahr